慢性病饮食营养一本通

求医不如求己养生别养病

于雅婷◎编著

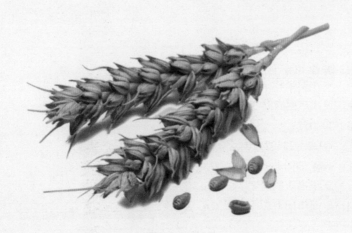

天津出版传媒集团

天津科学技术出版社

图书在版编目（CIP）数据

慢性病饮食营养一本通 / 于雅婷编著 . -- 天津：
天津科学技术出版社 , 2022.10
　ISBN 978-7-5742-0441-6

　Ⅰ . ①慢… Ⅱ . ①于… Ⅲ . ①慢性病—食物疗法
Ⅳ . ① R247.1

　　中国版本图书馆 CIP 数据核字 (2022) 第 147340 号

慢性病饮食营养一本通
MANXINGBING YINSHI YINGYANG YIBENTONG

责任编辑：孟祥刚
责任印制：兰　毅
出　　版：天津出版传媒集团
　　　　　天津科学技术出版社
地　　址：天津市西康路 35 号
邮　　编：300051
电　　话：（022）23332490
网　　址：www.tjkjcbs.com.cn
发　　行：新华书店经销
印　　刷：三河市同力彩印有限公司

开本 710×1000　1/16　印张 16　字数 200 000
2022 年 10 月第 1 版第 1 次印刷
定价：48.00 元

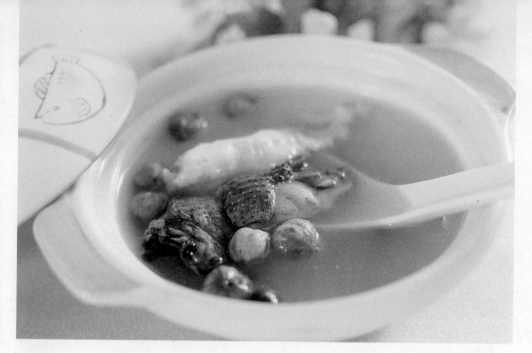

序言

　　每个人都想拥有健康的身体，但"人食五谷杂粮，也生百病"。生病也分急病和慢病，急病自然要急治，慢病则要慢养。慢性病就是一类起病隐匿、病程长且病情迁延不愈，病因复杂，且有些尚未完全被确认的"慢性非传染性疾病"。因此，治疗慢性病需要"三分治，七分养"。

　　常常有患者这样问医生："我能吃哪些食物，有哪些食物我需要忌口？"这就涉及了日常饮食宜忌。饮食宜忌有狭义和广义之分，狭义的饮食宜忌是指在患病期间对某些食物的禁忌，如慢性胃炎患者要忌吃辣椒等；广义的饮食宜忌是指根据人体的体质、疾病的性质、食物的成分和性味来确定某种食物是否适宜食用。如服药时，肝病禁辛，心病禁咸，脾病禁酸，肾病禁甘，肺病禁苦。阳虚证忌清补，阴虚证忌温补，寒证忌咸寒，热证忌辛辣。

　　那么，对慢性病患者来说，知道如何对症调养，哪些食物不能吃，对防治疾病和身体健康具有重要意义。本书针对这些问题，根据每一种慢性病患者的具体分型，推荐几种对症食疗食谱，并列举出了忌吃的食物，为患者进行饮食上的指导。

　　对每一种慢性病，我们分别介绍了疾病的原理及其生活保健知识，并针对每种慢性病提供两个民间秘方，还以表格的形式列出患者宜吃的食物，并配上两张精美的食材图片，让患者一目了然。

　　在中医分型及对症食疗章节，我们根据中医学辨证论治的观点，把每一种慢性病都做了详细的中医分型，并分别从症状、治疗原则、对症药材和食材等方面进行了简明扼要的阐述。针对每一种慢性病分型我们还推荐了几道食疗方例，详解其制作过程，分析食疗功效，方便读者在家烹饪。

　　在忌吃的食材中，我们通过"忌吃关键词""不宜吃的原因"解答了患者的疑问。患者可以清楚地知道不宜吃某种食物的原因，真正做到在日常饮食中规避这些食物，确保患者病情的稳定，身体逐渐康复。

　　我们衷心希望本书能为慢性病患者及其家属提供一定的帮助，也祝愿所有的慢性病患者能够早日康复。

阅读导航

　　全为了方便读者阅读，我们安排了阅读导航这一单元，通过对各章节部分功能、特点的图解说明，将全书概况一目了然地呈现在读者面前。

慢性胃炎

症状说明

　　慢性胃炎多由感染幽门螺杆菌、胃酸分泌不足、长期饮烈酒、过食刺激性食物损伤胃黏膜以及胆汁反流等因素所致。多数患者无特殊症状，部分患者会出现上腹饱胀不适、隐痛、胃灼热、嗳气、反酸、食欲不振等消化不良症状。

生活保健

　　患者要保持精神愉快，因为精神抑郁或过度紧张和疲劳，容易造成幽门括约肌功能紊乱，胆汁反流而发生慢性胃炎。慢性胃炎患者要每天坚持体育锻炼，这样可以增强肠道的蠕动功能，有利于慢性胃炎的康复。积极治疗口腔、鼻腔、咽部慢性感染灶，以防局部感染灶的细菌或毒素被长期吞食，造成胃黏膜炎症。

宜吃食物

宜 木瓜、冬瓜、西瓜、南瓜、板栗、米醋、小米、香菇、大米、红枣、山药、银耳

对症偏方

生姜炖羊肉

　　干姜10克，羊肉400克，葱15克，料酒、盐、味精、胡椒粉适量。将干姜、羊肉洗净，切成薄片；葱切段，一同放入锅中，加入料酒，加水适量，烧沸后用小火炖30分钟，加入盐、味精、胡椒粉即成。每日2次，佐餐食用。可补虚、散寒，适合脾胃虚寒型慢性胃炎患者食用，但胃热者忌食。

白术陈皮山楂饮

　　山楂15克，白术6克，陈皮3克。将山楂、白术、陈皮洗净，放入锅中，加水600毫升，煮沸即可关火。饭后当茶饮，可行气消食、宽中健脾，适合经常食后腹胀疼痛的胃炎患者食用。

冬瓜蛤蜊汤

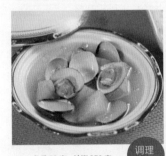

原料： 冬瓜50克，蛤蜊250克，姜10克，盐5克，胡椒粉2克，料酒约5毫升，香油少许。

> 调理食谱

做法：

❶ 冬瓜洗净，去皮，切块；姜切片。

❷ 蛤蜊洗净，用淡盐水浸泡1小时后捞出沥干水分备用；炒锅内加入开水，将冬瓜煮至熟烂。

❸ 放入蛤蜊、姜片及盐、胡椒粉、料酒，大火煮至蛤蜊开壳后关火，撇出浮沫，淋入香油拌匀即可。

功效： 本品滋阴润燥、养胃生津，适合胃阴亏虚型的慢性胃炎患者食用。

> **健康指南**
>
> 　　蛤蜊可以蒸煮、烧烤，也可做汤、做羹，还可以与其他原料共同做菜。体质阳虚者、脾虚者忌食。蛤蜊本身极富鲜味，烹制时千万不要再加味精，也不宜多放盐，以免鲜味受损。

病情概况
　　对该种疾病的症状表现进行介绍，加深读者对本疾病的了解。

生活保健
　　提示读者应该注意的日常生活事项，以更好地防治疾病。

调理食谱
　　本部分推荐的食谱包括原料、做法、功效，简单易做，一学就会。健康指南部分对食谱中出现的某种食材进行详细解说，让读者选对食材，吃出健康。

生姜米醋炖木瓜

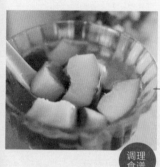

做法:

❶ 木瓜洗净,切块;生姜洗净,切片;蒲公英洗净备用。

❷ 锅中加水适量,放入蒲公英煎15分钟,取汁去渣,再将木瓜、生姜一同放入砂锅。

❸ 加米醋和蒲公英汁,用小火炖至木瓜熟即可。

功效:本品具有疏肝解郁、理气宽中的功效,适合肝胃不和型的慢性胃炎患者食用。

调理食谱

健康指南

烹饪时用醋,可去除腥膻味,增加菜肴的鲜、甜、香等味道,使菜肴脆嫩可口。还能减少原料中维生素C的损失,使鸡骨、鱼刺软化,促进原料中钙、铁、磷等矿物成分的溶解,提高菜肴的营养价值,同时还可以促进人体消化液的分泌,消食化积。

原料: 蒲公英15克,木瓜100克,生姜5克,米醋少许。

百合大米粥

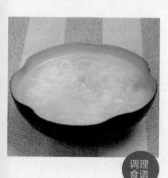

做法:

❶ 先将大米洗净,泡发,备用;鲜百合掰片,洗净。

❷ 砂锅洗净置于火上,将泡发的大米倒入砂锅内,加水适量,用大火烧沸后,改小火煮40分钟。

❸ 至煮稠时,加入百合片稍煮片刻,在起锅前,加入麦芽糖即可。

功效:本品具有滋阴润燥、养胃生津、养心安神的功效,适合胃阴亏虚型的胃炎患者食用。

调理食谱

健康指南

大米性平味甘,有补中益气、健脾养胃、益精强志、和五脏、通血脉、止烦、止渴、止泻的功效。大米做成粥更易于消化吸收,但做大米粥时,千万不要放碱,因为大米是人体维生素B_1的重要来源,碱能破坏大米中的维生素B_1,会导致维生素B_1缺乏。

原料: 大米100克,鲜百合50克,麦芽糖20克。

33

高清美图

每种食谱配以高清美图,搭配食谱的详细做法,图文并茂,一目了然。

食谱名称

整体所用食材的高度概括,更方便读者的快捷检索与选择。

专家点评

列出了适合食用本菜品的人群,让读者的选择更具有针对性。

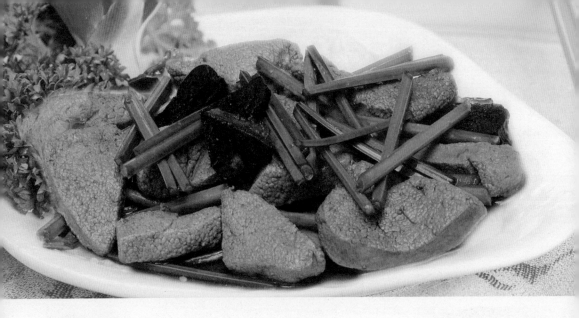

目录

第一章 | 呼吸系统疾病饮食宜忌

第二章　消化系统疾病饮食宜忌

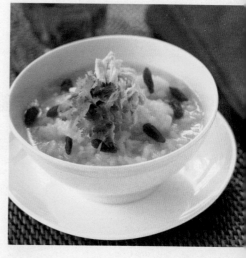

第三章 心脑血管系统疾病饮食宜忌

第四章 内分泌代谢疾病饮食宜忌

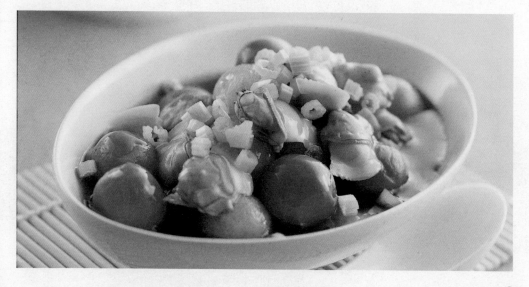

第五章 | 泌尿生殖系统疾病饮食宜忌

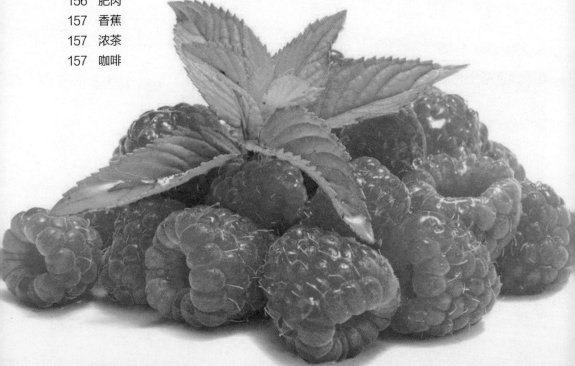

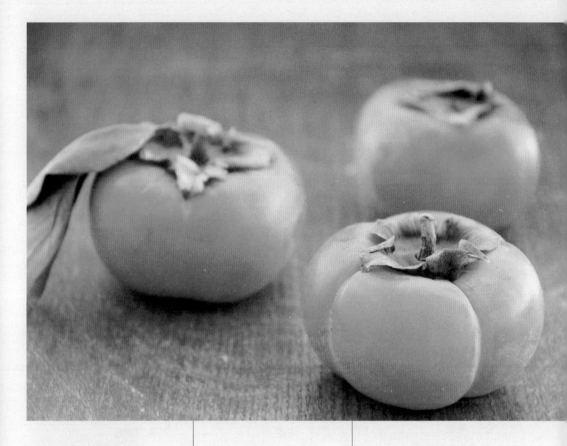

第六章 | 神经系统疾病饮食宜忌

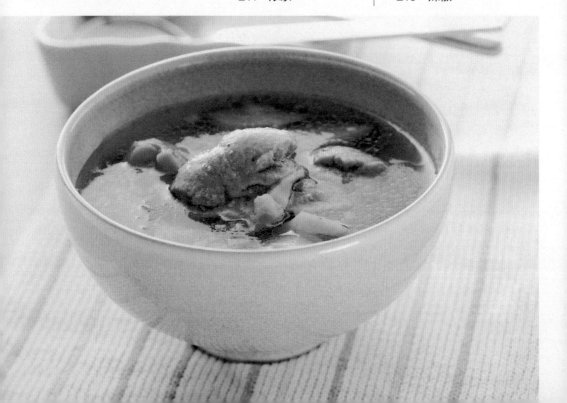

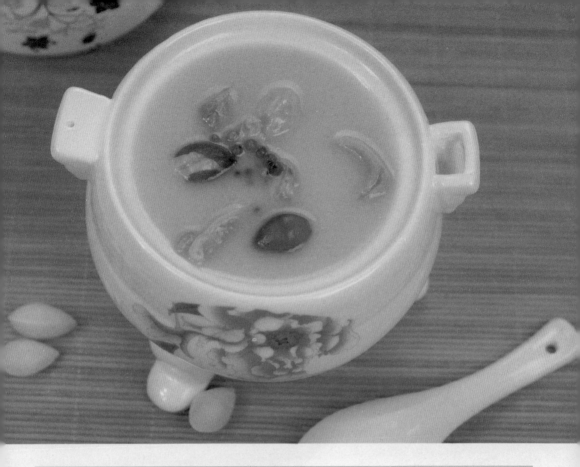

第七章　皮肤科疾病饮食宜忌

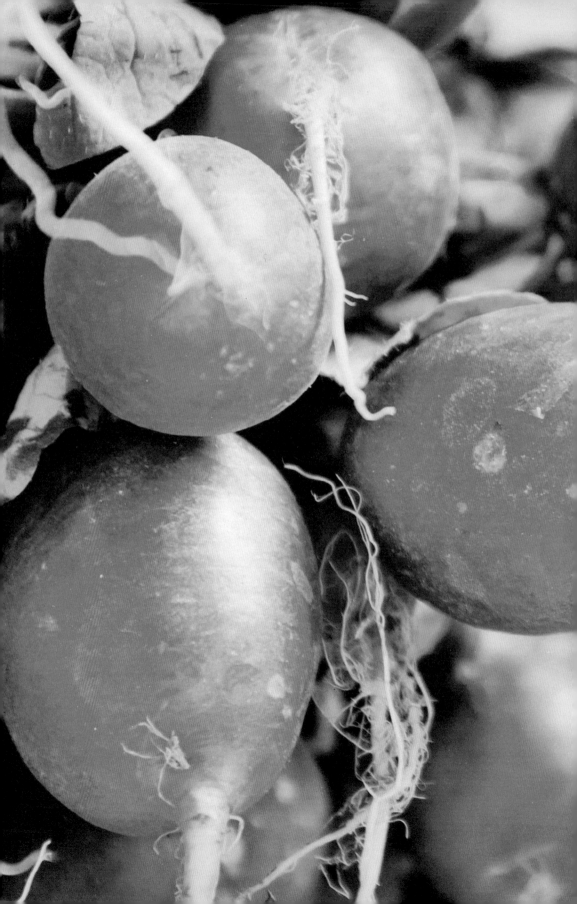

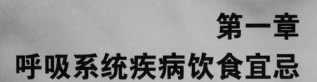

第一章
呼吸系统疾病饮食宜忌

　　呼吸系统疾病主要病变在气管、支气管、肺部及胸腔，病变较轻者常表现为咳嗽、胸痛、呼吸受影响，而病情较重者会呼吸困难、缺氧，甚至发生呼吸衰竭而导致死亡。呼吸系统疾病的死亡率在城市中占第三位，而在农村占首位。与呼吸系统疾病最密切相关的是空气污染及吸烟。有资料证明，空气中烟尘或二氧化硫超过 1000 微克 / 立方米时，慢性支气管炎急性发作者显著增多。

哮 喘

症状说明

哮喘分为内源性哮喘和外源性哮喘。外源性哮喘因外界刺激引起，发作前有鼻痒、咽痒、流泪、喷嚏、干咳等先兆症状，内源性哮喘一般先有呼吸道感染、咳嗽、吐痰、发热等症状。两者发病时均出现喘息、胸闷、气短等症状。

生活保健

哮喘患者要做到心平气和，勿过度紧张、生气、忧虑、兴奋，家人应避免刺激患者情绪。尽量避免接触过敏原，如花粉、粉尘，家人要禁止吸烟，避免患者被动吸烟而刺激支气管。哮喘急性发作通常都有诱发因素，很多患者是因自行减量或停用哮喘控制药物而导致，所以治疗要坚持、彻底。

宜吃食物

宜

猪肺、杏仁、羊肉、冬瓜、白萝卜、雪梨、香菇、银杏、海带、大米

对症偏方

半夏萝卜汤

萝卜500克，半夏、茯苓、陈皮、白术各10克，白糖适量。萝卜去皮洗净，刮成细丝，与上面4种药，加水煎煮半小时，滤出汤汁。再用小火煎熬成稠状时加入白糖，待成膏状停火。待凉后食用，每次1~2匙，每日3次沸水冲服。本方能够有效地缓解哮喘症状。

芦根川贝汤

取生石膏、芦根、鱼腥草各30克，桑白皮、地龙、陈皮各12克，麻黄、杏仁、川贝、黄芩、僵蚕各10克，甘草5克。水煎服，每日1剂，分3次服用，每次150毫升。本方主治热哮。

甘菊桔梗雪梨汤

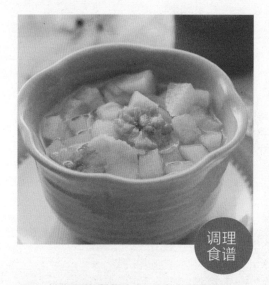

调理食谱

原料：甘菊5朵，桔梗5克，雪梨1个，冰糖5克。

做法：

❶ 甘菊、桔梗加1200毫升水煮开，转小火继续煮10分钟，去渣留汁，加入冰糖搅匀后，盛出待凉。

❷ 雪梨洗净削皮，梨肉切丁备用。

❸ 将切丁的梨肉加入已凉的甘菊水即可食用。

功效：此汤具有清热宣肺、化痰定喘的功效，适合热哮型的哮喘患者食用。

健康指南

甘菊可消除各种不适所引起的酸痛，退肝火，缓解眼睛疲劳。还可消除感冒所引起的肌肉酸痛以及偏头痛，且对胃及腹部神经有所助益。取菊花5~8朵置于饮杯中，加入冰糖少许，用开水冲泡饮用，具有帮助睡眠、润泽肌肤的功效，也可改善女性经前不适。

银杏炖鹧鸪

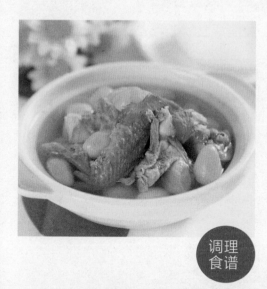

调理食谱

原料：银杏10克，鹧鸪1只，生姜10克，盐5克，味精3克，胡椒粉3克，香菜段10克。

做法：

① 鹧鸪洗净斩小块，生姜切片。

② 净锅上火，加水烧沸，把鹧鸪下入沸水中汆烫。

③ 锅中加油烧热，下入姜片爆香，加入适量清水，放入鹧鸪、银杏煲30分钟，加入盐、味精、胡椒粉，撒上香菜段即可食用。

功效：本品具有收敛肺气、定喘止咳的功效，可用于治疗哮喘痰多、肺热咳嗽等症。

健康指南

银杏可采用炒、烤、蒸、煨、炖、烩、烧等多种烹饪方法。因含有微毒，在烹饪前须先经温水浸泡数小时，然后入开水锅中煮熟后再行烹调，这样可以使有毒物质溶于水中或受热挥发。

椰汁薏米萝卜粥

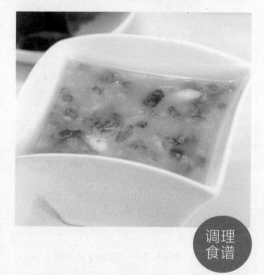

调理食谱

原料：椰汁50毫升，薏米80克，玉米粒、白萝卜、豌豆各15克，冰糖7克，葱花少许。

做法：

① 薏米洗净后泡发；玉米粒洗净；白萝卜洗净，切丁；豌豆洗净。

② 锅置火上，注入水，加入薏米煮至米粒开花后，加入玉米、白萝卜、豌豆同煮。

③ 煮熟烂后加入冰糖、椰汁，撒上葱花即可。

功效：本粥具有下气消食、除痰润肺的功效，适合风痰哮型哮喘患者食用。

健康指南

萝卜不宜与水果一起吃。日常饮食中，若将萝卜与橘子同食，会诱发甲状腺肿大。萝卜主泻，胡萝卜为补，所以二者最好不要同食。若要一起吃时，应加些醋来调和，以利于营养吸收。

中医分型及对症食疗

冷哮证

症状剖析： 呼吸急促，喉间有哮鸣音如公鸡声，胸膈满闷如窒，不得平卧，咳嗽较轻，痰少咳吐不爽，面色晦暗带青，口不渴，或渴喜热饮，天冷或受寒易发，畏寒怕冷，四肢冰凉，舌苔白滑，脉弦紧。

治疗原则： 宣肺散寒、化痰平喘。

对症食材： 猪肺、核桃、天南星、杏仁、麻黄、射干、厚朴、陈皮。

热哮证

症状剖析： 呼吸气促，喉间痰鸣如吼，胸胁胀满，咳呛阵作，不能平卧，咳痰色黄或白，痰浊稠厚，排吐不利，烦闷不安，有汗，面赤口苦，口渴喜冷饮，舌红，苔黄腻，脉滑数或弦滑。

治疗原则： 清热宣肺、化痰定喘。

对症食材： 雪梨、银杏、冬瓜、白萝卜、香菇、款冬花、桔梗、黄芩、川贝、半夏。

风痰哮证

症状剖析： 喘咳胸满，坐不得卧，痰涎涌盛，咳痰黏腻难出，或黄白相兼，无明显寒热倾向，面色青暗，发病前患者自觉鼻、咽、耳发痒，喷嚏、鼻塞，胸部憋闷，随即迅速发作，舌苔厚腻，脉滑实。

治疗原则： 祛风涤痰、降气平喘。

对症食材： 杏仁、银杏、白萝卜、海带、海蜇、地龙、苏子、白芥子、莱菔子。

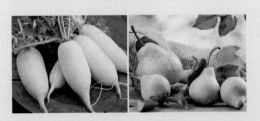

虚哮证

症状剖析： 平素倦怠无力，喉中轻度哮鸣音，痰多色白质稀，自汗，怕风，易感冒，心慌气短、食少便稀，常在劳累后易诱发哮喘，舌质淡，苔白，脉细弱等。

治疗原则： 健脾益气、补肺纳喘。

对症食材： 鹌鹑、香菇、黑木耳、猪肺、大米、鸽子、蛤蚧、麦冬。

饮食指南

宜

✓ 哮喘患者急性发作时，以流质或半流质饮食为佳，调味宜清淡，避免冷食冷饮

✓ 考虑水分的补充，每日饮水应达2000毫升，甚至更多，有条件时，参考血电解质变化，给予补液

忌

✗ 忌食辛辣刺激性食物，如辣椒、韭菜、葱、蒜，因哮喘患者气道较为敏感，食用刺激性食物易导致哮喘发作

✗ 肥腻食物会助湿生痰，应忌食，如肥肉、红烧肉、油炸食物等

✗ 酒、碳酸饮料及冷饮进入血液会使心跳加快，肺呼吸功能降低，应忌食

✗ 哮喘患者应尽量减少盐的摄入量，有研究指出，摄入过多食盐对哮喘患者可能有致命性的威胁

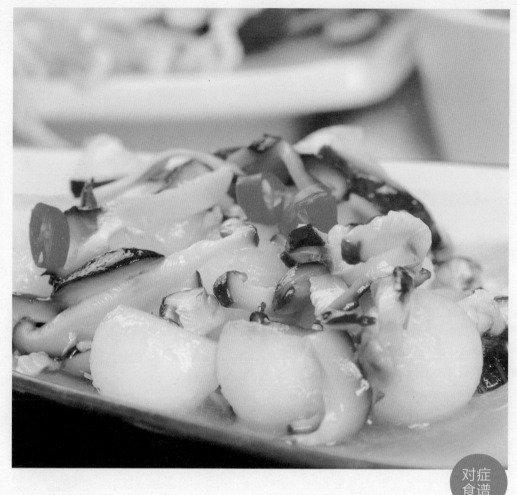

对症
食谱

香菇冬瓜

原料：干香菇10朵，冬瓜500克，海米、姜丝、红椒圈、盐、味精、水淀粉、香油各适量。

做法：

❶ 香菇泡发，洗净切丝；冬瓜去皮、子，洗净挖成球状。

❷ 锅中放油烧热，先爆香姜丝、红椒圈后放入香菇丝，倒入清水，放入海米煮开。

❸ 放入冬瓜球煮熟，加盐、味精调味，水淀粉勾芡，淋上香油即可。

功效：本品具有清热宣肺、补肺纳喘的功效，适合热哮、虚哮型的哮喘患者食用。

健康指南

香菇中所含微量元素及丰富的维生素 B_2、维生素 D 及维生素 A，都是美容养颜、护发养发的好原料。能促进血液循环，抑制黑色素产生，滋养皮肤，是健美佳品。

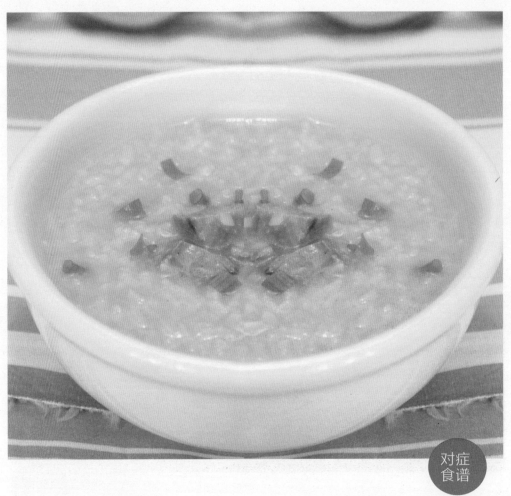

对症
食谱

鹌鹑五味子陈皮粥

原料: 鹌鹑3只,大米80克,五味子、陈皮各10克,肉桂3克,姜、盐、葱花各适量。

做法:

❶ 鹌鹑洗净,切块,入沸水中汆烫;大米淘净;肉桂、五味子、陈皮洗净,装入纱布袋,扎紧袋口。

❷ 锅中放入鹌鹑、大米、姜末及药袋,加入沸水,中火焖煮至米粒开花后,改小火熬煮成粥,加盐,撒入葱花即可。

功效:本粥具有健脾益气、补肺纳喘的作用,适合虚哮型的哮喘患者食用。

健康指南

鹌鹑肉一般人都可食用,尤其适合老幼病弱者、高血压患者、肥胖症患者食用。鹌鹑肉宜同菠菜、苦瓜、银耳、辣椒、茄子、柠檬等同食,可以预防和治疗很多种疾病。猪肝与鹌鹑肉不宜同食,否则不利于人体健康。

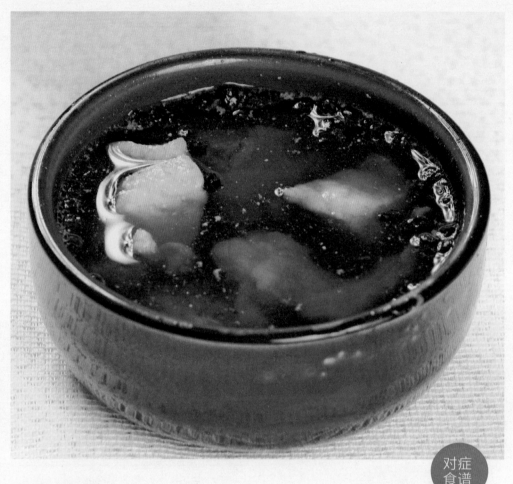

対症食谱

五味子炖肉

原料：五味子50克，猪瘦肉200克，银杏30克，盐、味精各适量。

做法：

❶ 猪瘦肉洗净，切片，备用。

❷ 五味子、银杏洗净，备用。

❸ 炖锅置于火上，加入适量清水，将五味子、银杏与猪瘦肉一起放入炖锅。先大火烧开，再转小火炖至肉熟，加入盐、味精调味即可。

功效：此菜由五味子与滋阴润燥、补中益气的猪肉相配而成，可为人体提供丰富的蛋白质、脂肪、维生素、矿物质等营养成分。本菜具有滋阴强身、补中益气的功效，适合虚哮型的哮喘患者食用。

健康指南

五味子具有敛肺、滋肾、生津、收汗、涩精的功效。其治肺虚喘咳、口干作渴、自汗盗汗、劳伤羸瘦、梦遗滑精、久泻久痢。

哮喘忌吃的食物

哮喘患者应忌食会加重痰涎的食物；忌食过敏性食物，如带鱼；忌食有刺激性气味的食物，如韭菜、辣椒、蒜等。

红薯

忌吃关键词：
影响肺通气、难消化

不宜吃红薯的原因

红薯的含糖量很高，在 24.7% 以上，过多的糖分进入肠道，肠道一时吸收不了，剩下的停留在肠道容易发酵，产生气体，从而使腹部胀气，横膈上抬，胸腔缩小，影响肺通气，加重哮喘患者呼吸困难的症状。吃红薯的时候一定要蒸熟煮透，因为红薯中淀粉的细胞膜会使红薯难以消化，不利于哮喘患者的病情调养，而且红薯中含有一种氧化酶，这种氧化酶可在胃肠道里产生大量的二氧化碳气体，出现腹胀的症状，从而使哮喘患者的病情加重。

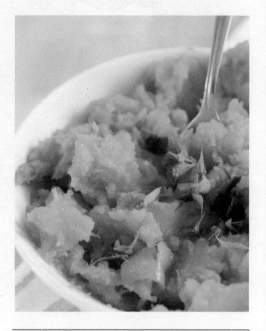

螃蟹

忌吃关键词：
高敏食物、易致腹泻

不宜吃螃蟹的原因

螃蟹属于高敏食物，也就是民间所说的"发物"，哮喘患者很多是过敏体质的，食用后，蟹肉可通过肠壁进入人体循环，诱发并加剧人体的过敏反应，引起哮喘、皮疹等症，严重者还有可能引起过敏性休克。蟹肉性寒，冷哮证患者更不宜食用，并且脾胃虚寒的患者吃螃蟹易引起腹泻、腹痛等不适症状。螃蟹中含有肺吸虫，如果做法不当，食用后肺吸虫寄生在肺里，刺激或破坏肺组织，能引起咳嗽，甚至咯血，如果侵入脑部，则会引起瘫痪。

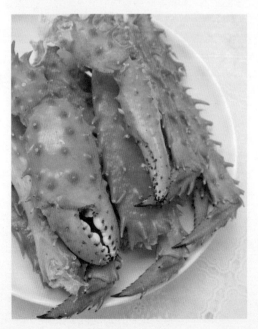

带鱼

忌吃关键词：
高脂肪、过敏原

不宜吃带鱼的原因

带鱼的脂肪含量高于一般鱼类，且其性温，哮喘患者尤其是热哮证患者不适宜食用，否则可加重其胸胁胀满、痰浊稠厚、烦闷不安、面赤口苦、口渴喜冷饮等症状。大多数的哮喘患者属于过敏体质，本身可能伴有过敏性鼻炎或者特应性皮炎，又或者会对某些食物、药物过敏。而带鱼、海鳗、黄鱼等许多无鳞鱼很可能是哮喘的重要过敏原，哮喘患者应特别注意。

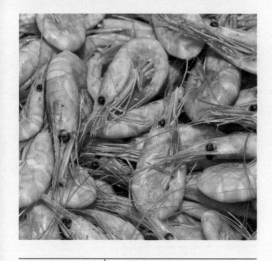

虾

忌吃关键词：
高敏食物、助热生痰

不宜吃虾的原因

虾属于高敏食物，是中国人的主要过敏原，过敏体质的哮喘患者食用后可能诱发其喘息、气促、咳嗽、胸闷等症状急性发作，加重哮喘患者的病情，严重者还可能引起过敏性休克。虾肉性温，多食可积温成热，且易生痰，热哮证患者尤其不宜食用，否则可加重其咳嗽、哮喘、咳吐黄痰等症状。

肥肉

忌吃关键词：
油腻、生痰湿

不宜吃肥肉的原因

现代医学认为，哮喘患者饮食的最基本原则是清淡、松软，适宜多吃容易消化而且含纤维素丰富的食物，但是肥肉含脂肪量很多，属于油腻、难消化的食物，故哮喘患者不宜食用。俗话说："鱼生火，肉生痰。"肥肉中的脂肪含量极高，哮喘患者食用后容易助湿生痰，从而加重其痰鸣音、咳嗽等症状。

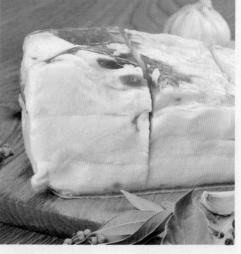

黄豆

忌吃关键词：
影响肺通气、难消化

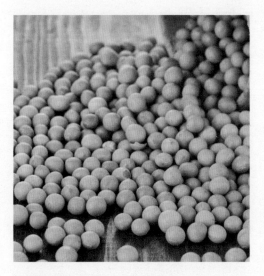

不宜吃黄豆的原因

黄豆属于容易导致胀气的食物，它含有的部分糖类可以结合形成黏质半纤维，这种黏质半纤维会在消化道内发酵，产生气体，从而使腹部胀气，横膈上抬，胸腔缩小，影响肺通气，加重哮喘患者呼吸困难的症状。黄豆性平，但是也有记载曰其偏寒，故一般人食用无大碍，但是脾胃虚寒等本身有寒证者不宜食用，故哮喘患者不宜食用。

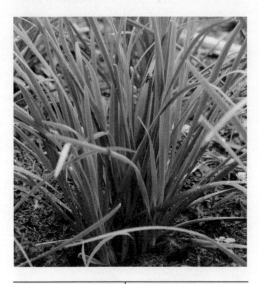

韭菜

忌吃关键词：
易产气、易生热

不宜吃韭菜的原因

韭菜含有大量的粗纤维，如大量摄入不容易消化，在胃肠道里产生大量的气体，出现腹部胀气的症状，腹部的胀气可使横膈上抬，胸腔缩小，从而使肺通气功能受到阻碍，加重哮喘患者呼吸困难的症状。韭菜性温，多食可积温成热，热哮患者不宜食用，否则可加重其胸胁胀满、咳呛阵作、痰浊稠厚、烦闷不安、舌红、苔黄腻、脉滑数或弦滑等症状。

冰激凌

忌吃关键词：
生冷食物

不宜吃冰激凌的原因

冰激凌温度很低，甚至接近 0℃，而人体的正常体温为 37℃，如此悬殊的温差可刺激支气管，使其缩窄甚至发生痉挛，从而加重哮喘患者的呼吸困难等症状。冰激凌为生冷食物，其性寒凉，冷哮证患者不宜食用，否则可加重其呼吸急促、喉间有痰鸣音、胸膈满闷如塞、面色晦暗带青、畏寒怕冷、四肢冰凉等症状。

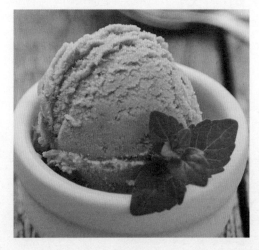

慢性支气管炎

宜吃食物

宜

黑木耳、香菇、杏仁、银杏、枇杷、柚子、萝卜、猪肺、银耳、百合、山药、梨、海蜇

症状说明

慢性支气管炎是气管、支气管黏膜及其周围组织的慢性非特异性炎症。临床出现连续 2 年以上，每次发病可持续 3 月以上。主要症状有咳嗽、气喘，清晨、夜间较多痰，呈白色黏液或浆液泡沫性，偶有血丝等。

生活保健

应加强室内通风，避免有害粉尘、烟雾和有害气体吸入。不要轻易使用激素，虽然激素对于解除支气管痉挛效果比较明显，但有降低免疫力、造成耐药性等副作用，只有当重度发作、用一般抗菌药物效果不理想时，才能在医生指导下使用。不能长期用抗菌药物，口服抗菌药物的疗程为 5~7 天。

对症偏方

葛根川贝汤

葛根 30 克，鱼腥草 20 克，杏仁、川贝、百部、款冬花各 10 克，红花 6 克。水煎服，每日 1 剂，分 2 次服用。此方可化痰止咳，解痉活血，对肺热咳嗽、咳吐黄痰或痰中带血的患者有很好的疗效。

党参陈皮汤

党参 15 克，炙麻黄、炒葶苈子各 6 克，当归、杏仁、川贝、桑白皮、陈皮、黄芩、茯苓各 10 克，山药、熟地各 30 克。加水煎煮 2 次，兑匀，分 2 次服用，每日 1 剂。此方可补益元气，化痰止咳，用于久咳体虚、气短，或咳时自觉有气从脐下奔逆而上，咳吐清稀泡沫痰，肢体浮肿，舌淡苔白，脉沉细等症者食用。

玉竹麦冬炖雪梨

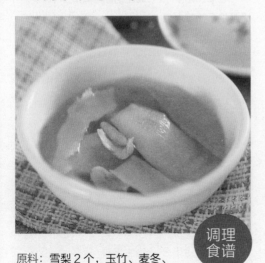

调理食谱

原料：雪梨 2 个，玉竹、麦冬、百合各 8 克，冰糖 25 克。

做法：

❶ 雪梨削皮，每个切成 4 块，去核。

❷ 玉竹、麦冬、百合用温水浸透，淘洗干净。

❸ 将以上原料倒进炖盅内，加入冰糖，加盖，隔水炖之，待锅内水开后，转用小火再炖 1 小时即可。

功效：本品清热润肺、止咳化痰，适合肝火犯肺、肺阴亏虚型的慢性支气管炎患者调理食用。

健康指南

梨性偏寒助湿，多吃会伤脾胃，故脾胃虚寒、畏冷食者应少吃。梨含果酸较多，胃酸多者，不宜多食。梨有利尿作用，夜尿频者，睡前少吃。血虚、畏寒、腹泻、手脚发凉的患者不可多吃梨，并且最好煮熟再吃。

南北杏无花果煲排骨

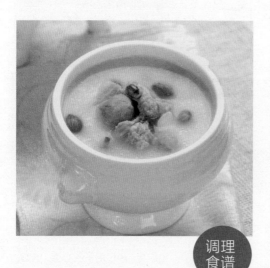

调理
食谱

原料：南杏、北杏各 10 克，排骨 200 克，无花果适量，盐 3 克，鸡精 4 克。

做法：

❶ 排骨洗净，斩块；南杏、北杏、无花果均洗净。

❷ 锅加水烧开，放入排骨汆尽血渍，捞出洗净。

❸ 砂煲内注入适量清水烧开，放入排骨、南杏、北杏、无花果，用大火煲沸后改小火煲 2 小时，加盐、鸡精调味即可。

功效：本品有滋阴生津、祛痰止咳的功效，适合肺阴亏虚型的慢性支气管炎患者调理食用。

健康指南

　　无花果能帮助消化，促进食欲，对痔疮、便秘等病症的治疗效果极好，还可治疗腹泻、肠胃炎等疾病。因无花果含有多种脂类，能使肠道各种有害物质被吸附并排出体外，净化肠道，故具有润肠通便的作用。

拌双耳

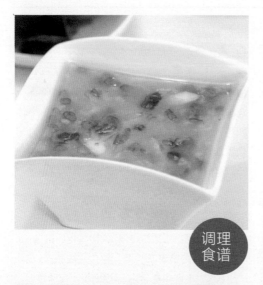

调理
食谱

原料：黑木耳 100 克，银耳 100 克，青椒、红椒各少许，盐 3 克，味精 1 克，醋 8 毫升。

做法：

❶ 黑木耳、银耳洗净，泡发；青椒、红椒洗净，切成斜段。

❷ 锅加水烧沸，放入泡发的黑木耳、银耳焯熟后，捞起晾干并装入盘中。

❸ 加入盐、味精、醋拌匀，撒上青椒、红椒即可。

功效：本品具有燥湿化痰、理气止咳的功效，适合痰湿蕴肺型的慢性支气管炎患者调理食用。

健康指南

　　黑木耳营养价值较高，每 100 克黑木耳中含蛋白质 10.6 克、脂肪 0.2 克、碳水化合物 65.5 克、粗纤维 7 克，还含有胡萝卜素、烟酸、维生素 B_1、维生素 B_2 等多种维生素和无机盐

中医分型及对症食疗

痰湿蕴肺型

症状剖析：咳嗽反复发作，早晨咳嗽尤甚，咳声重浊，痰多黏腻或稠厚成块，色白或带灰色，胸闷气憋，脘腹痞满，食少体倦，便稀，舌苔厚腻，脉滑。

治疗原则：燥湿化痰、理气止咳。

对症食材：木耳、杏仁、莱菔子、银杏、陈皮、苏子、白芥子、半夏。

痰热郁肺型

症状剖析：咳嗽，气粗急促，喉间有痰鸣声，痰多稠黄，咳吐不利，有腥味，胸胁胀满，咳时胸胁疼痛，面赤，口干而黏，舌质红，苔黄腻，脉滑数。

治疗原则：清热素肺、豁痰止咳。

对症食材：杏仁、银杏、柚子、萝卜、桑白皮、黄芩、款冬花、川贝。

肝火犯肺型

症状剖析：咳嗽阵作，咳时面赤，常自感痰滞咽喉，难咳出，量少质黏如絮，咳时痛引胁肋，口干口苦，情绪波动症状加重，舌红，苔黄而干，脉弦数。

治疗原则：清肺泻肝、顺气降火。

对症食材：杏仁、银杏、枇杷、柚子、萝卜、海蛤壳、知母、地骨皮。

肺阴亏虚型

症状剖析：干咳，咳声短促，痰少，质黏或痰中夹血，或声音逐渐嘶哑，口干咽燥，盗汗，身体日渐消瘦，神疲乏力，舌红少苔，脉细数等。

治疗原则：滋阴润肺、止咳化痰。

对症食材：猪肺、银耳、百合、山药、萝卜、梨、沙参、麦冬、知母。

饮食指南

宜

√ 经常进食新鲜蔬菜瓜果，以确保对维生素 C 的需要，可增强机体的免疫力，适当进食含维生素 A 的食物如鸡蛋、瘦肉、牛奶、鱼类、豆制品等，有保护呼吸道黏膜的作用

√ 寒冷季节应补充一些含热量高的肉类暖性食品以增强御寒能力，适量进食羊肉、狗肉、生姜等

√ 每日饮水量不少于 1500 毫升，以稀释痰液，有利于排出

忌

× 戒烟，还要避免被动吸烟，因为烟中的化学物质如焦油、尼古丁、氰氢酸等既可引起支气管的痉挛、增加呼吸道阻力，还会致癌

× 食物不可太咸，忌食难消化食物

× 忌油炸、肥肉等易生痰食物

前胡二母炖甲鱼

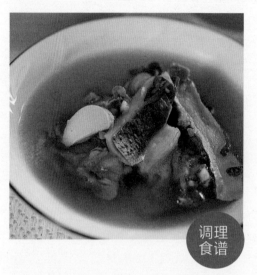

调理
食谱

原料：甲鱼 500 克，贝母、知母、前胡、柴胡、杏仁各 6 克，黄酒 10 毫升，盐适量。

做法：

❶ 将甲鱼宰杀，去头、内脏，切块，放大碗中。

❷ 加贝母、知母、前胡、柴胡、杏仁、黄酒、盐，加水没过肉块，放入蒸锅中蒸 1 小时即可。

功效：本品具有清肺泻肝、顺气降火的功效，适合肝火犯肺型的慢性支气管炎患者食用。

健康指南

甲鱼又叫鳖、水鱼，甲鱼肉有滋阴益肾、补骨髓、除热散结的功效。可用于治疗骨蒸痨热、肝脾肿大、崩漏带下、血瘕腹痛、久疟、久痢等症。甲鱼肉还可用于防治因放疗、化疗而引起的虚弱、贫血、白细胞减少等症。

二仁汤

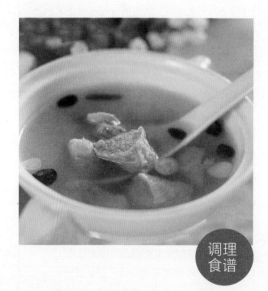

调理
食谱

原料：北杏仁 10 克，瓜蒌仁 15 克，猪瘦肉 100 克，盐适量。

做法：

❶ 猪瘦肉洗净，切块，备用；杏仁、瓜蒌仁提前用清水浸泡半小时，洗净捞出，备用。

❷ 锅中加适量水烧开，将猪肉块稍煮片刻，捞起备用。

❸ 将猪瘦肉、杏仁、瓜蒌仁加适量水共煎汤，加盐调味即可。

功效：本品具有清热素肺、化痰止咳的功效，适合痰热郁肺型的慢性支气管炎患者食用。

健康指南

苦杏仁味苦、性温，入肺、大肠经，其药用功能"有发散风寒之能，复有下气除喘之力，缘辛则散邪，苦则下气，润则通秘，温则行疾"。甜杏仁和日常吃的干果大杏仁偏于滋润功效。

沙参百合汤

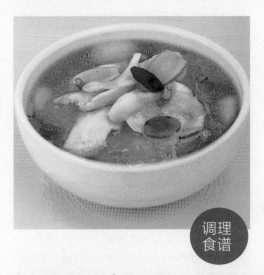

调理食谱

原料：南水发百合 75 克，水发莲子 30 克，沙参 1 个，冰糖适量。

做法：

① 将水发百合、水发莲子均用清水洗净备用。

② 沙参用温水清洗备用。

③ 净锅上火，倒入矿泉水，调入冰糖，下入沙参、水发莲子、水发百合煲至熟即可。

功效：本品具有滋阴润肺、止咳化痰的功效，适合肺阴亏虚型的慢性支气管炎患者食用。

健康指南

百合主要含秋水碱等多种生物碱和营养物质，有良好的营养滋补之功，特别是对病后体弱、神经衰弱等症大有裨益。百合在临床上常用于白血病、肺癌、鼻咽癌等疾病的辅助治疗。常食有润肺、清心、调中之效。

半夏桔梗薏米汤

调理食谱

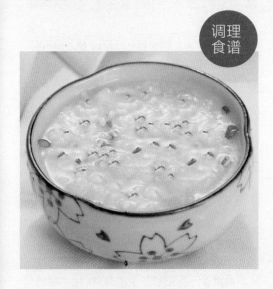

原料：半夏15克，桔梗、百合各10克，薏米50克，葱花、冰糖适量。

做法：

① 薏米用清水浸泡 2 小时，淘净捞出；半夏、桔梗用水略冲，去除灰尘备用；百合用清水泡发备用。

② 锅置火上，加入1000毫升清水，将半夏、桔梗、薏米、百合一起放入锅中，煮至薏米熟烂。

③ 撒入葱花，加入冰糖搅匀调味即可食用。

功效：本品具有燥湿化痰、理气止咳的功效，适合痰湿蕴肺型的慢性支气管炎患者食用。

健康指南

薏米是薏苡果实的果仁，又名五谷米、薏仁、六谷子、回回米等。薏米在我国的栽培历史悠久，是我国古老的药、食皆佳的粮种之一。薏米的营养价值很高，由此被誉为"世界禾本科植物之王"。

苏子牛蒡茶

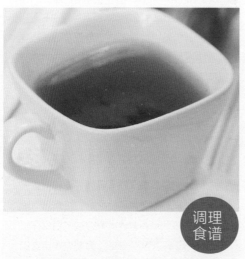

调理
食谱

原料：苏子 15 克，牛蒡子 10 克，枸杞 5 克，绿茶 20 毫升，冰糖适量。

做法：

❶ 将枸杞、苏子、牛蒡子用清水洗净，备用。

❷ 将枸杞与苏子、牛蒡子一起放入锅中，加 500 毫升清水，然后用小火煮至沸腾。

❸ 倒入杯中后，再加入冰糖、绿茶汁搅匀即可饮用。

功效：本品具有燥湿化痰、理气止咳的功效，适合痰湿蕴肺型的慢性支气管炎患者食用。

健康指南

　　枸杞既可作为坚果食用，又是一味功效卓著的传统中药材，自古就是滋补养人的上品。民间用枸杞泡汤、泡酒比较普遍。经常饮用枸杞茶，具有健身益寿的功效。枸杞还可以用来烹调菜肴、煮粥、煲汤、炖肉等。

桑白皮杏仁茶

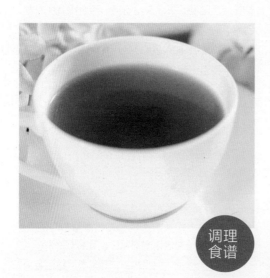

调理
食谱

原料：桑白皮 10 克，南杏仁 10 克，枇杷叶 10 克，绿茶 2 克，红糖 20 克。

做法：

❶ 将南杏仁洗净，打碎；桑白皮、枇杷叶用清水冲去浮尘。

❷ 锅置于火上，加水 1000 毫升，放入桑白皮、绿茶、南杏仁、枇杷叶煎汁，去渣。

❸ 将煎好的汁倒入杯子中，加入红糖溶化，即可饮服。

功效：本品具有燥湿化痰、理气止咳的功效，适合痰湿蕴肺型的慢性支气管炎患者食用。

健康指南

　　杏仁中的苦杏仁苷的代谢产物会导致组织细胞窒息，严重者会抑制中枢神经，导致呼吸麻痹，甚至死亡。杏仁炸炒后，有害物质已经挥发掉或溶解掉，可以放心食用，但不宜多吃。将杏仁制成饮料或浸泡水中数次后再吃，不但安全还有益健康。

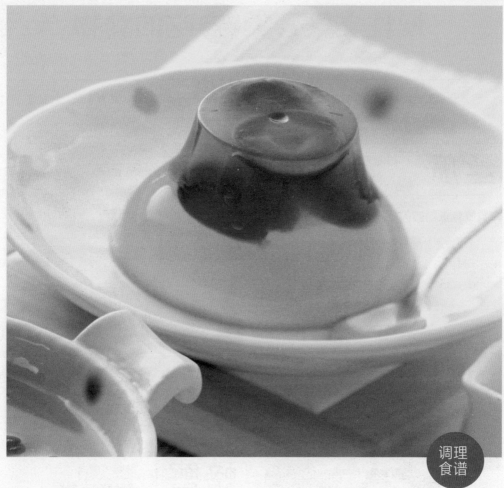

调理
食谱

桑白皮葡萄果冻

原料：椰果 60 克，葡萄 200 克，果冻粉 20 克，鱼腥草 10 克，桑白皮 10 克，细糖 25 克。

做法：

❶ 鱼腥草、桑白皮洗净，煎取药汁，去渣备用。

❷ 葡萄洗净去皮，与椰果一起放入模型杯中；药汁、果冻粉、细糖放入锅中，以小火加热，并不停搅拌，煮沸后关火，倒入模型杯中。

❸ 待凉后移入冰箱冷藏，至凝固即可取出食用。

功效：本品清热素肺、豁痰止咳，适合痰热郁肺型的慢性支气管炎患者食用。

健康指南

葡萄中主要含有葡萄糖，且能很快被人体吸收。当人体出现低血糖时，及时饮用葡萄汁，可很快使症状缓解。葡萄能降低人体血清胆固醇水平，降低血小板的凝聚力，对预防心脑血管病有一定作用。

慢性支气管炎⊘吃的食物

慢性支气管炎患者应禁食加重咳痰的食物，如虾、香肠、糯米等，忌食辛辣、刺激性食物，如桂皮、薄荷等。

丝瓜

忌吃关键词：
性凉伤肺、加重咳嗽

不宜吃丝瓜的原因

丝瓜性凉，而寒痰蕴肺型的慢性支气管炎患者因肺内有寒痰积聚，如食用丝瓜，可加重肺内寒痰的积聚，加重咳嗽、胸闷气憋、脘腹痞满、食少体倦、大便溏稀、舌苔白腻、脉象濡滑等病情。关于丝瓜的食用禁忌，《本草求真》中早有记载说："丝瓜性属寒物，味甘体滑……食之当视脏气以为可否也。"所以，对于咳嗽痰多色白或咳痰多白沫的慢性支气管炎患者，最好不要食用丝瓜。

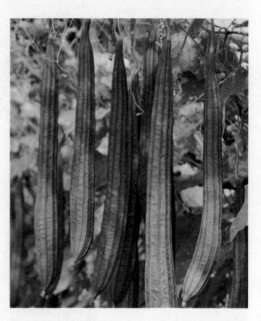

螃蟹

忌吃关键词：
高致敏性、发物

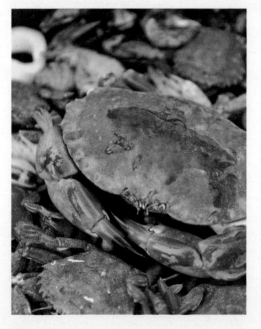

不宜吃螃蟹的原因

蟹肉虽然美味，但却是高致敏性食物，特别是对于一些过敏体质的人，会诱发人体的过敏反应。过敏因素是慢性支气管炎患者发病的一个重要因素之一，尤其是喘息型的慢性支气管炎患者。慢性支气管炎患者食用后可能导致病情加重。螃蟹中含有的寄生虫只有在高温中才能消除，如果做法不当，食用后很有可能导致细菌感染。中医认为，螃蟹为海鲜发物，慢性支气管炎患者食用后可能导致病情急性发作。

香肠

忌吃关键词：
荤腥、油腻、高脂肪

不宜吃香肠的原因

香肠一般指的是猪肉香肠，它是以猪的小肠衣或大肠衣灌入调好味的肉料干而制成，也属于中医认为的荤腥、油腻食物的范畴，慢性支气管炎患者食用后可能引起病情加重。由于香肠原料的关系，它的脂肪含量也是极高的，一般的香肠可高达 40.7%，它不易于消化，同时也有润滑肠道的作用，对于脾肺虚弱的长期咳嗽的慢性支气管炎患者非常不适宜。

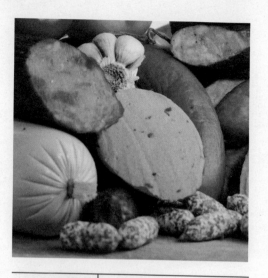

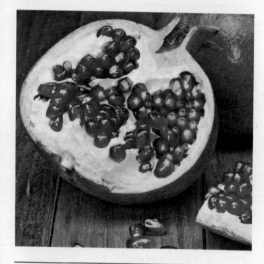

石榴

忌吃关键词：
助湿生痰、损肺气

不宜吃石榴的原因

石榴性温，且甘酸敛津，可助湿生痰，慢性支气管炎患者尤其是痰热郁肺型的患者食用后，可加重其痰湿增多、咳嗽痰多的症状，使病情加重。关于石榴的食用禁忌，《医林纂要》指出其"多食生痰"。无论是急性还是慢性支气管炎患者，咳嗽痰多者均不宜食用，而《日用本草》中也指出："其汁恋膈成痰，损肺气，病人忌食。"

肥肉

忌吃关键词：
荤腥、油腻、高脂肪

不宜吃肥肉的原因

中医认为，肥肉作为荤腥、油腻的食物之一，慢性支气管炎患者食用可能助湿生痰，还可能引起过敏反应，加重病情，使咳嗽加重。肥肉的脂肪含量很高，一般猪肥肉的脂肪含量可达 88.6% 以上，脂肪具有难消化、润滑肠道的特点。而长期咳嗽的慢性支气管炎患者的脾肺已经很虚弱了，食用这种难消化的东西无异于是火上加油。

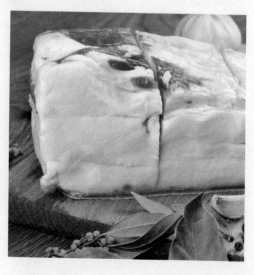

糯米

忌吃关键词：
易生痰、难消化

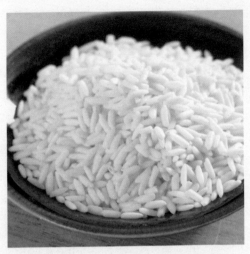

不宜吃糯米的原因

糯米性温，易助湿生痰，痰热郁肺型的慢性支气管炎患者不宜食用，否则可加重其咳嗽、痰多、质黏稠等症状。关于糯米的食用禁忌，《得配本草》早有记载曰："多食昏五脏，缓筋骨，发风气，生湿热，素有痰热风病及脾病不能转输者食之。最能发病成积，病人及小儿最宜忌之。"

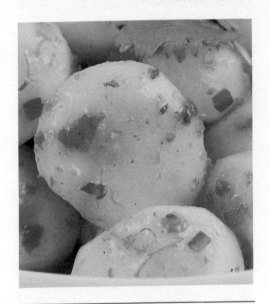

辣椒

忌吃关键词：
刺激气管

不宜吃辣椒的原因

辣椒含有辣椒素，它具有强烈的刺激性，可刺激支气管上皮，使其黏膜充血、水肿，加重慢性支气管炎患者的炎症病情。另外，辣椒属于大辛大热之品，故凡有热证者不宜食用，所以痰热郁肺、肝火犯肺、肺阴亏虚型的慢性支气管炎患者均不宜食用。

荸荠

忌吃关键词：
性寒、耗伤肺气

不宜吃荸荠的原因

荸荠味甘、性寒，有凉血化湿、生津润肺、化痰利肠的功效，对于热证引起的支气管炎有一定的疗效。但是，对于由寒湿积聚引起的寒痰蕴肺型的慢性支气管炎患者却不适宜，会加重其病情。关于荸荠的食用禁忌，在《本经逢原》中早有详细记载："虚劳咳嗽切禁，以其峻削肺气，兼耗营血。"而唐代的孟诜也有记载说："有冷气，不可食。"故慢性久咳的慢性支气管炎患者不宜食用荸荠。

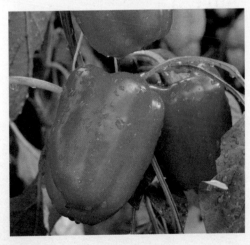

慢性肺炎

银杏、莲子、核桃、黑木耳、猪肺、百合、银耳、草菇、萝卜、杏仁、无花果、薏米、梨

症状说明

慢性肺炎的特点是周期性的复发和恶化，呈波浪形经过。在肺炎静止期体温正常，几乎不咳嗽，但在活动时容易气喘，在恶化期会咳嗽、咳痰，出现发绀和呼吸困难，甚至出现水肿、胸廓变形等症，还可并发肺源性心脏病。

对症偏方

紫菀人参汤

取紫菀、半夏、款冬花各 20 克，麦冬、人参（包煎）各 15 克，五味子 10 克，一起加水 600 毫升煎煮，煮好后过滤药渣，留取药汁，再加入 30 克阿胶粉，搅拌溶化即可。分 2 次服用，每次 150 毫升，每日 1 剂。本方可治疗肺气阴两亏型慢性肺炎。

半夏黄连水

取桑白皮、半夏、苏子、杏仁、川贝、沙参各 15 克，山栀子、黄芩、黄连各 10 克，加水 500 毫升，煎煮 2 次，兑匀，分 2 次服用，每次 150 毫升，每日 1 剂。本方可用来治疗痰热郁肺型慢性肺炎。脉沉细等症者食用。

生活保健

缺氧、呼吸困难、口唇发紫的患者，可用枕头等物将背垫高呈半躺半坐位，经常变换体位，可增加肺通气，减少肺瘀血，减轻呼吸困难。经常做户外活动，进行体操、冷水擦浴或冷水浴等锻炼，增强机体的耐寒性。室内宜通风换气，保持空气新鲜。打喷嚏、咳嗽时用卫生纸掩住口鼻，注意个人卫生，勤洗手。

银杏扒草菇

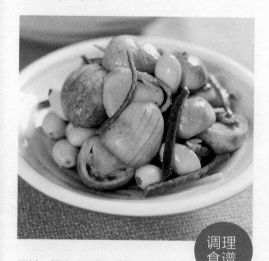

调理食谱

原料：银杏 25 克，草菇 150 克，陈皮 6 盐、姜、香油各适量。

做法：

❶ 将草菇洗净，切片；银杏去皮，泡发；陈皮泡发后，洗净切成丝；姜切成细丝。

❷ 锅内加少许油，下姜爆香后，下入银杏、陈皮和草菇翻炒。

❸ 最后加入盐、香油颠翻均匀即可。

功效：本品清热化痰、祛痰降逆、益气养阴、补肾纳气，适合各个证型的慢性肺炎患者食用。

健康指南

草菇肉质脆嫩，味道鲜美，香味浓郁，素有"放一片，香一锅"之美誉。草菇的蛋白质含量比一般蔬菜高好几倍，是国际公认的"十分好的蛋白质来源"，并有"素中之荤"的美名。

雪梨木瓜猪肺汤

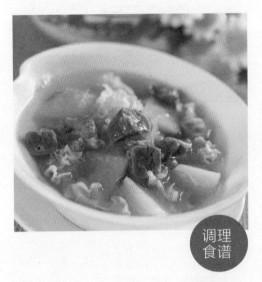

调理食谱

原料：雪梨 250 克，银耳 30 克，木瓜 500 克，猪肺 750 克，姜、盐适量。

做法：

❶ 雪梨去核，洗净，切成块；银耳浸泡，去除根蒂部硬结，撕成小朵；木瓜去皮、核，洗净，切块。

❷ 猪肺处理干净，切块；烧锅放姜片，将猪肺干爆 5 分钟左右。

❸ 瓦煲注水，煮沸后加入上述用料，大火煲开改小火煲 3 小时，加盐调味即可食用。

功效：本品清热化痰、益气养阴，适用于热痰郁肺、肺气阴两虚型慢性肺炎患者调理食用。

健康指南

猪肺味甘，性平，含有大量人体所必需的营养成分，有补肺润燥作用，用于肺虚久咳短气或咯血。选购猪肺的时候，表面色泽粉红、光泽、均匀，富有弹性的为新鲜肺。变质肺其色为褐绿或灰白色，有异味，不能食用。

参果炖瘦肉

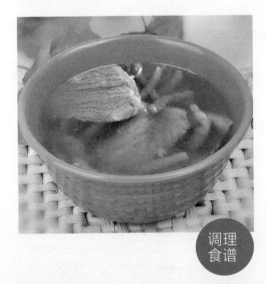

调理食谱

原料：猪瘦肉 25 克，太子参 100 克，无花果 200 克，盐 5 克。

做法：

❶ 猪瘦肉洗净，切片；太子参略洗，无花果洗净。

❷ 锅中加水适量烧开，将猪瘦肉放滚水中略煮后捞出。

❸ 把以上全部用料放入炖盅内，加开水适量，盖好，隔滚水炖约 2 小时，调入盐即可。

功效：本品具有清热化痰、敛肺止咳的功效，适合热痰郁肺型的慢性肺炎患者调理食用。

健康指南

未成熟的无花果果实乳浆中含有补骨脂素等活性成分，其成熟果实的果汁中，可提取一种芳香物质"苯甲醛"。它们具有防癌抗癌、增强机体抗病能力的作用，可以预防多种癌症的发生，还可延缓移植性腺癌、淋巴肉瘤的发展。

中医分型及对症食疗

热痰郁肺型

症状剖析: 咳嗽咯痰, 痰性状为黏脓或黏浊痰, 不易咳出, 严重者胸部膨满, 伴胸中烦热, 身热, 有汗, 渴喜冷饮, 小便黄赤, 大便干燥, 舌质红苔黄、脉滑数。

治疗原则: 清热化痰、敛肺止咳。

对症食材: 薏米、梨、白萝卜、银杏、杏仁、柚子、鱼腥草、罗汉果、桑白皮、瓜蒌仁、竹茹、黄芩。

肺气阴两虚型

症状剖析: 咳嗽喘促短气, 气怯声低, 喉有鼾声, 咳声低弱, 痰液稀薄, 自汗, 恶风, 或咳呛痰少质黏, 烦热口干, 咽喉不利, 面潮红, 舌质淡红或舌红少苔, 脉象软弱或细数。

治疗原则: 补肺、益气、养阴。

对症食材: 甲鱼、猪肺、百合、银耳、木耳、草菇、麦冬、人参、沙参、白术、党参、阿胶。

痰浊阻肺型

症状剖析: 咳嗽气喘, 胸部满闷, 甚至有窒息感, 痰多黏稠色白, 咳吐不利, 兼有呕恶, 纳呆, 口黏不渴, 苔白厚腻, 脉濡滑。

治疗原则: 祛痰降逆、宣肺平喘。

对症食材: 无花果、银杏、萝卜、草菇、杏仁、薏米、桔梗、陈皮、桑白皮、白前、白芥子、苏子、天南星。

肾虚不纳型

症状剖析: 咳嗽喘促日久, 动则喘甚, 呼吸困难, 神疲乏力, 精神萎靡, 汗出肢冷, 面青唇紫, 舌苔淡白或黑润, 脉微细, 或喘咳, 面红烦躁, 足冷, 汗出如油, 舌红少苔, 脉细数。

治疗原则: 补肾纳气、定喘止咳。

对症食材: 甲鱼、鹌鹑、板栗、银杏、莲子、核桃、木耳、人参、蛤蚧、五味子、桔梗。

饮食指南

宜

√ 给予患者高营养饮食, 鼓励多饮水, 病情危重高热者可给予清淡易消化半流质饮食

√ 应少量多餐, 每餐不宜吃太饱, 餐前可休息, 餐后不要躺下

√ 在热量提供方面, 可在饮食中增加不饱和脂肪酸, 如植物油、坚果类食物, 这样不仅可增加热量, 还能减轻呼吸系统的负担

√ 应摄取足够的水果和蔬菜, 补充维生素, 可增加机体的抵抗力

忌

× 忌食辛辣刺激性食物, 以免加重咳嗽、咳痰

× 忌食寒凉性质的水果, 因为可损伤脾胃的阳气, 有碍运化功能, 不利于疾病的治愈

× 忌食油腻性食物, 因为容易助长体内热气, 不利于消化

白前扁豆猪肺汤

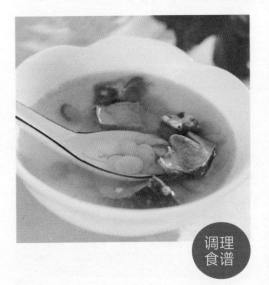

调理
食谱

原料：甲白前 9 克，扁豆 10 克，猪肺 300 克，盐 3 克。

做法：

❶ 白前、扁豆择净后用清水漂洗，再用纱布包起来备用。

❷ 猪肺冲洗干净，挤净血污，同白前、扁豆一起放入砂锅内，注入清水约 2000 毫升。

❸ 先用大火烧沸，后改用小火炖 1 小时，至肺熟透，加少许食盐调味即可。

功效：本品祛痰降逆、宣肺平喘，适合痰浊阻肺型的慢性肺炎患者食用。

健康指南

扁豆是一味补脾的良药，可用于脾虚所致的体倦乏力、食少便溏中泄泻，搭配适量的人参、白术，健脾化湿功效更佳。若搭配白前、猪肺，可以防治慢性肺炎。

百合玉竹瘦肉汤

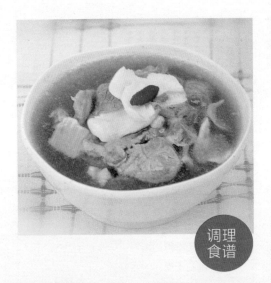

调理
食谱

原料：水发百合 100 克，猪瘦肉 75 克，玉竹 10 克，枸杞 5 克，清汤适量，盐 4 克，白糖 3 克。

做法：

❶ 将水发百合洗净，备用；猪瘦肉洗净，切片；玉竹用温水洗净，浸泡 1 小时备用。

❷ 锅洗净，置于火上，倒入清汤，下入猪瘦肉、枸杞，调入精盐、白糖，烧开后打去浮沫。

❸ 下入玉竹、水发百合煲至熟即可。

功效：本品可补肺、益气、养阴，适合肺气阴两虚型的慢性肺炎患者食用。

健康指南

玉竹具有养阴润燥、除烦止渴的功效，常用于治疗燥咳、劳嗽、热病阴液耗伤之咽干口渴、内热消渴、阴虚外感、头昏眩晕、筋脉挛痛等病症。玉竹适宜体质虚弱、免疫力降低者，阴虚燥热、食欲不振、肥胖者食用；胃有痰湿气滞者、虚寒证及高血压症患者忌服。

银杏猪肚汤

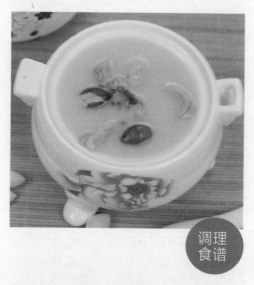

调理
食谱

原料：猪肚 180 克，银杏 40 克，红枣 10 克，胡椒粉、姜各适量，盐 4 克。

做法：

❶ 猪肚用盐、生粉洗净后切片；银杏洗净；姜洗净切片。

❷ 锅中加水适量烧沸，入猪肚氽去血沫备用。

❸ 将猪肚、银杏、姜、红枣放入砂煲，倒入适量清水，用小火熬 2 小时，调入胡椒粉和盐即可。

功效：本品清热化痰、补肾纳气、定喘止咳，适合热痰郁肺、肾虚不纳型的慢性肺炎患者食用。

健康指南

《本草经疏》说："猪肚，为补脾之要品。补益脾胃，则精血自生，虚劳自愈。"所以，在补中益气的食疗方中常见猪肚。常用于虚劳消瘦、脾胃虚腹泻、小儿疳积等症。常配其他的食疗药物，装入猪肚，扎紧，煮熟或蒸熟食。可治小儿消瘦、脾虚少食、便溏腹泻。

罗汉果瘦肉汤

调理
食谱

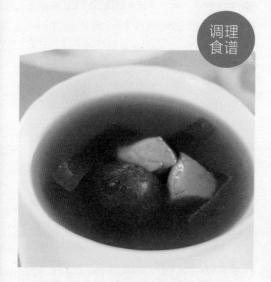

原料：罗汉果 1 个，枇杷叶 15 克，猪瘦肉 500 克，盐 5 克量。

做法：

❶ 罗汉果洗净，打成碎块。

❷ 枇杷叶洗净，浸泡 30 分钟；猪瘦肉洗净，切块。

❸ 将猪瘦肉、罗汉果、枇杷叶放入煲锅中，加入 2000 毫升清水，先用大火煲开，然后改用小火再煲 3 小时，加盐调味即可。

功效：本品具有清热化痰、敛肺止咳的功效，适合热痰郁肺型的慢性肺炎患者食用。

健康指南

罗汉果味甘、酸，性凉，有清热凉血、生津止咳、润肺化痰的功效，还可降低血压，对高血压、冠心病有很好的预防作用。罗汉果含丰富的维生素 C，有抗衰老、抗癌及益肤美容的作用。

旋覆花乳鸽止咳汤

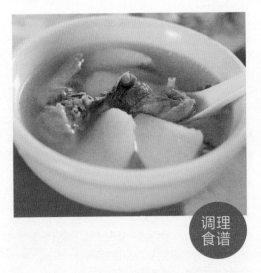

调理
食谱

原料: 乳鸽1只, 旋覆花、沙参各10克, 山药20克,
盐适量。

做法:

❶ 将乳鸽去毛及肠杂, 处理洗净切块, 放入沸
水中焯一下。

❷ 山药、沙参洗净切片; 将旋覆花放入药袋中,
扎紧。

❸ 将乳鸽、山药、沙参放入砂锅中, 加入适量
清水, 加入药袋, 先用大火煲开, 用小火炖30
分钟至肉烂, 取出药袋, 加盐调味即可。

功效: 本品清热化痰、补肺、养阴, 适合肺气阴
两虚型的慢性肺炎患者。

健康指南

　　沙参有养阴清肺、祛痰止咳、益脾健胃
的功效, 主要用来治疗肺热、阴虚引起的肺
热咳嗽、痨嗽咯血及热病伤津引起的食欲不
振、口渴舌干、大便秘结, 秋季引起的干咳
少痰、咽干音哑、皮肤干燥瘙痒也很适合。

复方鱼腥草粥

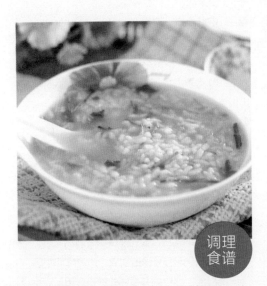

调理
食谱

原料: 水鱼腥草、金银花各30克, 生石膏20克,
竹茹10克, 大米100克, 冰糖100克。

做法:

❶ 大米用清水淘洗干净, 备用。

❷ 将鱼腥草、金银花、生石膏、竹茹洗净, 一
起放入锅中加适量的清水煎汤, 去渣留汁备用。

❸ 置锅火上, 下入大米及煎好的药汁, 共煮
为粥。

❹ 最后加入冰糖, 稍煮即可。

功效: 本品具有清热化痰、敛肺止咳的功效, 适
合热痰郁肺型的慢性肺炎患者食用。

健康指南

　　鱼腥草具有清热解毒、利尿消肿的功效,
主治肺炎、肺脓肿、热痢、疟疾、水肿、淋病、
白带、痈肿、痔疮、脱肛、湿疹、秃疮、疥癣
等症。其同时对乳腺炎、蜂窝组织炎、中耳炎、
肠炎等亦有疗效。

油菜香菇

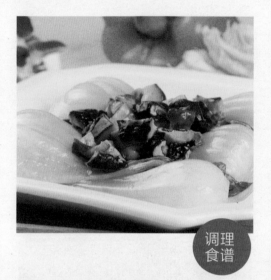

调理食谱

原料：猪油菜 500 克，香菇 10 朵，高汤半碗，水淀粉、盐、白糖、味精各适量。

做法：

❶ 油菜洗净，对切成两半；香菇泡发洗净，去蒂，一切为二。

❷ 炒锅入油烧热，先放入香菇炒香，再放入油菜翻炒均匀。

❸ 放入盐、白糖、味精，加入高汤，加盖焖约 2 分钟，以水淀粉勾一层薄芡即可出锅装盘。

功效：本品具有补肺、益气、养阴的功效，适合肺气阴两虚型的慢性肺炎患者食用。

健康指南

油菜有促进血液循环、散血消肿的作用，还有一定的美容效果。孕妇产后瘀血腹痛、丹毒、肿痛脓疮者，可通过食用油菜来辅助治疗。吃剩的熟油菜过夜后就不要再吃了，以免造成亚硝酸盐沉积，引发癌症。

桔梗苦瓜

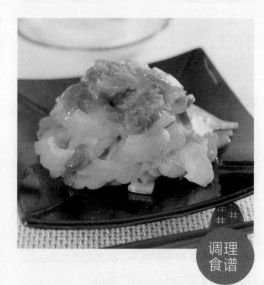

调理食谱

原料：苦瓜 200 克，玉竹 10 克，桔梗 6 克，花生粉 10 克，山葵少许，酱油适量。

做法：

❶ 苦瓜洗净，对切，去籽，切薄片，泡冰水，冷藏 10 分钟。

❷ 将玉竹、桔梗打成粉末。

❸ 将花生粉、山葵、酱油和粉末拌匀，淋在苦瓜上即可。

功效：本品具有祛痰降逆、宣肺平喘的功效，适合痰浊阻肺型的慢性肺炎患者桔梗苦瓜食用。也可用于咳嗽痰多、胸闷不畅、咽痛、音哑、肺痈吐脓等症。

健康指南

苦瓜中维生素 C 的含量特别丰富，每 100 克高达 84 毫克，约为冬瓜的 5 倍、黄瓜的 14 倍、南瓜的 21 倍，居瓜类之冠。苦瓜中还含有粗纤维、胡萝卜素、苦瓜苷、磷、铁和多种矿物质等营养物质。

慢性肺炎忌吃的食物

慢性肺炎患者应禁食油腻易生痰的食物，如肥肉；忌食刺激性食物，如杏、浓茶，以及碳酸饮料等。

油条

忌吃关键词：
油腻、低营养

不宜吃油条的原因

中医认为，慢性肺炎患者应忌食油腻食物，否则可导致中焦受遏、运化不利，从而加重慢性肺炎患者的病情，而油条是油腻食物的代表食物之一，慢性肺炎患者不宜食用。油条经高温油炸而成，在高温下，油脂中所含的营养物质如人体必需脂肪酸、各种维生素等基本上或者已经全部被氧化破坏了，这对于需要营养支持的患者非常不适宜。

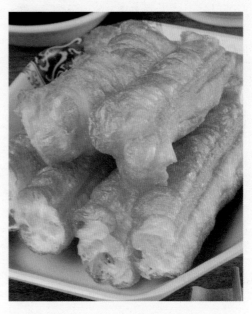

肥肉

忌吃关键词：
难消化、聚湿生痰

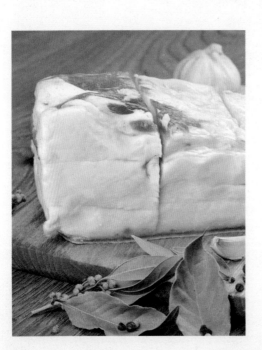

不宜吃肥肉的原因

肥肉的脂肪含量很高，一般的半肥瘦的猪肉，每 100 克中含有的脂肪量可达 37 克以上，属于典型的油腻食物，所以慢性肺炎患者不宜食用，否则可导致中焦受遏、运化不利，从而加重慢性肺炎患者的病情。慢性肺炎需供给富有营养及维生素的饮食，而肥肉的摄入会影响其他营养物质的摄入，从而影响身体的恢复，不利于慢性肺炎患者的病情。

桃子

忌吃关键词：
不易消化、助热上火

不宜吃桃子的原因

桃子含有大量的大分子物质，不容易消化，慢性肺炎患者由于病程较长，体质较虚弱，胃肠功能也较弱，食用桃子无疑是增加胃肠的负担，出现消化不良、腹胀等症状，不利于慢性肺炎患者的病情。桃子性温，多食易助热上火，热痰郁肺型的慢性肺炎患者不宜食用，否则可加重其咳嗽咯痰、胸部膨满、胸中烦热、身热、有汗、渴喜冷饮、小便黄赤、大便干燥、脉滑数等症状。

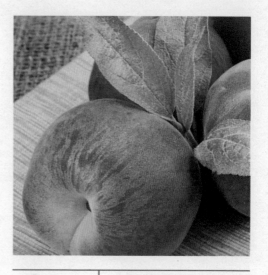

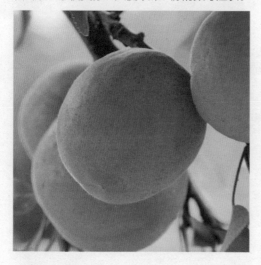

杏

忌吃关键词：
助热生痰、发旧疾

不宜吃杏的原因

杏子性温，慢性肺炎患者食用后会助热生痰，尤其是热痰郁肺型的慢性肺炎患者食用后，会加重其咳嗽咯痰、胸部膨满、胸中烦热、身热、有汗、渴喜冷饮、小便黄赤、大便干燥、脉滑数等症状。关于杏的食用禁忌，古人早有记载，多食可"伤筋骨，生痰热，发疮痈，动宿疾"的说法，故慢性肺炎患者尤其是热痰郁肺型的患者不宜食用杏子。

李子

忌吃关键词：
生痰、伤脾胃

不宜吃李子的原因

李子味甘酸，多食能使唾液分泌增加，蕴湿生痰，所以凡是呼吸系统疾病咳嗽痰多者均不宜食用，故慢性肺炎患者不宜食用李子。李子含有果酸较多，多食容易损伤脾胃，脾胃不佳则会影响肺部的功能，脾虚痰湿者要忌食。关于李子的食用禁忌，在《滇南本草》《随息居饮食谱》就有记载："多食生痰，损伤脾胃，助湿发疟疾，脾虚者尤忌之。"

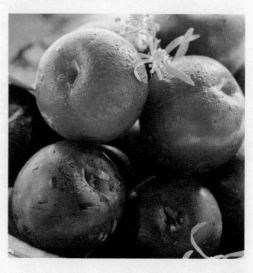

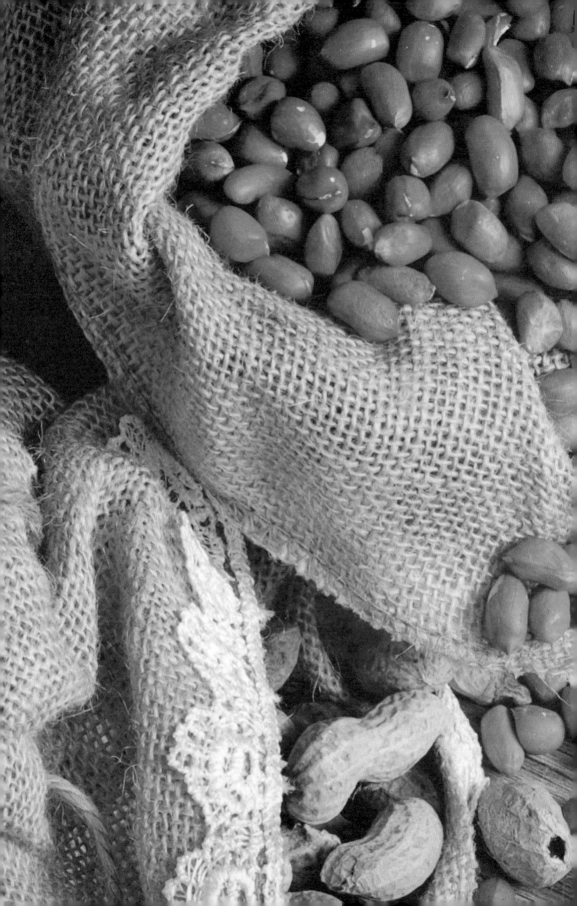

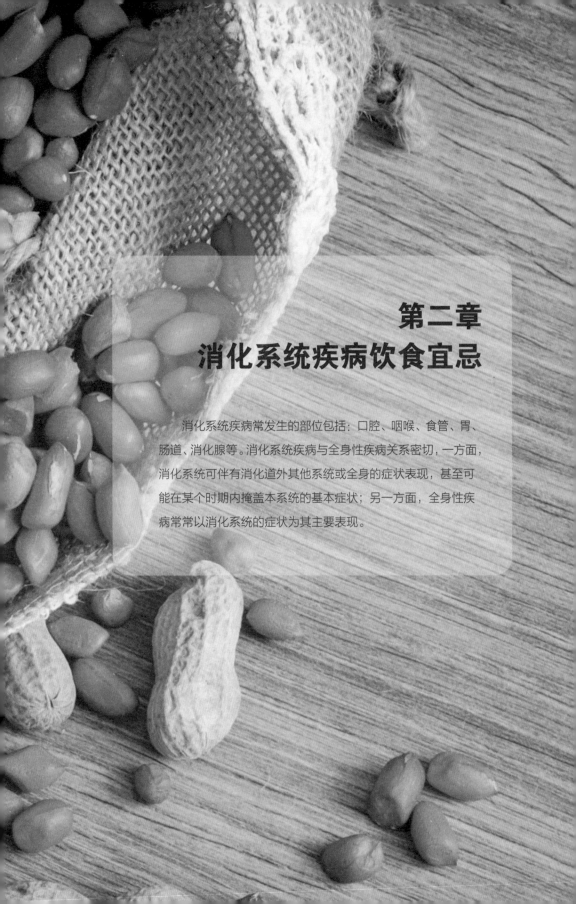

第二章
消化系统疾病饮食宜忌

消化系统疾病常发生的部位包括：口腔、咽喉、食管、胃、肠道、消化腺等。消化系统疾病与全身性疾病关系密切，一方面，消化系统可伴有消化道外其他系统或全身的症状表现，甚至可能在某个时期内掩盖本系统的基本症状；另一方面，全身性疾病常常以消化系统的症状为其主要表现。

慢性胃炎

宜吃食物

木瓜、冬瓜、西瓜、南瓜、板栗、米醋、小米、香菇、大米、红枣、山药、银耳

症状说明

慢性胃炎多由感染幽门螺杆菌、胃酸分泌不足、长期饮烈酒、过食刺激性食物损伤胃黏膜以及胆汁反流等因素所致。多数患者无特殊症状，部分患者会出现上腹饱胀不适、隐痛、胃灼热、嗳气、反酸、食欲不振等消化不良症状。

生活保健

患者要保持精神愉快，因为精神抑郁或过度紧张和疲劳，容易造成幽门括约肌功能紊乱，胆汁反流而发生慢性胃炎。慢性胃炎患者要每天坚持体育锻炼，这样可以增强肠胃道的蠕动功能，有利于慢性胃炎的康复。积极治疗口腔、鼻腔、咽部慢性感染灶，以防局部感染灶的细菌或毒素被长期吞食，造成胃黏膜炎症。

对症偏方

生姜炖羊肉

干姜10克，羊肉400克，葱15克，料酒、盐、味精、胡椒粉适量。将干姜、羊肉洗净，切成薄片；葱切段，一同放入锅中，加入料酒，加水适量，烧沸后用小火炖30分钟，加入盐、味精、胡椒粉即成。每日2次，佐餐食用。可补虚、散寒，适合脾胃虚寒型慢性胃炎患者食用，但胃热者忌食。

白术陈皮山楂饮

山楂15克，白术6克，陈皮3克。将山楂、白术、陈皮洗净，放入锅中，加水600毫升，煮沸即可关火。饭后当茶饮，可行气消食、宽中健脾，适合经常食后腹胀疼痛的胃炎患者食用。

冬瓜蛤蜊汤

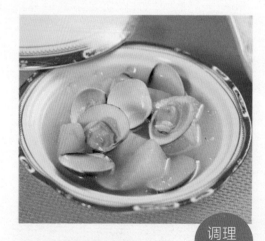

原料：冬瓜50克，蛤蜊250克，姜10克，盐5克，胡椒粉2克，料酒约5毫升，香油少许。

调理食谱

做法：

❶ 冬瓜洗净，去皮，切块；姜切片。

❷ 蛤蜊洗净，用淡盐水浸泡1小时后捞出沥干水分备用；炒锅内加入开水，将冬瓜煮至熟烂。

❸ 放入蛤蜊、姜片及盐、胡椒粉、料酒，大火煮至蛤蜊开壳后关火，撇出浮沫，淋入香油拌匀即可。

功效：本品滋阴润燥、养胃生津，适合胃阴亏虚型的慢性胃炎患者食用。

健康指南

蛤蜊可以蒸煮、烧烤，也可做汤、做羹，还可以与其他原料共同做菜。体质阳虚者、脾虚者忌用。蛤蜊本身极富鲜味，烹制时千万不要再加味精，也不宜多放盐，以免鲜味受损。

生姜米醋炖木瓜

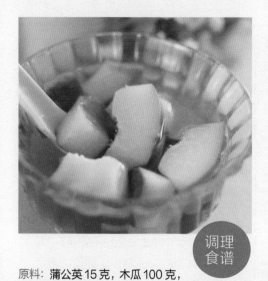

调理食谱

原料：蒲公英 15 克，木瓜 100 克，生姜 5 克，米醋少许。

做法：

❶ 木瓜洗净，切块；生姜洗净，切片；蒲公英洗净备用。

❷ 锅中加水适量，放入蒲公英煎 15 分钟，取汁去渣，再将木瓜、生姜一同放入砂锅。

❸ 加米醋和蒲公英汁，用小火炖至木瓜熟即可。

功效：本品具有疏肝解郁、理气宽中的功效，适合肝胃不和型的慢性胃炎患者食用。

健康指南

烹饪时用醋，可去除腥膻味，增加菜肴的鲜、甜、香等味道，使菜肴脆嫩可口。还能减少原料中维生素 C 的损失，使鸡骨、鱼刺软化，促进原料中钙、铁、磷等矿物成分的溶解，提高菜肴的营养价值，同时还可以促进人体消化液的分泌，消食化积。

百合大米粥

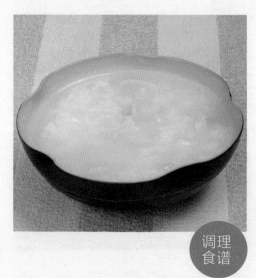

调理食谱

原料：大米 100 克，鲜百合 50 克，麦芽糖 20 克。

做法：

❶ 先将大米洗净，泡发，备用；鲜百合掰片，洗净。

❷ 砂锅洗净置于火上，将泡发的大米倒入砂锅内，加水适量，用大火烧沸后，改小火煮 40 分钟。

❸ 至煮稠时，加入百合片稍煮片刻，在起锅前，加入麦芽糖即可。

功效：本品具有滋阴润燥、养胃生津、养心安神的功效，适合胃阴亏虚型的胃炎患者食用。

健康指南

大米性平味甘，有补中益气、健脾养胃、益精强志、和五脏、通血脉、止烦、止渴、止泻的功效。大米做成粥更易于消化吸收，但做大米粥时，千万不要放碱，因为大米是人体维生素 B_1 的重要来源，碱能破坏大米中的维生素 B_1，会导致维生素 B_1 缺乏。

中医分型及对症食疗

脾胃气虚型

症状剖析：胃隐隐作痛，时轻时重，食欲差，神疲乏力，少气懒言，大便溏稀，伴有腹胀、恶心、呕吐、舌质淡、苔薄白。

治疗原则：益气健脾、补虚养胃。

对症食材：猪肚、牛肚、大米、小米、红枣、山药、银耳、党参、黄芪、白术、茯苓。

肝胃不和型

症状剖析：胃脘部闷痛伴胸肋疼痛，时轻时重，长期心烦易怒，腹胀，嗳气吞酸，食欲不振，大便不畅，舌苔薄白。

治疗原则：疏肝解郁、理气宽中。

对症食材：鸽子肉、米醋、甲鱼、小米、黑米、香菇、金针菇、佛手、枳实、白术、陈皮、山楂、神曲。

胃阴亏虚型

症状剖析：胃隐隐作痛，偶有烧灼感，有饥饿感但不欲饮食，口干咽燥，饮水多，大便干结，舌质红，苔少或无苔。

治疗原则：滋阴润燥、养胃生津。

对症食材：蛤蜊、甲鱼、牛奶、冬瓜、银耳、杨梅、米醋、葛根、麦冬、百合、石斛、沙参。

肝胃郁热型

症状剖析：胃痛偶有灼烧感，伴有胸肋疼痛，烦躁易怒，胃灼热，反酸，口苦咽干，口渴喜冷饮，大便干燥，舌红，苔薄黄。

饮食指南

宜

✓ 饮食时要细嚼慢咽，使食物充分与唾液混合，有利于消化和减少胃部的刺激

✓ 饮食宜按时定量、营养丰富，多食维生素含量丰富的食物

✓ 饮食宜清淡、晚餐不宜过饱，待食物消化后再睡觉

✓ 饮食宜温，不凉不烫最佳，这是因为慢性胃炎患者的胃抵抗力差，需精心养护

忌

× 忌服浓茶、浓咖啡，少吃刺激性食物

× 忌食不易消化的食物，如坚硬、高纤维、油炸食物

× 忌食生冷的瓜果蔬菜，它们会引起胃黏膜的收缩，导致消化液分泌减少，出现胃脘痛、胀气等症状

× 啤酒可引起或加重慢性胃炎，一些慢性胃炎患者反复发作也与常喝啤酒有关，因此要忌喝啤酒

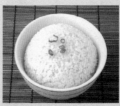 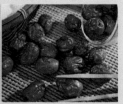

治疗原则：清热泻火、调和肝胃。

对症食材：木瓜、兔肉、鸭肉、冬瓜、阳桃、西瓜、南瓜、菊花、栀子、沙参、黄连。

白扁豆粥

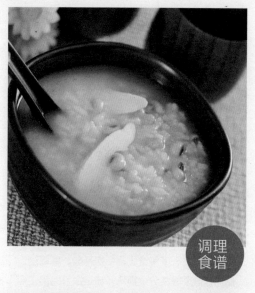

调理
食谱

原料：白扁豆 30 克，山药 10 克，大米 200 克，盐 5 克。

做法：

❶ 将白扁豆提前在清水中浸泡 2 小时，洗净捞出；山药用清水洗净，去皮，切小块。

❷ 先将大米、山药、白扁豆加水先煲 30 分钟，再加入适量水煲至成粥。

❸ 调入盐，煲至入味即可食用。

功效：本品具有健胃补虚、健脾化湿的功效，适合脾胃气虚型的慢性胃炎患者食用。

健康指南

扁豆中含有名为皂素和生物碱的物质，这种物质有毒，人们吃了，轻者感到头晕、头痛，重者引起恶心、呕吐和腹痛。所以在食用扁豆时要充分加热，分解掉毒素。

小米粥

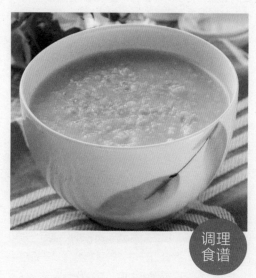

调理
食谱

原料：小米 200 克，干玉米碎粒 150 克，糯米 100 克，砂糖少许。

做法：

❶ 将小米、干玉米碎、糯米分别用清水洗净，备用。

❷ 将电饭煲洗净，放入淘洗干净的小米、玉米粒和糯米，加入适量的清水后开始煲粥。

❸ 煲至粥黏稠时加入砂糖调味，倒出盛入碗内。

功效：本品具有疏肝解郁、理气宽中的功效，适合肝胃不和型的慢性胃炎患者食用。

健康指南

小米味甘咸，性微寒，能滋养肾气、和胃安眠、清虚热。小米含有大量的碳水化合物，对缓解精神压力、紧张等有很大的功效。发芽的小米和麦芽一样，含有大量的酶，是一味中药，有健胃消食的作用，食欲不振的人可以多吃。

木瓜银耳猪骨汤

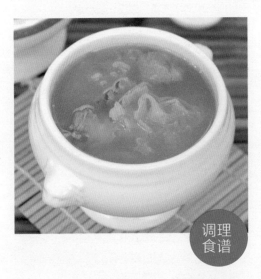

调理食谱

原料：木瓜 100 克，银耳 10 克，猪骨 150 克，盐 3 克，香油 4 毫升。

做法：

❶ 木瓜用清水洗净，去外皮，切成小块；银耳用清水泡发，洗净撕片；猪骨洗净，斩块。

❷ 热锅入水烧开，下入猪骨，煲尽血水，捞出洗净。

❸ 将猪骨、木瓜放入瓦煲，注入水，大火烧开后下入银耳，改用小火炖煮 2 小时，加盐、香油调味即可。

功效：本品清热泻火、调和肝胃，适合肝胃郁热型的慢性胃炎患者食用。

健康指南

银耳的营养价值和药用价值都很高，银耳中含有脂肪、蛋白质、硫、磷、镁、钙、钾、钠等，并含有多种维生素、氨基酸、葡萄糖、葡萄糖醛酸等成分。银耳多糖是银耳的最主要活性成分，对老年慢性支气管炎有显著疗效。

山药肉片蛤蜊汤

调理食谱

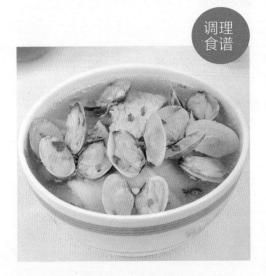

原料：蛤蜊 120 克，山药 25 克，猪肉 30 克，丹参 10 克，盐、香菜、香油各适量。

做法：

❶ 蛤蜊洗净；山药去皮，洗净，切片；猪肉洗净，切片备用；丹参洗净备用；香菜洗净切末。

❷ 净锅上火倒入水，调入精盐，下入肉片烧开，打去浮沫，下入山药、丹参煮 8 分钟。

❸ 下入蛤蜊煲至熟，撒入香菜末，淋入香油即可。

功效：本品益气健脾、补虚养胃，适合脾胃气虚型的慢性胃炎患者食用。

健康指南

山药也叫山芋、山薯、薯蓣、淮山药。因其营养丰富，自古以来就被视为补虚佳品。古籍亦记载，多食山药可"聪耳明目""不饥延年"。山药既可作为主粮，又可作为蔬菜，还可以制成糖葫芦。

党参鳝鱼汤

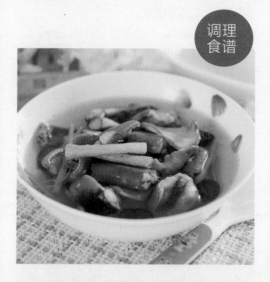

调理
食谱

原料: 鳝鱼 200 克, 党参 20 克, 红枣 10 克, 佛手 5 克, 盐适量。

做法:

❶ 将鳝鱼杀死, 去内脏, 处理干净, 切段。

❷ 党参、佛手洗净, 备用; 红枣用清水泡发, 洗净备用。

❸ 把党参、红枣、佛手、鳝鱼段加适量清水, 大火煮沸后, 小火煮 1 小时, 以盐调味即可。

功效: 本品具有温中健脾、行气止痛的功效, 适合气虚胃寒的胃炎患者食用。

健康指南

党参适宜于体质虚弱、气血不足、面色萎黄、病后产后体虚、脾胃气虚、神疲倦怠、四肢乏力、食少便溏、慢性腹泻、肺气不足、咳嗽气促、气虚体弱、气虚血亏、慢性贫血、白血病、血小板减少性紫癜以及佝偻病患者食用。

沙参百合甜枣汤

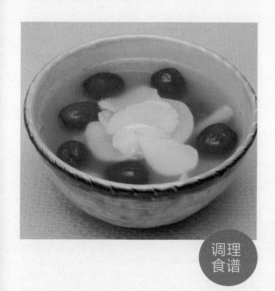

调理
食谱

原料: 沙参 20 克, 百合 30 克, 红枣 5 颗, 藕节 15 克, 冰糖适量。

做法:

❶ 百合用清水泡发,捞出洗净,剥瓣 沙参、藕节、红枣分别洗净,红枣泡发 1 小时。

❷ 煮锅置于火上,加入 3 碗清水,将沙参、藕节、红枣放入煮锅,煮约 20 分钟,至汤汁变稠。

❸ 加入剥瓣的百合续煮 5 分钟,汤味醇香时,加冰糖煮至溶化即可。

功效: 本品具有养胃生津、滋阴润燥的功效, 适合胃阴亏虚型的慢性胃炎患者食用。

健康指南

在烹煮百合前, 须进行泡发、预煮、蜜炙等预加工步骤。制作时不宜加入过多调料, 应尽量保持其本身所具鲜味。烹制百合时, 最好使用橄榄油, 并佐以芹菜、百里香、咖喱。

枳实金针菇河粉

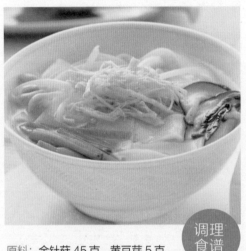

原料：金针菇 45 克，黄豆芽 5 克，胡萝卜 15 克，河粉 90 克，枳实及厚朴各 10 克，盐、胡椒粉、素肉臊、高汤各适量。

调理食谱

做法：

❶ 枳实、厚朴用清水洗净，一起放入锅中加水适量煎煮，取药汁备用。

❷ 胡萝卜洗净切丝；黄豆芽、金针菇洗净。

❸ 河粉、药汁、高汤入锅煮沸，加入金针菇、黄豆芽、胡萝卜煮熟，放入盐、胡椒粉、素肉臊拌匀即可。

功效：本品疏肝解郁、理气宽中，适合肝胃不和型的慢性胃炎患者食用。

健康指南

枳实具有行气消胀、理气止痛、化痰止咳的功效，适合肝胃不和型的慢性胃炎患者食用。枳实还常用于治疗胃肠食积、胸腹胀满、胸部满痛、咳嗽痰多、便秘、胃下垂、子宫下垂、脱肛等病症。

山药白术羊肚汤

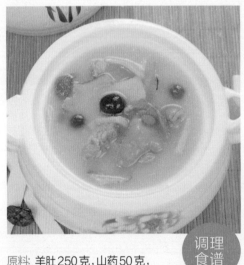

原料：羊肚 250 克，山药 50 克，红枣 8 颗，枸杞 15 克，生姜、白术各 10 克，盐 5 克。

调理食谱

做法：

❶ 羊肚洗净，切块，汆水；山药洗净，去皮，切块；白术洗净，切段；红枣、枸杞洗净，浸泡；生姜洗净切片。

❷ 锅中烧水，放入羊肚、山药、白术、红枣、枸杞、生姜，加盖。

❸ 炖 2 小时后调入盐即可。

功效：本品具有疏肝解郁、理气宽中的功效，适合肝胃不和型的慢性胃炎患者食用。

健康指南

白术性温而燥，故高热、阴虚火盛、津液不足、口干舌燥、烦渴、小便短赤、温热下痢、肺热咳嗽等情况的患者不宜食用。另外，其不宜与桃、李子、大蒜、土茯苓同食，以免降低药效。

慢性胃炎忌吃的食物

　　慢性肺炎患者应禁食油腻易生痰的食物，如肥肉；忌食刺激性食物，如杏、浓茶，以及碳酸饮料等。

油条 | 忌吃关键词：不易消化、致癌物

不宜吃油条的原因

　　油条经高温油炸而成，油温高达190℃，在如此高温下，油脂中所含的营养物质如人体必需脂肪酸、各种维生素等基本上或者已经全部被氧化破坏了，不饱和脂肪酸发生聚合，形成二聚体、多聚体等大分子化合物，这些物质不易被消化，慢性胃炎患者食用后无疑是加重了胃的消化负担。油条在高温油炸的过程中产生了大量的致癌物质，慢性胃炎患者长期食用可能导致胃癌，而且油条在制作过程中可能加入了元素铝，长期食用可导致阿尔茨海默病。

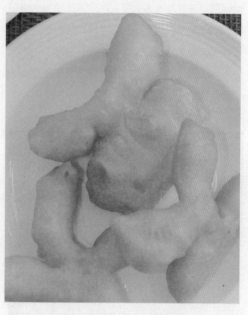

冰激凌 | 忌吃关键词：生冷食物

不宜吃冰激凌的原因

　　进食冰激凌等生冷食物，若过多过快，会刺激内脏血管，使局部出现贫血，使胃肠道的消化能力和杀菌能力减弱，从而使胃肠道容易受感染而发生炎症病变，加重慢性胃炎患者的病情。冰激凌属于生冷食物，中医认为，肠胃较弱的人不适宜食用太多生冷的食物，尤其是脾胃虚寒型的慢性胃炎患者，否则可加重其神疲乏力，食欲不振，手足冰凉怕冷，大便稀，小便清长等症状，还可能诱发病情急性发作。

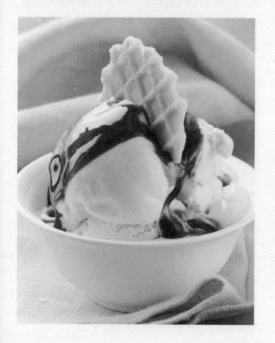

肥肉

忌吃关键词：
不易消化、油脂过高

不宜吃肥肉的原因

肥肉中的脂肪含量极高，如一般的半肥瘦猪肉的脂肪含量在 37% 左右，脂肪很难消化，慢性胃炎患者若过多地摄入脂肪，无疑是加重了胃的消化负担，从而加重慢性胃炎患者的病情。慢性肠炎患者多数身体比较虚弱，抗病能力很差，肥肉含油脂过高，有滑肠的作用，会加重腹泻，从而会影响身体的恢复。

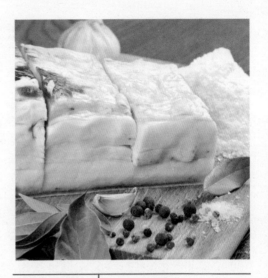

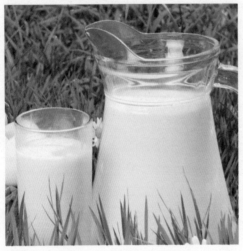

牛奶

忌吃关键词：
高脂肪、乳糖

不宜喝牛奶的原因

牛奶中含有较多的脂肪，脂肪含量可达 3.5% 以上，脂肪较难消化，加重了胃的消化负担，而且由于脂肪具有润滑肠道的作用，肠胃较弱的慢性胃炎患者过多饮用后还可能引起腹泻。牛奶中含有较多乳糖，乳糖在进入肠道之后，会发酵产生大量的气体，从而引起腹胀、腹痛等，不利于慢性胃炎患者的病情。

芸豆

忌吃关键词：
产气、毒蛋白

不宜吃芸豆的原因

芸豆营养丰富，蛋白质、钙、铁、B 族维生素的含量都很高，但是芸豆在消化吸收的过程中会产生过多的气体，易产生腹胀，不利于慢性胃炎患者的病情。芸豆的籽粒中含有一种毒蛋白，生吃或夹生吃都会导致腹泻、呕吐等现象，加重急性胃炎患者的病情。在高温的作用下可把毒素完全破坏掉，所以在烹煮芸豆时，最好在 100℃ 的温度下，焖炒 30 分钟以上。

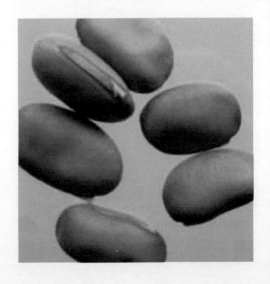

螃蟹

忌吃关键词：
性寒、易过敏

不宜吃螃蟹的原因

蟹肉性寒，不宜多食，肠胃功能较弱的慢性胃炎患者应忌食，否则容易引起饭后胃痛、腹泻、呕吐等症状。对于脾胃虚寒型的慢性胃炎患者来说，蟹肉更是大忌，食用后可加重其胃痛、泛吐清水、神疲乏力、食欲不振、手足冰凉怕冷等症状。蟹肉属于过敏性食物，胃肠较敏感的患者食后会引发急性胃肠炎，慢性胃炎患者更应禁食。

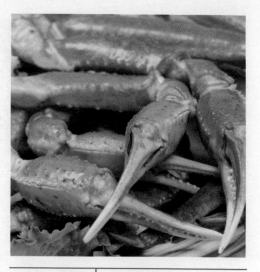

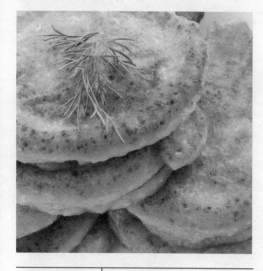

煎饼

忌吃关键词：
硬、粗纤维

不宜吃煎饼的原因

慢性胃炎患者不适宜食用过硬的食品，否则会加重黏膜的炎性病变，而煎饼由粗粮烙制而成，其韧性和硬度较高，慢性胃炎患者不宜食用。煎饼的主要原料一般为面粉、玉米粉等，这些粗纤维食物每 100 克中的粗纤维均在 2 克以上，粗纤维很难被消化吸收，这些食物在胃中滞留时间过久，还有可能因为产气过多而引起腹胀，所以慢性胃炎患者应禁食。

咖啡

忌吃关键词：
刺激胃酸分泌

不宜喝咖啡的原因

咖啡中含有一种黄嘌呤生物碱化合物——咖啡因，咖啡因是一种中枢神经兴奋剂，可兴奋人的中枢神经，兴奋心肌，人们常把它作为提神醒脑之用，但是，慢性胃炎患者多伴有精神状况不佳，多饮咖啡会影响睡眠质量，久之还可引起神经衰弱。咖啡中的咖啡因成分可刺激胃的腺体分泌胃酸，使胃酸浓度增加，破坏胃黏膜屏障，直接加重慢性胃炎患者的病情。

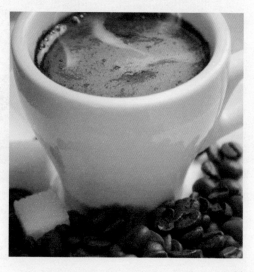

浓茶

忌吃关键词：
刺激性

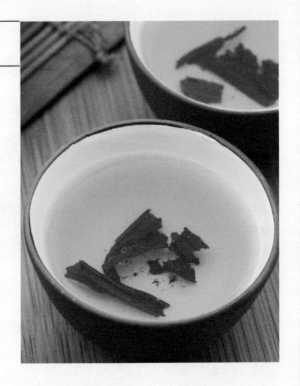

不宜喝浓茶的原因

浓茶会稀释胃液，降低胃液的浓度，影响胃的正常消化功能，从而引起消化不良、腹痛、腹胀等症状，加重慢性胃炎患者的病情。浓茶会刺激胃的腺体分泌胃酸，使胃酸浓度增加，会破坏胃黏膜屏障，加重溃疡的病情，这对于慢性胃炎十分不利。慢性胃炎患者由于病程长，病情反复，往往伴随精神状态不佳，而浓茶中含有兴奋神经的茶碱，会影响患者的睡眠质量，容易导致失眠，久之还可引起神经衰弱。

炸薯条

忌吃关键词：
油脂

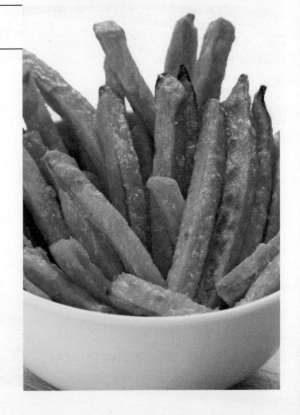

不宜吃炸薯条的原因

由于其制作过程的特殊性，炸薯条是富含油脂和脂肪的食物，它们不容易被消化，慢性胃炎患者食用后，会加重其胃的消化负担，不利于病情。炸薯条的原料主要为土豆，2002 年，瑞典科学家证实了一个事实，土豆等含淀粉的食物在高温烹炸下会产生过量的丙烯酰胺，在炸薯条中检出的丙烯酰胺含量足足是饮水中允许的最大限量的 500 多倍，丙烯酰胺是一种致癌物质，对慢性胃炎患者的病情不利。

胃及十二指肠溃疡

宜 宜吃食物

墨鱼、茄子、黑木耳、油菜、干贝、兔肉、胡萝卜、猕猴桃、海带、羊肉、茼蒿、猪肚、黄花菜

症状说明

胃及十二指肠溃疡多由胃酸分泌过多、感染幽门螺杆菌、胃黏膜受损、精神情志影响，或长期服用非固醇类药物所造成。症状为中上腹部疼痛，胃溃疡常在餐后饱胀时痛，而十二指肠溃疡多在饥饿时痛，并伴反酸、恶心、胃灼热及黑便等症状。

生活保健

溃疡病患者要保持良好的心态和心情，避免受情绪刺激，切忌长期抑郁或烦躁。饮食上要注意细嚼慢咽，避免急食，咀嚼可增加唾液分泌，能稀释和中和胃酸，并具有提高黏膜屏障作用。急性溃疡活动期以少吃多餐为宜，每天进食 4～5 次即可，一旦症状得到控制，应较快恢复到平时的一日三餐。

对症偏方

核桃仁三七饮

三七 10 克，核桃仁 15 克，蜂蜜适量。将三七、核桃仁一起研成粉末，放入杯中，加入白开水 250 毫升，加盖闷 5 分钟，再加入适量蜂蜜搅拌均匀即可饮用。可代茶饮用。可健脾润肠、止血化瘀，适合消化性溃疡出血者食用。

罗汉果炖鸭

将 200 克老鸭洗净斩成小块放入炖盅内，加入汤水 1000 毫升、料酒 2 毫升、精盐 10 克、味精 2 克、罗汉果半个和姜块 25 克、葱段 50 克，盖炖盅盖，上蒸笼旺火炖 1.5 小时，出笼后，弃去姜、葱，撒入胡椒粉，淋香油，趁热吃。可滋补五脏，暖胃健脾，润肠通便。适用于肠胃病。

山药核桃羊肉汤

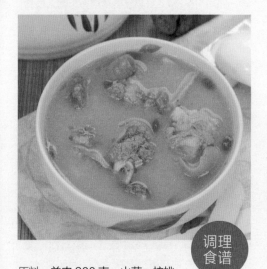

调理食谱

原料：羊肉 300 克，山药、核桃各适量，枸杞 10 克，盐 5 克。

做法：

❶ 羊肉洗净、切块，放沸水中氽一下；山药洗净，去皮切块；核桃取仁洗净；枸杞洗净。

❷ 锅中放入羊肉、山药、核桃、枸杞，加入清水，小火慢炖至核桃变得酥软之后，关火，加入盐调味即可食用。

功效：本品具有温胃散寒、健脾止痛的功效，适合脾胃虚寒型的胃及十二指肠溃疡患者食用。

健康指南

羊肉是主要食用肉类之一，也是冬季进补佳品。羊肉的肉质细嫩，味道鲜美，含有丰富的营养。"要想长寿，常吃羊肉"。羊肉容易被消化，多吃羊肉还能提高身体素质，提高抗疾病能力。

鲫鱼生姜汤

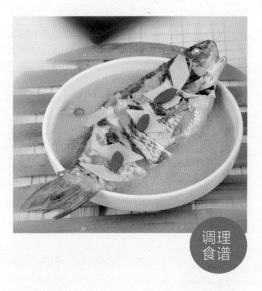

调理食谱

原料：鲫鱼1条，生姜30克，枸杞适量，精盐适量。

做法：

❶ 将鲫鱼宰杀，除去内脏，处理干净切花刀；生姜去皮洗净，切片备用；枸杞用清水洗净备用。

❷ 锅中放入少许油，放入鲫鱼煎一下，盛出。

❸ 净锅上火倒入水，下入鲫鱼、姜片、枸杞烧开，调入精盐煲至熟即可。

功效：本品具有温胃散寒、健脾止痛的功效，适合脾胃虚寒型的胃及十二指肠溃疡患者食用。

健康指南

鲫鱼，又称鲋鱼，它肉味鲜美，肉质细嫩，极为可口。鲫鱼是富含蛋白质的淡水鱼，自古以来有"鲫鱼脑壳四两参"的说法，鲫鱼的蛋白质含量为17.1%，脂肪仅为2.7%。鲫鱼的糖分、谷氨酸、天冬氨酸含量都很高。

素炒茼蒿

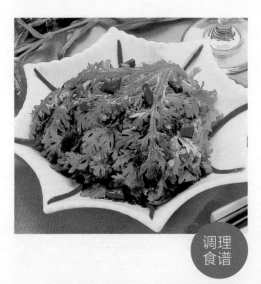

调理食谱

原料：茼蒿500克，红椒1个，蒜蓉10克，盐3克，鸡精1克。

做法：

❶ 将茼蒿去掉黄叶后用清水洗干净，切段；红椒去蒂、去籽，切段，备用。

❷ 油锅烧热，放入红椒、蒜蓉爆香，倒入茼蒿快速翻炒至熟。

❸ 最后放入盐和鸡精调味，出锅装盘即可。

功效：本品具有疏肝解郁、理气止痛的功效，适合肝郁气滞型的胃及十二指肠溃疡患者食用。

健康指南

茼蒿性平，能补脾胃、清血、养心、降压、助消化、利二便、祛痰湿。茼蒿中含有特殊香味的挥发油，有助于宽中理气、消食开胃、增加食欲。茼蒿丰富的膳食纤维有助肠道蠕动，促进排便，达到通腑利肠的目的。

中医分型及对症食疗

肝郁气滞型

症状剖析： 胃脘灼热疼痛，伴胁肋满闷隐痛，口干口苦，心烦易怒，嗳气频繁，吐酸，反胃，受情绪刺激时疼痛发作或加重，舌苔薄白。

治疗原则： 疏肝解郁、理气止痛。

对症食材： 猪肚、茼蒿、猕猴桃、黄花菜、香菇、白芍、香附、佛手、郁金、木香、枳实。

脾胃虚寒型

症状剖析： 胃脘部隐隐作痛，喜温喜按，空腹时疼痛加重，进食后会缓解，泛吐清水，神疲乏力，不思饮食，摄食量少，手脚冰凉，大便溏稀，舌淡苔白。

治疗原则： 温胃散寒、健脾止痛。

对症食材： 羊肉、狗肉、茼蒿、荔枝、桂枝、吴茱萸、艾叶、生姜。

阴虚胃热型

症状剖析： 胃脘部隐隐作痛，有饥饿感但不欲饮食，恶心反胃，咽干口燥，小便黄，大便干结，舌红苔黄。

治疗原则： 清热泻火、滋阴益胃。

对症食材： 墨鱼、田螺、干贝、兔肉、胡萝卜、猕猴桃、海带、沙参、麦冬、百合、玉竹、知母、芦根。

瘀血阻滞型

症状剖析： 胃脘部疼痛有针刺感，且疼痛固定拒按，进食后疼痛加重，夜间较明显。或伴有呕血、黑便，舌质暗或有瘀斑。

饮食指南

宜

✓ 消化性溃疡患者应选择吃些不会促进胃酸分泌或者能中和胃酸且热量较多的食物，主食宜吃软米饭、燕麦粥、面条以及含碱的面包或馒头

✓ 饮食宜清淡，少吃刺激性食物，晚餐不宜过饱，待食物消化后再睡觉

✓ 应多食新鲜的水果和蔬菜，补充天然维生素，保证大便通畅，减轻胃部负担，有利于溃疡面的愈合

忌

✗ 忌饮浓茶、浓咖啡以及食用辛辣、油腻等有刺激性的食物，戒烟忌酒

✗ 忌食过硬、粗糙的食物，这些食物易反复摩擦胃黏膜，加重溃疡面的损伤，而且不利于消化

✗ 忌食过酸或过甜的食物，如酸菜、蜜饯等，这些食物会使胃酸增多，损伤胃黏膜，不利于溃疡的修复

✗ 忌食叶酸和鞣酸含量较多的食物，如菠菜、竹笋等，因为容易与人体内的钙结合形成草酸钙，加重胃部负担，对胃病患者不利

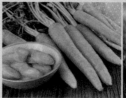
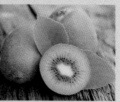

治疗原则： 活血化瘀、止血止痛。

对症食材： 墨鱼、茄子、黑木耳、油菜、鳕鱼、延胡索、三七、白及。

三七煮鸡蛋

做法:

❶ 将三七用清水洗净，备用。

❷ 锅洗净，置于火上，将三七放入锅中，加入适量清水，小火煮片刻，煮至水变色成药汁即可。

❸ 最后打入鸡蛋，煮至熟，再调入盐即可。

功效: 本品具有活血化瘀、止血止痛、除烦安神、补脾和胃的功效，鸡蛋营养丰富，且容易消化，有利于溃疡面的细胞修复，适合瘀血阻滞型的胃及十二指肠溃疡患者食用。

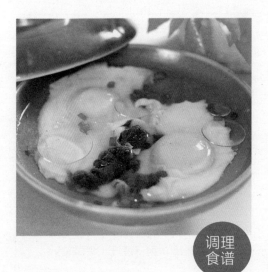

调理食谱

原料: 三七 10 克，鸡蛋 2 个，盐少许。

健康指南

鸡蛋含蛋白质 10% ~ 15%。蛋黄水分较蛋清少，因此蛋白质的含量也就相对较高，比蛋清约高 4%。鸡蛋中所含的蛋白质是天然食品中最优质的蛋白质，可供给多种必需氨基酸，而且与人体组织蛋白质最为接近，易被人体吸收。

田螺墨鱼骨汤

做法:

❶ 墨鱼骨、浙贝母用清水洗净备用。

❷ 大田螺取肉，猪肉切片，同放于砂锅中，注入 500 毫升清水，煮成浓汁。

❸ 然后将墨鱼骨和浙贝母加入浓汁中，再用小火煮至肉烂成羹，调入蜂蜜即可。

功效: 本品具有养血滋阴、健脾利水、温胃散寒、疏肝理气、收敛止血的功效，适合各个证型的胃及十二指肠溃疡患者食用。

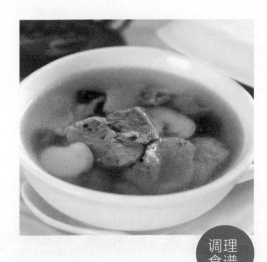

调理食谱

原料: 大田螺 200 克，猪肉 100 克，墨鱼骨 20 克，浙贝母 10 克，蜂蜜适量。

健康指南

墨鱼的蛋白质含量极高，每 100 克新鲜的墨鱼肉中含蛋白质 17 克。此外，墨鱼肉还含有多种维生素及钙、磷、铁等营养成分。《黄帝内经》上说，墨鱼主治妇女闭经、血枯等症。

胡萝卜甘蔗

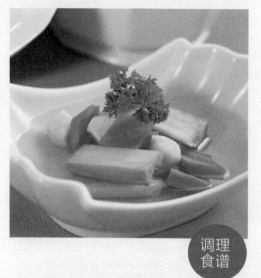

调理
食谱

原料: 胡萝卜 250 克, 荸荠 250 克, 甘蔗 50 克, 盐适量。

做法:

❶ 将胡萝卜洗净, 去皮, 切厚片; 荸荠去皮, 洗净, 切两半; 甘蔗削皮, 斩段后剖开。

❷ 将全部原料放入锅内, 加水煮沸, 小火炖 1 ~ 2 小时。

❸ 炖好后, 加盐调味, 盛盘即可。

功效: 本品具有清热泻火、滋阴益胃的功效, 适合阴虚胃热型的胃及十二指肠溃疡患者食用。

健康指南

胡萝卜, 别名叫黄萝卜、红萝卜, 以肥大肉质根提供食用。原产于地中海地区, 约 13 世纪传入我国, 是广泛栽培的世界性蔬菜。由于胡萝卜对人体具有多方面的保健功能, 因而被誉为“小人参”。

太子参莲子羹

调理
食谱

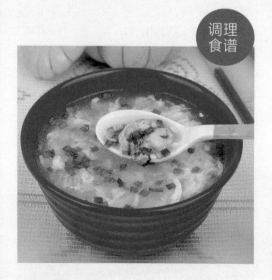

原料: 莲子 300 克, 太子参 10 克, 冰糖、淀粉各适量。

做法:

❶ 太子参洗净切片。

❷ 莲子洗净放碗中, 上蒸笼蒸至熟烂, 加入冰糖、太子参, 再蒸 20 分钟后取出。

❸ 锅内加清水, 下入莲子、太子参, 连同汤汁一起下锅, 用淀粉勾芡, 盛入碗内即可食用。

功效: 本品有滋阴补虚、清热宁心的作用, 适合阴虚胃热型的胃及十二指肠溃疡患者食用。

健康指南

莲子是常见的滋补之品, 有很好的滋补作用。一般家庭都制作过冰糖莲子汤、银耳莲子羹, 或用它制作过八宝粥。古人认为经常服食莲子, 百病可祛。莲子“享清芳之气, 得稼穑之味, 乃脾之果也”。

白芍山药鸡汤

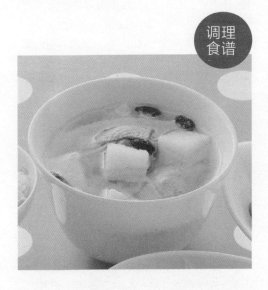

调理
食谱

原料：莲子、山药各50克，鸡肉40克，白芍10克，枸杞5克，盐适量。

做法：

❶ 山药去皮，切块状；莲子洗净，与山药一起放入热水中稍煮，备用；白芍及枸杞洗净。

❷ 鸡肉洗净，入沸水氽去血水。

❸ 锅洗净，置于火上，加适量水，放入山药、白芍、莲子、鸡肉，大火煮沸，转中火煮至鸡肉熟烂，加枸杞，调入盐即可食用。

功效：本品疏肝解郁、理气止痛，适合肝郁气滞型消化性溃疡患者食用。

健康指南

白芍适宜泻痢腹痛、自汗、盗汗者服用；小儿麻疹及虚寒性腹痛泄泻者不宜服用。白芍多为内服，煎煮成药汤服用，但阳衰虚寒、腹痛、泄泻者慎服。白芍不能与藜芦同用，会产生不良反应。

三七郁金炖乌鸡

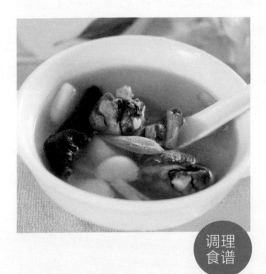

调理
食谱

原料：三七6克，郁金9克，乌鸡500克，绍酒、姜、葱、盐、大蒜各适量。

做法：

❶ 三七切小粒；郁金、鸡肉洗净；大蒜、姜切片；葱切段。

❷ 将乌鸡放入砂锅内，加入姜、葱、蒜，在鸡身上抹匀绍酒，把三七、郁金放入鸡腹内，注入清水300毫升，大火烧沸后改小火炖2小时，加盐调味即可食用。

功效：本品活血化瘀、疏肝理气，适合瘀血阻滞、肝郁气滞型的胃及十二指肠溃病患者食用。

健康指南

三七为常用中药，性温、味辛。具有散瘀止血、消肿定痛之功能，用于咯血、吐血、衄血、便血、崩漏、外伤出血、胸腹刺痛、跌扑肿痛等症。三七中的黄酮类化合物具有改善心肌供血、增加血管弹性、扩张冠状动脉的功效，谷甾醇和胡萝卜苷能降血脂。

艾叶煮鹌鹑

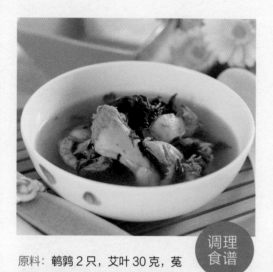

原料：鹌鹑2只，艾叶30克，菟丝子15克，川芎10克，黄酒、盐、味精、香油各适量。

做法：

❶ 将鹌鹑洗净，艾叶、菟丝子、川芎分别洗净。

❷ 砂锅中注入清水200毫升，放入艾叶、菟丝子、川芎和鹌鹑，烧开后，撇去浮沫，加入黄酒和盐，小火炖至熟烂，下味精，淋香油即可。

功效：本品具有温胃散寒、理气止血的功效，适合脾胃虚寒、肝郁气滞、瘀血阻滞型的胃及十二指肠溃疡患者食用。

健康指南

艾叶具有理气血、温胃散寒、温经、止血、安胎的作用，适合脾胃虚寒型消化性溃疡患者食用，还常用来治疗心腹冷痛、泄泻转筋、久痢、吐衄、下血、月经不调、崩漏、带下、胎动不安、痈疡、疥癣等症。

佛手青皮饮

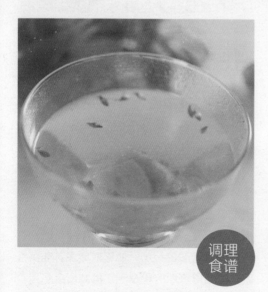

原料：青皮、佛手各10克，生麦芽30克，白头翁6克，冰糖20克。

做法：

❶ 把青皮洗净，切碎；佛手、白头翁洗净，备用；生麦芽洗净，去杂质。

❷ 将青皮、佛手、生麦芽、白头翁放入炖锅内，加入250毫升水。

❸ 把炖锅置大火上烧沸，再用小火炖煮25分钟，去渣，加入冰糖拌匀即成。

功效：本品疏肝解郁、理气止痛，适合肝郁气滞型的消化性溃疡患者食用。

健康指南

佛手有芳香理气、健胃止呕、化痰止咳的功效，可用于消化不良、舌苔厚腻、胸闷气胀、呕吐、咳嗽以及神经性胃痛等，有理气化痰、止咳消胀、疏肝健脾、和胃等多种药用功能。治疗胸闷气滞、胃脘疼痛、食欲不振或呕吐等症。

胃及十二指肠溃疡忌吃的食物

胃及十二指肠溃疡患者应少食刺激胃酸分泌的食物，如苹果、柠檬、咖啡等，忌食难消化食物，如糯米、红薯等。

糯米

忌吃关键词：
难消化、加重胃痛

不宜吃糯米的原因

《本草纲目》中有记载："糯米黏滞难化，小儿、病人最宜忌之。"现代研究发现，糯米的主要成分淀粉中葡萄糖分子聚合时的连接方式与其他粮食有所不同，其属于支链淀粉，人食用后很难消化，胃及十二指肠溃疡患者食用后会增加胃的消化负担，加重消化不良症状。糯米难以被消化，于是会滞留在胃内，时间长了便会刺激胃壁细胞及胃幽门部的细胞，促使胃酸分泌增加，胃及十二指肠溃疡患者食后可使疼痛加剧，甚至诱发胃穿孔、出血等。

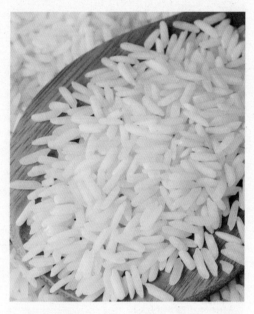

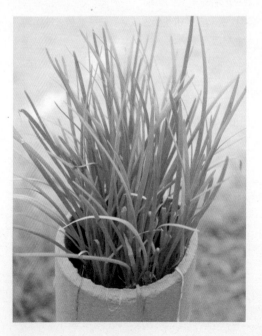

韭菜

忌吃关键词：
刺激、难消化

不宜吃韭菜的原因

韭菜中含有的硫化物——硫化丙烯具有较强的刺激性，食用后可刺激胃腺体分泌胃液，使胃酸增加，从而影响溃疡面的愈合，甚至导致溃疡加重。韭菜含有大量的膳食纤维，这些膳食纤维不能被消化，一来增加了胃的消化负担，二来膳食纤维在胃中滞留时间过久可刺激胃酸的分泌，使胃酸增多。韭菜性温，阴虚胃热型的胃及十二指肠溃疡患者食用后会助热伤阴，加重患者胃痛、恶心呕吐、咽干舌燥等症状。

苹果

忌吃关键词：
粗纤维、鞣酸

不宜吃苹果的原因

苹果中含有大量的粗纤维，粗纤维属于不溶性的膳食纤维，在胃中不能被消化，其在胃中滞留，一方面增加了胃的消化负担；另一方面也可刺激胃酸的分泌，使胃酸增多，不利于溃疡面的愈合。苹果中含有鞣酸，鞣酸是肠道收敛剂，可以减少肠道分泌而使大便内水分减少，对于阴虚胃热型的胃及十二指肠溃疡患者来说，无疑是加重了其大便干结的症状。

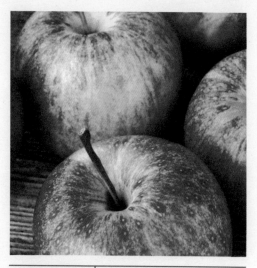

山楂

忌吃关键词：
酸、刺激胃酸分泌

不宜吃山楂的原因

山楂含有大量的有机酸、果酸、山楂酸等，食用后可刺激胃酸的分泌，使胃酸增加，从而刺激胃黏膜，影响溃疡的愈合，甚至使溃疡程度加重。若空腹食用，更会令胃酸猛增，使胃胀满、发酸，加重胃及十二指肠溃疡患者胃痛的症状。生山楂中含有鞣酸，这种鞣酸可与胃酸结合形成胃石，胃石很难消化，其在胃中滞留时间过久，就会引起胃溃疡、胃出血甚至胃穿孔。

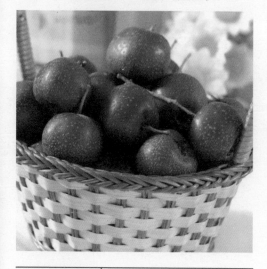

螃蟹

忌吃关键词：
性寒、发物

不宜吃螃蟹的原因

蟹肉性寒，一般人食用也有可能导致腹痛、腹泻、消化不良等症，胃及十二指肠溃疡患者脾胃功能虚弱，应忌吃。《本草经疏》中曰："脾胃寒滑、腹痛喜热恶寒之人，咸不宜服。"故脾胃虚寒型的胃及十二指肠溃疡患者应忌食蟹，否则可加重患者胃痛。中医认为，蟹为发物，患有慢性胃炎、胃及十二指肠溃疡等慢性病者应忌食。

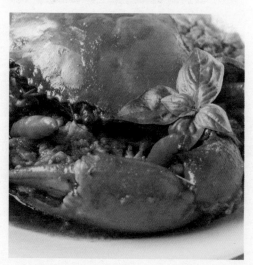

红薯

忌吃关键词：
氧化酶、膳食纤维

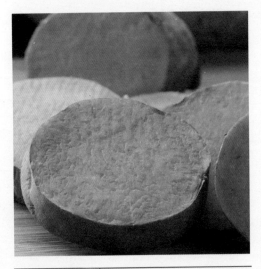

不宜吃红薯的原因

《本草纲目拾遗》指出："中满不宜多食，能壅气。"红薯中含有一种氧化酶，这种酶容易在人的胃肠道产生大量的二氧化碳气体，对胃及十二指肠溃疡患者病情不利。红薯含有大量的不被消化的膳食纤维，在胃中滞留可刺激胃酸的分泌，而同时红薯的含糖量较高，也会刺激胃酸分泌，胃酸分泌过多会刺激溃疡面，使胃及十二指肠溃疡患者出现胃痛加剧。

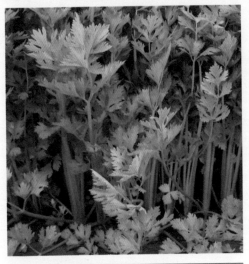

芹菜

忌吃关键词：
粗纤维、性凉

不宜吃芹菜的原因

胃及十二指肠溃疡患者的主要症状为腹部疼痛或消化不良，而芹菜是高纤维食物，含有大量的粗纤维不能被消化，无疑是加重了患者胃的消化负担，而且粗纤维在胃中的滞留，可刺激胃酸分泌增加，使溃疡病情加重。芹菜性凉，偏微寒，脾胃虚弱者食用后容易引起腹痛、腹泻等症状，脾胃虚寒型、肠溃疡患者进食更会加重其胃痛、乏力、食欲不振、大便溏稀等症状。

柠檬

忌吃关键词：
烟酸、有机酸

不宜吃柠檬的原因

柠檬含有丰富的维生素和有机酸，其味极酸，过酸的食物摄入可以在胃中产生刺激，使胃酸的分泌增加，过多的胃酸会侵袭胃黏膜，引起胃溃疡、胃炎，故胃及十二指肠溃疡患者和胃炎患者均不宜食用柠檬。柠檬本身的酸度也极强，其 pH 值低至 2.5，胃及十二指肠溃疡患者食用后也会对其原有的溃疡面造成一定的刺激，使病情加重。

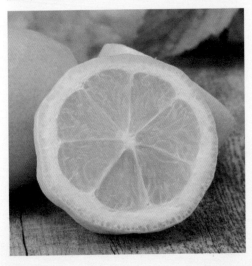

慢性肠炎

症状说明

慢性肠炎多由细菌、霉菌、病毒、原虫等微生物感染以及过敏、变态反应等原因所致。临床表现为长期或反复发作的腹痛、腹泻及消化不良等症，重者可有黏液便或水样便。中医认为，慢性肠炎多因脾肾虚弱、饮食不洁、水湿下注所致。

生活保健

慢性肠炎患者多为身体虚弱、抵抗力弱者，因此慢性肠炎患者更应该注意饮食卫生，且平时要多加强锻炼，增强体质，保持心情舒畅。长期的悲伤、紧张、恐惧等情绪可使神经功能紊乱，从而导致胃壁的血管痉挛性收缩，诱发胃炎、胃溃疡等病症。所以，慢性肠炎患者保持良好的心情对于病情的好转非常有利。

宜吃食物

宜　马齿苋、大蒜、薏米、莲子、蕨菜、石榴、南瓜、猪肚、白扁豆、大米、乌鸡、鲈鱼、蚕豆

对症偏方

人参粟米粥

取川芎、白茯苓、人参、白术、白芍、当归、桂枝各5克，粟米50克，分别用清水洗净，一起放入铝锅内，加入适量的清水，先以大火煮沸，然后转小火煮30分钟，滤去渣取汁代茶饮，每日1次。有消炎止泻的作用，适用于慢性肠炎患者。

糖醋山药块

山药500克，白糖、醋、面粉各50克，将洗净去皮的山药切成滚刀块，把炒锅中的油烧至六成热后，将山药块蘸面粉放入锅中，煎炸成焦黄色后捞出，在煮锅中放入糖、醋、水，煮沸后放入山药块，熬至汁浓后为止。佐餐食用，适量服用。本方健脾益气，适合慢性肠炎患者食用。

四样猪肚汤

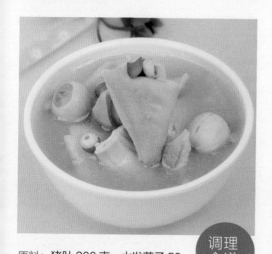

调理食谱

原料：猪肚200克，水发莲子50克，山药30克，芡实20克，薏米15克，生姜10克，精盐4克。

做法：

❶ 将猪肚洗净，切块，余水；山药去皮，洗净，切片；生姜切薄片备用；水发莲子、芡实、薏米洗净浸泡备用。

❷ 净锅上火倒入水，调入精盐，下入生姜、猪肚、山药、水发莲子、芡实、薏米煲至熟即可。

功效： 本品具有健脾化湿、固肾止泻、清热利湿的功效，适合脾胃气虚、脾肾阳虚、湿热型的慢性肠炎患者食用。

健康指南

薏米有促进新陈代谢和减轻胃肠负担的作用，可作为病后体弱患者的滋补食品。经常食用薏米食品，对治疗慢性肠炎、消化不良等症也有较好效果。

白扁豆莲子鸡汤

调理食谱

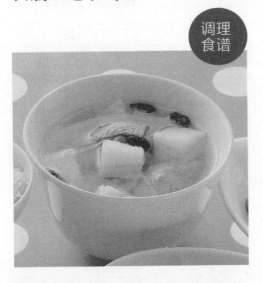

原料：白扁豆100克，莲子40克，鸡腿300克，丹参、山楂、马齿苋各10克，盐5克，米酒10毫升。

做法：

❶ 鸡腿、莲子、白扁豆洗净，备用；将丹参、山楂、马齿苋洗净，放入棉布袋，与1500毫升清水、鸡腿、莲子、白扁豆一起置入锅中，以大火煮沸，转小火续煮2小时。

❷ 取出药袋，加盐、米酒即可。

功效：本品具有健脾化湿、固肾止泻的功效，适合脾胃气虚型及脾肾阳虚型慢性肠炎患者食用。

健康指南

莲子含有丰富的磷，是细胞核蛋白的主要组成部分，可帮助机体进行蛋白质、脂肪及糖类代谢，并维持人体酸碱平衡。中老年人、体虚者、失眠者、食欲不振者及癌症患者非常适宜食用。莲子每次30～50克，莲子心每次3克。变黄发霉的莲子不要食用。

大蒜白及煮鲤鱼

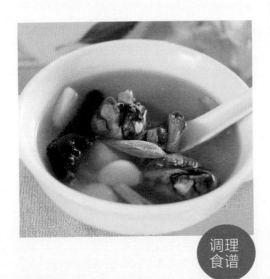

调理食谱

原料：鲤鱼1条，大蒜10克，白及15克，盐5克。

做法：

❶ 将鲤鱼去鳞、鳃及内脏，切成段，洗净备用。

❷ 将大蒜去皮，用清水洗净备用；白及洗净，备用。

❸ 锅置火上，将鲤鱼与大蒜、白及一起放入锅内，加入适量的清水一同煮汤，鱼肉熟后加盐调味即可食用。

功效：本品具有清热利湿、健脾止泻、抗菌消炎的功效，适合湿热型的慢性肠炎患者食用。

健康指南

蒜味道辛辣，有强烈的刺激性气味，是烹饪中不可缺少的调料，南北风味的菜肴都离不开蒜。大蒜精油植物杀菌素可以治疗急慢性胃肠道炎症及溃疡性疾病、呼吸道感染性疾病、真菌感染性疾病等。

中医分型及对症食疗

脾胃气虚型

症状剖析：大便时稀时泻，水谷不化，稍食油腻食物大便次数就会增多，饮食减少，脘腹胀满不舒，面色萎黄，神疲乏力，舌淡苔白。

治疗原则：健脾化湿、涩肠止泻。

对症食材：猪肚、白扁豆、大米、糯米、乌鸡、鲈鱼、蚕豆、砂仁、白术、茯苓、山药、黄芪。

脾肾阳虚型

症状剖析：五更时刻（黎明前）肚脐周围疼痛，肠鸣泄泻，泻后则舒，平素畏寒怕冷，手足冰凉，腰膝酸软，舌淡苔白。

治疗原则：温补脾阳、固肾止泻。

对症食材：鹌鹑、南瓜、荔枝、柿子、柴胡、郁金、合欢皮

湿热型

症状剖析：腹痛，便稀恶臭，排便次数增多，肛门灼热，舌质红，苔黄厚，脉弦滑。

治疗原则：清热利湿、健脾止泻。

对症食材：马齿苋、薏米、莲子、大蒜、蕨菜、石榴、鳜鱼、黄连、板蓝根、茯苓、冬瓜皮。

饮食指南

宜

√ 宜选择容易消化的鱼、虾、蛋、豆类制品等，以免肠胃负担过重而影响病情

√ 伴有脱水现象的慢性肠炎患者，可适当地喝一些淡盐水、米汤、米粥、菜汤等，以补充水、盐和维生素

√ 多食含有鞣酸果胶的食物，如苹果、石榴等均有涩肠止泻的作用

忌

× 慢性肠炎患者伴有腹胀、肠鸣音过强时，应忌吃蔗糖、土豆、红薯、白萝卜等会产气发酵的食物，以免加重腹胀症状

× 忌食具有润肠通便功效的药物，如杏仁、大黄等

× 忌生冷不洁食物

× 忌过热、过凉食物

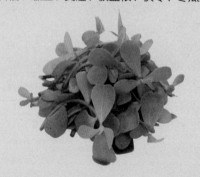

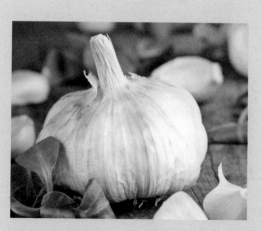

薏米冬瓜老鸭汤

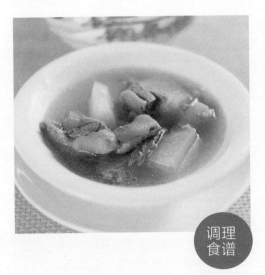

调理食谱

原料：冬瓜 200 克，老鸭 750 克，薏米 30 克，姜片 2 片，盐 5 克。

做法：

❶ 冬瓜洗净，切成大块状 薏米洗净，浸泡 1 小时。

❷ 老鸭去毛，洗净，斩块。锅中加水适量烧开，将鸭块放沸水中快速焯一下，捞出。

❸ 另取锅，放入少许油烧热，下入姜片，将老鸭爆炒 5 分钟。

❹ 将 2500 毫升清水放入瓦煲内，煮沸后加入以上用料，大火煲开后，改用小火煲 3 小时，加盐调味即可。

功效：本品具有清热利湿、健脾的功效，适合湿热型的慢性肠炎患者食用。

健康指南

每 100 克冬瓜肉中含蛋白质 0.4 克、碳水化合物 2.4 克、钙 19 毫克、磷 12 毫克、铁 0.3 毫克及多种维生素，特别是维生素 C 的含量较高，每 100 克含有 16 毫克。

砂仁鲫鱼汤

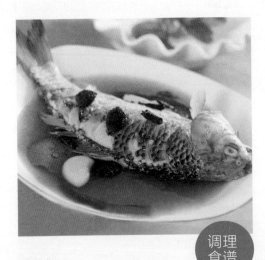

调理食谱

原料：缩砂仁 10 克，陈皮 15 克，大鲫鱼 1 条，大蒜 2 个，胡椒 10 克，干辣椒 5 克，葱、食盐、酱油、菜油各适量。

做法：

❶ 将鲫鱼去鳞、鳃和内脏，洗净。在鲫鱼腹内，装入陈皮、缩砂仁、大蒜、胡椒、干辣椒、葱、食盐、酱油。

❷ 锅中放少量菜油烧热，改小火，将鲫鱼放锅内煎至两面金黄。

❸ 锅中再加入适量清水，小火炖煮成汤即成。

功效：本品可健脾化湿、涩肠止泻，适合脾胃气虚型的慢性肠炎患者食用。

健康指南

砂仁具有行气调中、和胃醒脾、安胎的功效，主治腹痛痞胀、胃呆食滞、噎膈呕吐、寒泻冷痢、妊娠胎动等病症。砂仁所含的挥发油具有促进消化液分泌、增强胃肠蠕动的作用，并可排除消化管内的积气，用于治疗消化不良、寒湿泻痢、腹胀满闷、虚寒胃痛。

芡实莲子薏米汤

调理食谱

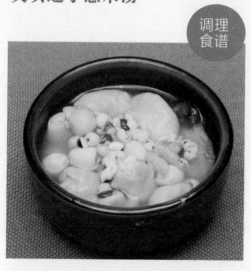

原料：芡实、薏米各 150 克，干品莲子 100 克，茯苓、山药各 50 克，猪小肠 500 克，肉豆蔻 10 克，盐 2 小匙，米酒 30 毫升。

做法：

❶ 将猪小肠洗净，入沸水氽烫，捞出，剪成小段。

❷ 芡实、茯苓、山药、莲子、薏米、肉豆蔻洗净，与小肠一起放入锅中，加水大火煮沸，转小火炖煮 30 分钟，加入盐调味，淋上米酒即可。

功效：本品温补脾阳、固肾止泻，适合脾肾阳虚型的慢性肠炎患者食用。

健康指南

芡实既可食用，又能入药，是一种药食兼用的保健品。芡实有丰富的营养价值，是滋补身体的佳品。芡实味甘，故能补脾，可防治泄泻腹痛；味涩，故能养肾，有助于防治遗精、淋浊、带下等症。

猪肚莲子

调理食谱

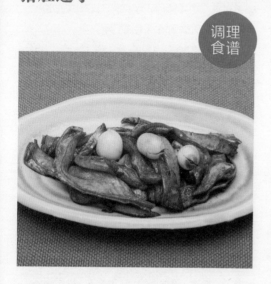

原料：猪肚 1 个，香油、食盐等调料适量，莲子 40 粒。

做法：

❶ 猪肚洗净，刮除在猪肚里的余油。

❷ 莲子用清水泡发，去除苦心，装入猪肚内，用线将猪肚的口缝合。

❸ 将猪肚放入沸水中氽烫一下，再清炖至猪肚完全熟烂。

❹ 捞出沥干，将猪肚切成丝，与莲子一起装入盘中，加调料拌匀即可食用。

功效：本品健脾化湿、固肾止泻，适用于脾肾阳虚型的慢性肠炎患者食用。

健康指南

莲子皮薄如纸，剥除很费时间，剥莲子皮的正确方法是：将莲子先洗一下，然后放入刚烧开的滚水中，并加入适量的碱，稍等片刻，将莲子倒出，用力揉搓，莲子皮就会很快脱落。

茯苓粥

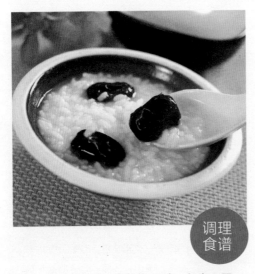

调理
食谱

原料：大米 100 克，白茯苓 10 克，红枣 3 颗，
白糖 3 克。

做法：

❶ 大米用清水泡发洗净；白茯苓、红枣洗净。

❷ 锅置火上，倒入适量清水，放入大米、白茯苓、
红枣，以大火煮开，然后转为小火熬煮。

❸ 待煮至浓稠状时，调入白糖拌匀即可食用。

功效：本品具有利水消肿、清利湿热、健脾止泻
的功效，适合湿热型的慢性肠炎患者食用。

健康指南

茯苓适宜水湿停饮导致的头眩、咳嗽、
水肿患者；脾胃虚弱引起的便溏或泄泻、食
少、倦怠者；心神不安、惊悸失眠、心慌、
眩晕者服用。阴虚而无湿热、虚寒滑精、气
虚下陷者慎用茯苓。茯苓不可与酸性食物同
食，同食可降低茯苓的药效。

黄连白头翁粥

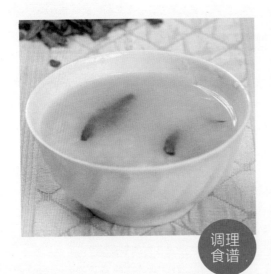

调理
食谱

原料：川黄连 10 克，白头翁 50 克，
大米 100 克。

做法：

❶将黄连、白头翁用清水洗净，入砂锅，水煎，
去渣取汁；大米用清水淘洗干净。

❷另起锅，加清水 400 毫升，将大米放入，煮
至米开花。

❸加入药汁，改用小火熬煮，煮成粥即可。

功效：本品具有清热利湿、健脾养胃、止泻的功效，
适合湿热型的慢性肠炎患者食用。

健康指南

黄连具有泻火燥湿、解毒杀虫的功效，
适合由于细菌感染引起的痢疾，还可治时行
热毒、伤寒、热盛心烦、痞满呕逆、热泻腹痛、
肺结核、吐衄、消渴、疳积、蛔虫病、百日咳、
咽喉肿痛、火眼口疮、痈疽疮毒等症。

豆蔻山药炖乌鸡

调理
食谱

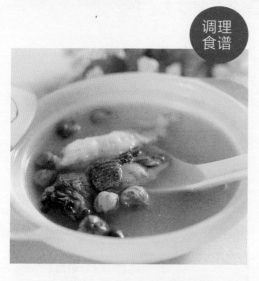

原料：乌鸡 500 克，肉豆蔻、草豆蔻、山药各 10 克，葱白、生姜、盐、味精各适量。

做法：

❶ 乌鸡洗净，除去内脏，斩件；肉豆蔻、草豆蔻、山药、葱白分别洗净。

❷ 肉豆蔻、草豆蔻、山药、葱白、生姜、乌鸡放入砂锅内，加清水，先大火煮沸，再改小火炖熟烂。

❸ 再加适量盐、味精即可。

功效：本品具有温补脾阳、固涩止泻的功效，适合脾肾阳虚型的慢性肠炎患者食用。

健康指南

肉豆蔻固涩、温中，其作用为收敛、止泻、健胃、排气，用于虚冷、冷痢，如慢性结肠炎、小肠营养不良、肠结核等。体内火盛、中暑热泄、胃火齿痛及湿热积滞、滞下初起者，皆不宜服用肉豆蔻。

蒜蓉马齿苋

调理
食谱

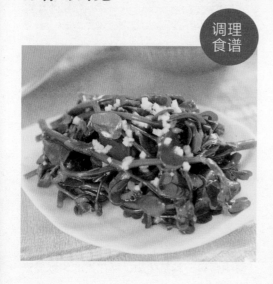

原料：马齿苋 200 克，蒜 10 克，盐 5 克，味精 3 克。

做法：

❶ 马齿苋清洗干净，蒜清洗干净去皮，剁成蓉。

❷ 将洗净的马齿苋下入沸水中稍余后，捞出。

❸ 锅中加少量油烧热，下入蒜蓉爆香后，再下入马齿苋翻炒，最后放入盐、味精翻炒均匀即可。

功效：本品具有清热解毒、健脾利湿的功效，适合湿热型的慢性肠炎患者食用，同时还可用于痢疾、腹痛等症。

健康指南

传统医学认为，马齿苋性寒味酸，能清热解毒、散血消肿、利水润肠。夏秋之季，用它治疗的病症有：肠炎、痢疾、尿血、湿疹、皮炎、赤白带下、各种痈肿、疮疖、乳痛、痔疮出血以及肺结核等。

慢性肠炎忌吃的食物

胃及十二指肠溃疡患者应少食刺激胃酸分泌的食物，如苹果、柠檬、咖啡等，忌食难消化食物，如糯米、红薯等。

土豆

忌吃关键词：
膳食纤维、产气

不宜吃土豆的原因

慢性肠炎患者胃肠的黏膜有炎症，对一般食物的消化能力减弱，此时应该进食好消化的清淡饮食，凡是辛辣生冷粗糙以及不易消化的食物都应该避免，以免加重肠胃负担。土豆含有大量的膳食纤维，具有宽肠通便的作用，但是对于慢性肠炎患者尤其是伴有腹泻的患者，并不适宜。土豆属于易产气的食物，其进入肠道后可酵解产生大量气体，从而引起腹胀、腹痛等症状，增加了慢性肠炎患者的痛苦。

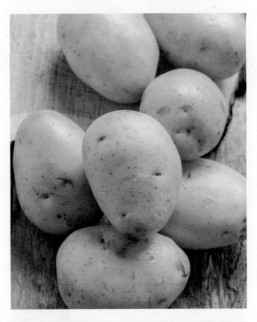

红薯

忌吃关键词：
不易消化，胀气

不宜吃红薯的原因

红薯含有大量的纤维素和果胶，这些物质不容易被消化吸收，可刺激消化液的分泌以及肠胃蠕动，对慢性肠炎患者不利。红薯含的糖分很多，每100克中含有24.7克，食用后身体一时吸收不完，剩余部分会在肠道里发酵，产生大量气体，引起腹胀、腹痛等。红薯中含有一种氧化酶，易在人的胃肠道产生大量二氧化碳气体，食后易胀气、打嗝，对消化性溃疡患者不利。

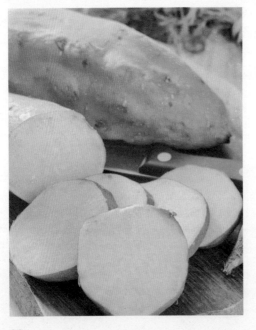

排骨

忌吃关键词：
油脂多、加重腹泻

不宜吃排骨的原因

排骨虽然营养丰富，但其脂肪含量很高，可达 24.1%，脂肪有较难消化的特点，并且有润滑肠道的作用，慢性肠炎患者过多地摄入，一来增加了胃的消化负担，加重消化不良症状；二来还可能诱发腹泻或加重腹泻的症状。临床经验表明，慢性肠炎患者在食用排骨等含动物脂肪较多的食物后往往会出现排便次数增多的情况，所以应慎食。

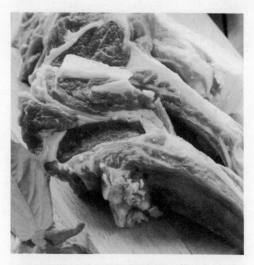

肥肉

忌吃关键词：
高油脂、易腹泻

不宜吃肥肉的原因

我们说的肥肉通常指的是猪肥肉，其脂肪含量极高，如一般的半肥瘦猪肉的脂肪含量在 37% 左右，慢性肠炎患者若过多地摄入脂肪，由于其具有润肠的作用，可诱发大便次数增多、腹泻等。肥肉的摄入会影响了其他营养物质的摄入，从而影响身体的恢复，对于身体较虚弱、抗病能力较差、需补充营养的慢性肠炎患者来说，并不适宜。

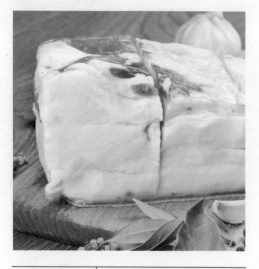

牛奶

忌吃关键词：
高脂肪、乳糖

不宜喝牛奶的原因

牛奶中含有较多的脂肪，含量可在 3.5% 以上，由于脂肪具有润滑肠道的作用，肠胃较弱的慢性肠炎患者食用后可导致大便次数增多，甚至可引起腹泻。牛奶中含有较多乳糖，乳糖在进入肠道之后，会发酵产生大量的气体，从而引起腹胀、腹痛等症状，不利于慢性肠炎患者的病情。

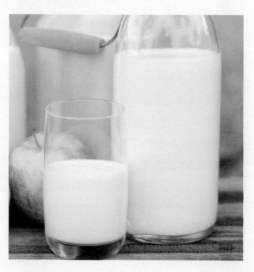

白萝卜

忌吃关键词：
芥子油、性凉

不宜吃白萝卜的原因

白萝卜中含有一种芥子油，它是一种异硫氰酸酯化合物，味道辛辣，有刺激性，有促进胃肠蠕动的作用，慢性肠炎患者尤其是伴有腹泻症状的患者，不宜食用。中医认为，萝卜性偏寒凉而利肠，脾虚泄泻者慎食或少食，故脾虚型的慢性肠炎患者应慎食。

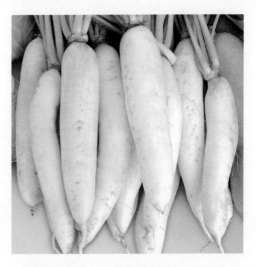

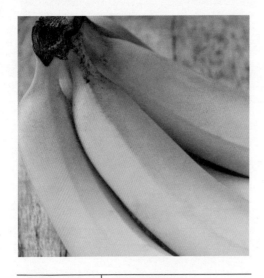

香蕉

忌吃关键词：
性寒食物

不宜吃香蕉的原因

香蕉性寒，食用后可损及脾阳，滋生湿邪，影响肠胃的功能，而慢性肠炎患者多脾虚，食用香蕉，无疑是雪上加霜，可诱发或加重腹泻、腹痛等症状。另外，香蕉含有丰富的镁、钾等元素，这些元素对于人体来说是有益的，但是若摄入过多，会造成体内微量元素比例的失调，从而引起脾胃功能紊乱和情绪波动，这些对于慢性肠炎患者都是十分不利的。

杏仁

忌吃关键词：
高脂肪、高热量

不宜吃杏仁的原因

杏仁中含有大量的脂肪，每100克杏仁中含有脂肪45.4克，脂肪有润滑肠道的作用，可加重慢性肠炎患者的腹泻程度或诱发其发生腹泻。杏仁的热量很高，而且其中含有的脂肪较难消化，如此一来既增加了胃肠道的消化负担，加重了其消化不良的症状，二来也影响了其他营养物质的摄入。

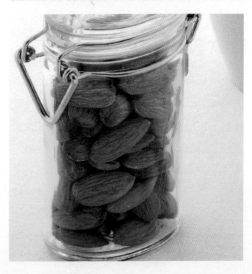

痔 疮

症状说明

痔疮分为内痔、外痔、混合痔。内痔早期的症状不明显，以排便间断出鲜血为主，不痛，无其他不适；中、晚期则有排便痔脱出、流黏液、发痒和发作期疼痛等症状。外痔可见肛缘的痔隆起或皮赘，且坠胀疼痛。混合痔是指内痔和外痔均有。

生活保健

痔疮患者要加强体育锻炼，可根据个人条件，选择不同方式，如工间操、太极拳、气功等。这样，可以改善盆腔长时间充血状况，对预防痔疮有帮助。养成定时排便的习惯，每日至少1次，并且要保持肛门周围清洁，每日用温水清洗，勤换内裤。忌久坐、久站、久蹲，长时间不起来活动，增加痔疮的患病概率。

宜吃食物

宜

韭菜、芡实、莲子、桑葚、黑木耳、竹笋、猪肠、菠菜、苋菜、薏米、苹果、香蕉、芹菜、马齿苋、绿豆

对症偏方

无花果炖猪瘦肉

无花果 60 克，猪瘦肉 100 克。猪瘦肉洗净切块，与无花果一起放入砂锅中，加水文火炖煮，至瘦肉烂熟，去无花果，加调料即成，饮汤吃肉。可健胃理肠、清热解毒。适用于痔疮、慢性肠炎。

苦参红糖饮

取 60 克苦参与 200 毫升清水一起放入锅中煎浓汁，滤渣取汁，然后放入 2 个鸡蛋和 60 克红糖，煮至鸡蛋熟后去壳连汤一起服用，每日1剂，4 日为 1 个疗程，对于混合痔患者有较好的疗效，病症轻者 1 个疗程即可，病症较重者则需 2 ~ 3 个疗程。

老黄瓜炖泥鳅

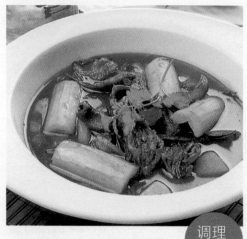

原料：泥鳅 400 克，老黄瓜 100 克，盐 3 克，醋 10 毫升，酱油 15 毫升，香菜少许。

调理食谱

做法：

❶ 泥鳅处理干净，切段；老黄瓜洗净，去皮、瓤，切块；香菜洗净。

❷ 锅内注油烧热，放入泥鳅翻炒至变色，注入适量水，并放入黄瓜焖煮。

❸ 煮至熟后，加入盐、醋、酱油调味，撒上香菜即可。

功效：本品具有活血通络、凉血解毒、消肿止痛的功效，适合淤毒内阻型的痔疮患者食用。

健康指南

泥鳅味甘、性平，蛋白质含量较高，有暖中益气、强精补血、清利小便、解毒收痔的作用，是四肢乏力、阳痿、痔疮等症的辅助治疗佳品，还可以抗菌消炎。

韭菜花烧猪血

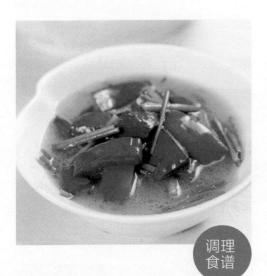

调理食谱

原料：原料：韭菜花 100 克，猪血 150 克，上汤 200 毫升，盐 5 克，味精 2 克，红椒 10 克。

做法：

❶ 猪血洗净，切块；韭菜花洗净，切段；红椒去蒂、去籽，洗净切片，备用。

❷ 锅中水烧开，放入猪血焯烫，捞出沥水。

❸ 油锅烧热，先爆香红椒，再加入猪血、上汤及调味料煮入味，最后加入韭菜花煮熟即可。

功效：本品具有清热解毒、滋阴润燥的功效，尤适合瘀毒内阻型、脾肾阴虚型的痔疮患者食用。

健康指南

猪血含有钴、铁等微量元素，并含有维生素 K，具有利肠通便的作用，可以清除肠腔的沉渣浊垢，对尘埃及金属微粒等有害物质具有净化作用，可避免人体发生积累性中毒，是人体污物的"清道夫"。

苋菜肉片汤

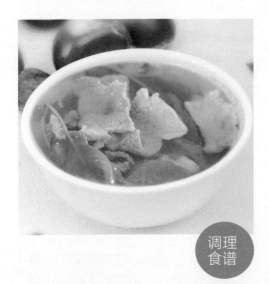

调理食谱

原料：苋菜 200 克，猪肉 100 克，姜片、盐各 5 克，味精 3 克。

做法：

❶苋菜去掉黄叶；猪肉切片。

❷锅中放水，下入肉片煮 10 分钟。

❸将煮好的肉片、苋菜、姜片、盐、味精一起下入锅中，煮沸即可。

功效：本品具有清热解毒、利尿除湿、通利大便、凉血止血的功效，适合湿热下注、气血两虚型的痔疮患者食用。苋菜清热解毒，对肝脏有一定的保养作用，加上苋菜有很多膳食纤维，能够增强肠胃蠕动，有利于疾病的好转。

健康指南

苋菜含有较多的氨基酸、蛋白质、脂肪，钙和磷的含量也都比较高。苋菜叶、苋菜子、苋菜根均有药用价值。传统医学认为，苋菜性凉，能清热解毒、除湿止痢、通利二便。苋菜富含易被人体吸收的钙质，对牙齿和骨骼的生长可起到促进作用。

中医分型及对症食疗

湿热下注型

症状剖析： 肛门外有肿物，或排便时肛门内有挤压痛，还伴有便血、色红、便质稀有秽臭、肛门灼痛、小便黄、舌红、苔黄腻。

治疗原则： 清热利湿、凉血消肿。

对症食材： 马齿苋、薏米、苋菜、绿豆、红豆、西瓜、土茯苓、生地、黄连、黄柏、苦参。

瘀毒内阻型

症状剖析： 肛门痔疮刺痛拒按，甚至不能行走，便时更甚，或伴里急后重、出血、痔核紫暗，患者伴有烦热口渴、面色晦暗、舌质紫暗或有瘀点、瘀斑。

治疗原则： 活血化瘀、凉血解毒。

对症食材： 莲藕、泥鳅、木耳、芹菜、菠菜、黑木耳、桑葚、猪肠、三七、丹皮、丹参、桃仁、黄柏。

气血两虚型

症状剖析： 肛门外有异物，皮色淡，无肿痛。大便质软，排便时感觉乏力，难以排出。伴有神疲气短、乏力、头晕目眩、口唇色淡、舌淡嫩，苔薄白。

治疗原则： 益气养血、通便消痔。

对症食材： 猪肠、菠菜、苋菜、乌鸡、薏米、苹果、葡萄、太子参、熟地、生地。

肝肾阴虚型

症状剖析： 肛门外脱出肿物，干涩疼痛，伴有口苦咽干、胸胁胀痛不舒或口干舌燥，大便干燥秘结，小便黄，舌质红，少苔。

治疗原则： 养阴润燥、滋补肝肾。

对症食材： 香蕉、桑葚、莲藕、木耳、竹笋、葡萄、女贞子、枸杞、生地、黄精。

饮食指南

宜

√ 宜食纤维素含量高的食物，纤维素食物不易被人体消化吸收，能增加胃肠蠕动功能，起到润肠通便的作用，有利于将肠道内有害物质排出体外

√ 宜食维生素含量丰富的食物，一方面可以保持排便顺畅，防止便秘引起痔疮病情的加重；另一方面可以减轻痔疮的瘀血和扩张

忌

× 忌食辛辣刺激性食物，如辣椒、胡椒、生葱、生蒜、芥末等，这些食物能刺激直肠肛门部位血管充血和扩张，造成排便时刺痛和坠胀感，从而诱发痔疮

× 忌饮酒，中医认为痔疮多属湿热，饮酒可助其湿热，而且酒可使直肠静脉充血，诱发或加重痔疮

× 忌食味浓及香料多的食物，这些食物容易令肠道不适，同时令肝脏充血、下腹腔压力加大，可导致痔疮发生或使痔疮加重

莲子补骨脂猪腰汤

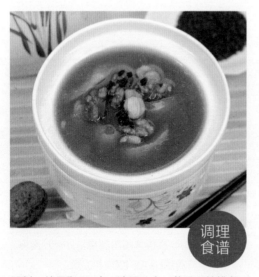

调理
食谱

原料：补骨脂50克，猪腰1个，莲子、核桃各40克，姜适量，盐4克。

做法：

❶ 莲子在清水中浸泡2小时，洗净捞出；补骨脂、核桃分别洗净，备用；猪腰剖开除去白色筋膜，加盐揉洗，以水冲净；姜洗净去皮切片。

❷ 取出砂锅，倒入适量清水，将所有材料放入砂锅中，大火煲沸后转小火煲煮2小时。

❸ 加入盐调味即可。

功效：本品具有清热解毒的功效，适合脾肾阴虚型的痔疮患者食用。

健康指南

补骨脂具有补肾助阳、纳气平喘、温脾止泻的功效。其主治肾阳不足、腰膝冷痛、阳痿遗精、尿频、遗尿、肾不纳气、虚喘不止、脾肾两虚、大便久泻，外用可治白癜风、斑秃、银屑病等病症。

藕汁郁李仁蒸蛋

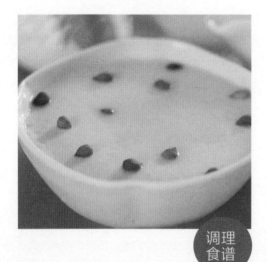

调理
食谱

原料：郁李仁8克，鸡蛋1个，新鲜藕节5段，盐、香油各适量。

做法：

❶将藕节洗净，切成丁（藕节与铁器相遇会发生化学反应而变黑，因此切时最好用不锈钢刀具），放入果汁机中，榨汁去渣；将郁李仁与藕汁调匀。

❷鸡蛋打入碗中，加少许水和盐，与郁李仁、藕汁调匀。

❸入蒸锅蒸熟，取出，淋少许香油即可食用。

功效：本品具有凉血解毒、滋阴补肾的功效，适合瘀毒内阻、肝肾阴虚型的痔疮患者食用。

健康指南

郁李仁具有润燥、滑肠、下气、利水的功效，可治大肠气滞、燥涩不通、小便不利、大腹水肿、四肢浮肿、脚气等，对于因便秘引起的肛裂病情加重有很好的缓解作用。

菊花木耳

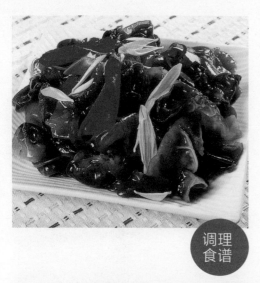

调理食谱

原料：菊花、玫瑰花各10克，水发黑木耳150克，味精、盐、生抽、香油各适量。

做法：

❶ 水发黑木耳洗净摘去蒂，挤干水分，撕成小片，入开水烫熟，捞起、沥干水分；菊花、玫瑰花洗净，撕成小片，放入水中焯一下，捞起。

❷ 味精、盐、生抽、香油一起调成味汁，淋在黑木耳上，拌匀。

❸ 撒入菊花、玫瑰花即可。

功效：本品活血化瘀、凉血解毒，适合瘀毒内阻型的痔疮患者食用。

健康指南

菊花对治疗眼睛疲劳、视力模糊有很好的疗效。中国自古就知道菊花具有护眼功效。除了涂抹眼睛可消除浮肿之外，平常可以泡一杯菊花茶来喝，能缓解眼睛疲劳。如果每天喝3～4杯的菊花茶，对恢复视力也有一定作用。

黄柏黄连生地饮

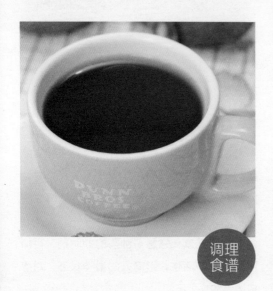

调理食谱

原料：黄柏、黄连、生地各8克，蜂蜜适量。

做法：

❶将黄柏、黄连、生地放清水中浸泡半小时，洗净捞出，备用。

❷砂锅洗净置火上，加适量的清水，将洗好的药材放入锅中，用大火煮沸后，加盖焖10分钟。

❸将煮好的茶饮倒入杯中，加入蜂蜜调味即可。

功效：本品具有清热利湿、养阴润燥、凉血消肿的功效，适合湿热下注型的痔疮患者食用。

健康指南

蜂蜜是一种天然的高级营养滋补品，味甜香浓。它对妇、幼，特别是老人具有良好的保健作用，故被称为"老人的牛奶"。蜂蜜中含有6种人体必需氨基酸，这些氨基酸是合成蛋白质的重要成分，对人体健康有益。

痔疮 忌 吃的食物

痔疮患者应少食燥热刺激性食物，如羊肉、榴梿，忌寒凉性滑的食物，如莼菜，以免造成腹泻。

| 羊肉 | 忌吃关键词：
性热、易发旧疮 |

不宜吃羊肉的原因

羊肉性热，湿热下注型的痔疮患者食用后可加重其湿热的程度，从而加重其便血、便质秽臭、肛门灼痛、小便黄等症状，对病情不利。便秘是发痔的原因之一，《诸病源候论》中提到："忍大便不出，久为气痔。"所以，痔疮患者应保持排便通畅，而羊肉易耗损津液，使大便干结，从而引发排便不畅，故痔疮患者不宜食用羊肉。

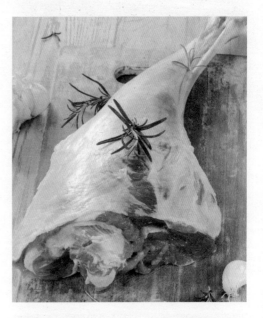

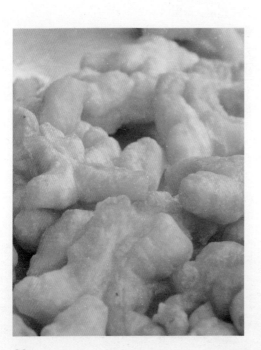

| 油条 | 忌吃关键词：
高热量、高油脂、铝 |

不宜吃油条的原因

痔疮患者宜清淡饮食，应少吃油腻、味重、不易消化的食物，否则会导致肠胃功能紊乱而加重痔疮病情，而油条属于高热量、高油脂的食物，食用后较难消化，故痔疮患者不宜食用。油条中含有铝，铝是一种非人体必需的微量元素，它是多种酶的抑制剂，可抑制脑内酶的活性，影响人的精神状态，对痔疮患者的病情不利。

煎饼

忌吃关键词：
性热、坚硬食物

不宜吃煎饼的原因

痔疮患者的饮食宜清淡，而煎饼属于油腻食物，不但会加重痔疮患者的病情，还会导致其他疾病的发生。中医认为，痔疮多为湿热，煎饼属于性热油腻食物，食用后可助长其湿热，并且煎饼所用原料多为粗粮，食物难以消化会导致便秘，从而使直肠血管曲张，加重或诱发痔疮。

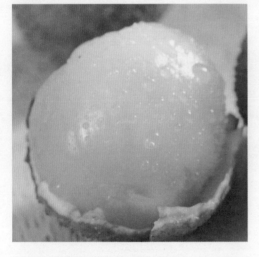

荔枝

忌吃关键词：
性热、易发热疮

不宜吃荔枝的原因

荔枝性热，食用后容易上火，《食疗本草》中有记载："多食则发热。"而痔疮多由湿热瘀浊所致，再食荔枝，无疑相当于"火上加油"，使病情愈加严重。关于荔枝的食用禁忌，在《海药本草》中有提到："食之多则发热疮。"而《本草纲目》也有告诫曰："鲜者食多，即龈肿口痛，或衄血。病齿匿及火病人尤忌之。"

芥菜

忌吃关键词：
性温、发物

不宜吃芥菜的原因

芥菜性温，味辛，湿热下注型的痔疮患者食用后会生湿积热，加重其便血、便质秽臭、肛门灼痛、小便黄等症状。关于芥菜的食用禁忌，《本草纲目》早有记载曰："久食则积温成热，辛散太甚，耗人真元，发人痔疮。"中医认为，芥菜为发物，可加重痔疮患者的病情或诱使痔疮复发。

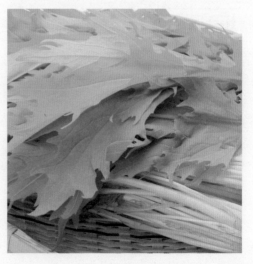

螃蟹

忌吃关键词：
性寒、发物

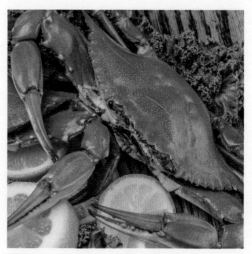

不宜吃螃蟹的原因

蟹肉性寒，食用过多容易引起腹泻、腹痛，而腹泻可刺激直肠和肛门，使痔静脉丛充血，阻碍静脉回流，加重痔疮患者的病情。蟹肉为海鲜发物，痔疮患者食用后可加重病情，做完痔疮手术后的患者食用后更可能使痔疮复发。

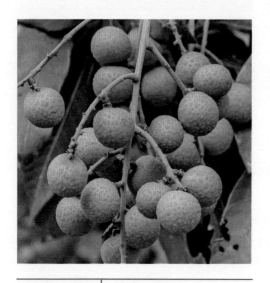

桂圆

忌吃关键词：
性温、易发热疾

不宜吃桂圆的原因

桂圆性温，可入药，有壮阳益气之功效，多食可积温成热，而痔疮常由湿热瘀浊所致，患者不宜食用性温热之食物，故痔疮患者应忌食桂圆。关于桂圆的食用禁忌，《药品化义》有记载曰："甘甜助火，亦能作痛，若心肺火盛，中满呕吐及气膈郁结者，皆宜忌用。" 由此可见，湿热下注型、瘀毒内阻型等痔疮患者均不宜食用桂圆。

榴梿

忌吃关键词：
性热而滞、纤维素

不宜吃榴梿的原因

榴梿性热而滞，如过多食用会导致身体燥热积聚，引起"上火"，可加重痔疮患者的湿热程度，还可以使大便燥结，导致便秘而使痔疮患者的病情加重。而且，榴梿中膳食纤维过于丰富，人饮水不足的时候，榴梿中的膳食纤维无水分可吸收，就会吸收肠道里的水分，对痔疮患者病情不利。

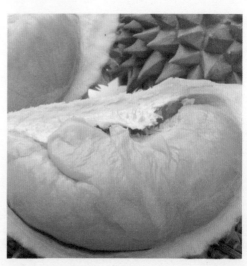

大葱

忌吃关键词：
葱素、性温

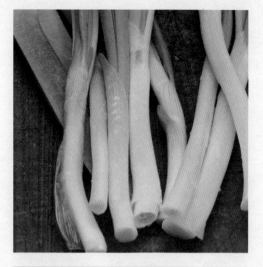

不宜吃大葱的原因

　　大葱含有特有的葱素，葱素是一种挥发性的硫化物，它使葱具有独特的香辣味，可刺激直肠和肛门，使痔静脉丛充血，静脉回流受阻，减慢血液循环，从而加重痔疮患者的病情。大葱性温，味辛。中医认为，痔疮多由于湿热瘀滞而致，应忌食性温热以及辛辣刺激的食物，故痔疮患者不宜食用大葱。

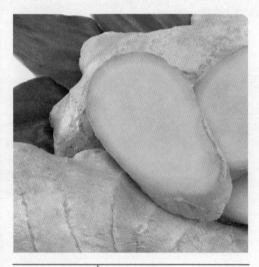

生姜

忌吃关键词：
姜酚、姜辣素

不宜吃生姜的原因

　　生姜含有姜酚等挥发油成分以及姜辣素等，有较强烈的刺激性，痔疮患者食用后，姜对肛门和直肠的刺激会使痔静脉丛充血情况加重，影响痔疮患者的康复。中医认为，生姜辛辣助火，故痔疮患者应忌食，而关于姜的食用禁忌，在《本草纲目》中还有记载曰："食姜久，积热患目。"

辣椒

忌吃关键词：
刺激性

不宜吃辣椒的原因

　　辣椒性热，多食容易上火，并且辣椒中含有辣椒素等，具有强烈的刺激性，可刺激肛门和直肠，使痔静脉丛充血，影响静脉回流，久之形成一个柔软的静脉团，即痔疮。关于辣椒的食用禁忌，许多古书中均有记载，它们认为辣椒性热，味辛，痔疮患者不宜食用，如《脉药联珠药性考》中便提到：辣椒多食动火，并且"久食发痔"。

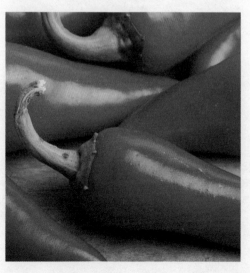

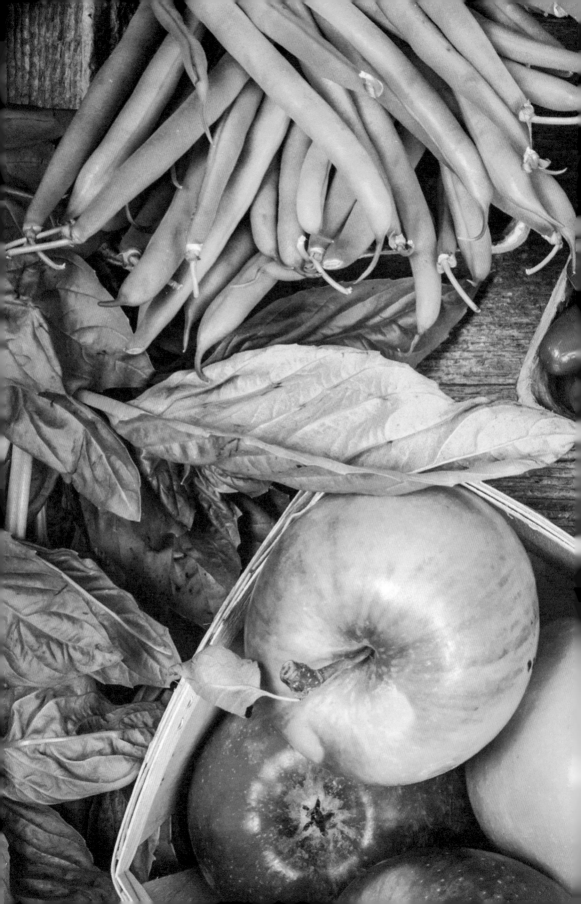

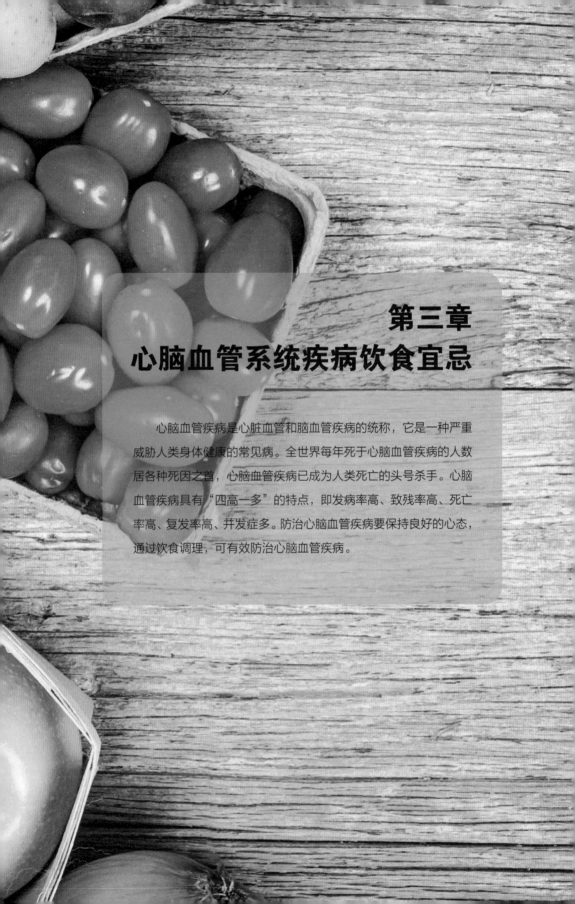

第三章
心脑血管系统疾病饮食宜忌

心脑血管疾病是心脏血管和脑血管疾病的统称，它是一种严重威胁人类身体健康的常见病。全世界每年死于心脑血管疾病的人数居各种死因之首，心脑血管疾病已成为人类死亡的头号杀手。心脑血管疾病具有"四高一多"的特点，即发病率高、致残率高、死亡率高、复发率高、并发症多。防治心脑血管疾病要保持良好的心态，通过饮食调理，可有效防治心脑血管疾病。

高血压

症状说明

高血压是指在静息状态下动脉收缩压和舒张压增高的病症。一般正常血压小于140/90毫米汞柱（18.7/12千帕）。高血压早期症状为：头晕、头痛、心悸、烦躁、失眠等。严重者不但头痛还伴有恶心、呕吐、眩晕、耳鸣、心悸气短、肢体麻木等症，最终易导致脑卒中、猝死等现象。

生活保健

养成睡午觉的好习惯，时间不宜过长，以1～2小时即可。睡前用热水泡脚，可以促进血液循环，预防动脉硬化、脑缺血等并发症。大便保持通畅，每日1次，排便时勿要用力屏气，以免血压升高引发猝死。老年人在洗热水浴时水温不能过高，时间也不能过长，以免发生虚脱。

宜吃食物

宜

乌鸡、黄豆、鲫鱼、香菇、兔肉、牛肉、山楂、海带、桑葚、黑木耳、绿豆、苦瓜、冬瓜、芹菜

对症偏方

天麻生石决明

取天麻、杜仲、桑寄生、黄芩、益母草、山栀子、茯神、夜交藤各10克，钩藤、川牛膝各12克，生石决明18克。水煎服，每日1剂，分3次服用。此方可平肝潜阳，主治肝阳上亢型高血压症。

茯苓炒薏米

取天麻、制半夏、白蒺藜、枳壳、陈皮各10克，炒白术、竹茹各12克，钩藤、茯苓各15克，炒薏米20克，青木香6克。水煎服，每日1剂，每日3次。此方健脾化痰，主治痰湿逆阻型高血压症。

芝麻燕麦豆浆

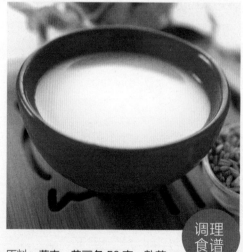

调理食谱

原料：燕麦、黄豆各50克，熟芝麻30克。

做法：
❶ 将黄豆放入清水中浸泡8小时，捞出沥干。
❷ 将燕麦放入水中浸泡30分钟，取出沥干，再与熟芝麻一起打成面粉。
❸ 把黄豆加水打成豆浆，锅中放水煮沸。
❹ 倒入豆浆、燕麦和芝麻粉末，换小火继续煮熟即可。饮用时可加糖调味，味道更佳。

功效：本品可降糖控脂，适合高血压患者食用。

健康指南

黄豆所含的卵磷脂可除掉附在血管壁上的胆固醇，防止血管硬化，预防心血管疾病，保护心脏。黄豆中的卵磷脂还具有防止肝脏内积存过多脂肪的作用，从而有效地防治因肥胖而引起的脂肪肝。

山药薏米白菜粥

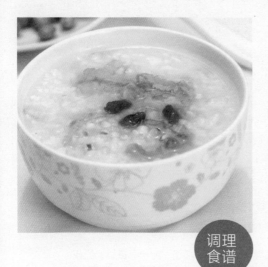

调理
食谱

原料: 山药、薏米各 20 克,白菜 30 克,大米 70 克,
枸杞 10 克,盐 2 克。

做法:

❶ 大米、薏米在清水中浸泡 2 小时,淘洗干净
捞出; 山药去皮用清水洗净切块; 白菜用清水洗净,
切丝; 枸杞洗净。

❷ 锅置火上,倒入适量清水,放入大米、薏米、
枸杞,用大火煮开后,放入山药块接着煮开。

❸ 最后加入白菜煮至浓稠状,调入盐拌匀即可。

功效: 本品具有化湿祛痰、健脾和胃、消脂的功效,
适合痰湿逆阻型的高血压患者食用。

健康指南

大白菜适合所有人食用。便秘、伤风感
冒、肺热咳嗽、咽喉发炎、腹胀及发热者宜食。
腹泻、滑肠、气虚、胃寒者最好少食或者不食。
腐烂的大白菜含有毒素,尽量不要食用。腌
制的大白菜不要食用太多,否则容易致癌。

香菇豆腐汤

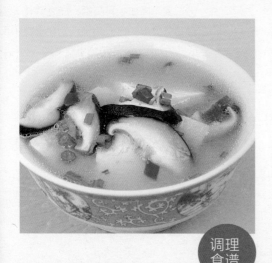

调理
食谱

原料: 鲜香菇 100 克,豆腐 90 克,水发竹笋 20 克,
三棱 10 克,清汤适量,盐 5 克,葱 1 棵。

做法:

❶将鲜香菇、豆腐、水发竹笋均清洗干净,切片,
备用; 三棱、葱清洗干净切碎,备用。

❷净锅上火倒入清汤,调入盐,下入香菇、豆腐、
水发竹笋、三棱煲至熟。

❸最后撒入葱花即可。

功效: 本品具有化湿祛痰、健脾和胃、促进身体
新陈代谢的功效,适合痰湿逆阻型的高血压患者
食用。

健康指南

豆腐中大豆蛋白较为特殊,可以显著
降低血浆胆固醇、甘油三酯和低密度脂蛋
白。所以,大豆蛋白恰到好处地起到了降
低血脂的作用,保护了血管细胞,有助于
预防心血管疾病。豆腐还有抗氧化的功效。
它所含的植物雌激素能保护血管内皮细胞,
使其不被氧化破坏。

中医分型及对症食疗

肝阳上亢型

症状剖析: 头目胀痛、面红目赤、急躁易怒、失眠多梦,或伴胸胁胀痛、口苦咽干、大便秘结、小便黄赤、舌红少津、舌苔干黄等。

治疗原则: 清肝泻火、平肝潜阳。

对症食材: 牡蛎、兔肉、绿豆、苦瓜、冬瓜、芹菜、西瓜、菊花、钩藤、黄芩、决明子、莲心。

气血亏虚型

症状剖析: 面色苍白或萎黄、精神倦怠、神疲乏力、少气懒言、心悸气短、失眠多梦、饮食减少、经常出现头晕、平时易感冒、汗出较多特别是活动后更厉害、舌色淡、舌苔薄白、脉象较弱。

治疗原则: 补气养血、调养心脾。

对症食材: 乌鸡、黄豆、鲫鱼、香菇、兔肉、牛肉、鸽肉、葡萄、黄芪、红枣、当归、党参、白术。

肝肾阴虚型

症状剖析: 眩晕耳鸣、两目干涩、四肢酸软、失眠多梦、骨蒸劳热、手足心热、夜尿频多、两颧潮红、口干咽燥、舌质红、舌苔少或无苔等。

治疗原则: 滋阴潜阳、滋补肝肾。

对症食材: 黑芝麻、甲鱼、海带、桑葚、黑木耳、豆腐、金针菇、女贞子、熟地、枸杞、黄精、何首乌。

痰湿逆阻型

症状剖析: 头晕目眩、头重如裹(像被湿布裹住的感觉)、四肢麻木沉重、胸闷恶心、不思饮食、困倦嗜睡、素日唾液黏腻、舌色淡、苔白腻、脉滑。

治疗原则: 化湿祛痰、健脾和胃。

对症食材: 薏米、鲫鱼、香菇、木耳、白扁豆、萝卜、鳝鱼、杏仁、天麻、半夏、白术、茯苓、厚朴。

饮食指南

宜

✓ 多食蔬菜、水果、鱼类等食物,保证充足的营养

✓ 白天多喝水,晚餐少吃,且吃易消化食物,还应配些汤类

✓ 宜适量饮茶,可平衡血压、软化血管、降血脂、扩张冠状动脉

✓ 宜多吃含钾、钙丰富的食物,如茄子、海带、黄豆、虾皮等

忌

✗ 忌食肉类等高脂肪、高胆固醇食物

✗ 忌饮食过饱,尤其是老年人,消化功能减退,饮食过饱容易引起消化不良,增加肠胃负担,加之消化食物需大量的血液集中到消化道,心脑供血相对减少可能引发中风

✗ 忌过量饮酒,特别是烈性酒,可使血压上升。老年人肝脏解毒功能较差,也易引起肝硬化、心肌疾患及胃黏膜萎缩

莴笋炒蘑菇

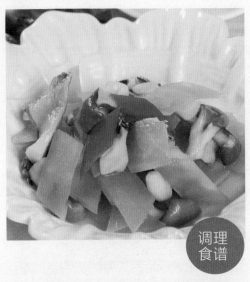

调理
食谱

原料：莴笋 250 克，蘑菇 200 克，甜椒 20 克，黄酒、盐、白糖、味精、水淀粉、素鲜汤各适量。

做法：

❶ 将莴笋去皮，洗净切菱形片；蘑菇洗净，切片；甜椒洗净，切片。

❷ 起锅，加入油，放入蘑菇片、莴笋片、甜椒片，倒入素鲜汤煮沸，最后加入适量的黄酒、盐、白糖、味精烧沸。

❸ 用水淀粉勾芡即成。

功效：本品具有清肝泻火、平肝潜阳、帮助消化的功效，适合肝阳上亢型的高血压患者食用。

> ### 健康指南
>
> 莴笋有刺激消化液分泌、促进胃肠蠕动等功能。对于高血压、心脏病等患者，具有利尿、降低血压、预防心律失常的作用。莴笋能改善消化系统和肝脏功能，有助于抵御风湿性疾病和痛风。

苦瓜海带瘦肉汤

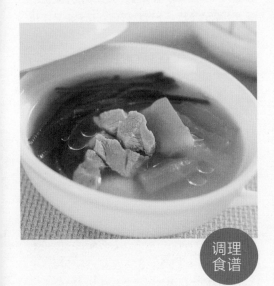

调理
食谱

原料：苦瓜 150 克，海带 100 克，瘦肉 200 克，盐、味精各适量。

做法：

❶海带洗净，切丝；瘦肉切薄片。

❷将苦瓜洗净，切成两半，挖去核，切块；锅中适量水烧开，把苦瓜放沸水中焯一下，捞出控水。

❸把苦瓜、瘦肉、海带放入砂锅中，加适量清水，煲至瘦肉烂熟。

❹调入适量的盐、味精即可。

功效：本品具有清肝泻火、平肝潜阳、去脂降压的功效，适合肝阳上亢型的高血压患者食用。

> ### 健康指南
>
> 海带富含不饱和脂肪酸 EPA 和食物纤维，能清除附着在血管壁上的胆固醇，调顺肠胃，促进胆固醇的排泄，使血液的黏度降低，减少血管硬化。因此，常吃海带能够预防心血管方面的疾病。海带中的钾盐、钙元素可降低人体对胆固醇的吸收，降低血压。

杜仲核桃兔肉汤

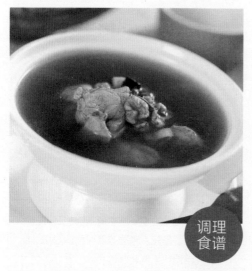

调理
食谱

原料：兔肉 200 克，杜仲、核桃肉各 30 克，生姜 2 片，盐 5 克。

做法：

❶ 兔肉洗净，斩块。

❷ 杜仲用清水浸泡 1 小时，洗净；核桃肉用开水烫去外皮。

❸ 把兔肉、杜仲、核桃肉放入锅内，加清水适量，放入生姜，大火煮沸后转小火煲 2～3 小时，调入盐即可。

功效：本品具有补肾精、养阴血、平肝潜阳的功效，适合肝阳上亢型的高血压患者食用。

健康指南

兔肉中的脂肪多为不饱和脂肪酸，还含有一些微量元素，能够保持血管弹性，防止血栓的形成，特别适合高血压、糖尿病、冠心病患者食用。

黑白木耳炒芹菜

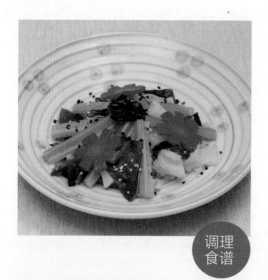

调理
食谱

原料：干黑木耳、干银耳各 25 克，芹菜茎、胡萝卜各 100 克，黑芝麻、白芝麻、盐、砂糖、芝麻油各适量。

做法：

❶黑木耳、银耳以温水泡开、洗净，芹菜切段、胡萝卜切成花状，上述材料均以开水氽烫捞起备用。

❷将黑芝麻、白芝麻用芝麻油爆香，拌入所有食材并熄火起锅，最后加入盐、糖腌制 30 分钟即可。

功效：本品具有清肝火、滋阴的功效，适合肝阳上亢型的高血压患者食用。

健康指南

芹菜浑身都是宝，叶、茎含有挥发性物质，别具芳香，可以增强人的食欲；芹菜子中有一种碱性成分，对人有安神的作用。芹菜是辅助治疗高血压病及其并发症的首选食物，而且对于血管硬化和神经衰弱也有辅助治疗的作用，并且食用芹菜叶效果更佳。

油菜炒木耳

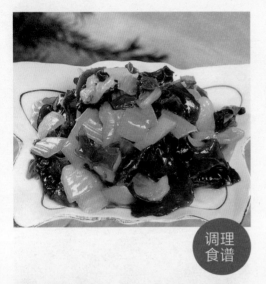

调理食谱

原料：油菜 300 克，黑木耳 200 克，盐 3 克，鸡精 1 克。

做法：

❶ 将油菜洗净，切段；黑木耳泡发，洗净，撕成小朵。

❷ 锅置火上，注入适量食用油烧热，放入油菜略炒，再加入黑木耳一起翻炒至熟。

❸ 最后加入盐和鸡精调味，起锅装盘即可。

功效：本品具有滋补肝肾、补气养血的功效，适合肝肾阴虚、气血亏虚型的高血压患者食用。

健康指南

　　油菜中的膳食纤维能与胆酸盐和食物中的胆固醇结合，从粪便排出，可减少脂类的吸收及降血脂。油菜中的维生素 C、胡萝卜素是人体黏膜及上皮组织维持生长的重要营养物质，常食具有美容作用。

南瓜炒洋葱

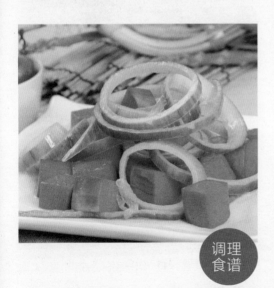

调理食谱

原料：洋葱、南瓜各 100 克，盐 3 克，醋 10 毫升，白糖 5 克，胡椒粉少许。

做法：

❶南瓜去皮，洗净切块；洋葱剥去老皮，洗净切圈。

❷锅置火上，加油烧热，先放入洋葱和南瓜翻炒，再放少许水焖煮一会。

❸调入盐、醋、白糖、胡椒粉，翻炒均匀即可出锅。

功效：本品可疏通血管，降低血压、血脂，抗衰老，适合痰湿逆阻型的高血压患者食用。

健康指南

　　洋葱是目前所知唯一含有前列腺素 A 的蔬菜。前列腺素 A 具有扩张血管、降低血液黏度的作用，可以降血压，预防血栓的形成，因此高血压、高脂血症和心脑血管疾病患者都适宜吃洋葱。

高血压忌吃的食物

高血压患者应忌食高热量、高脂肪、高钠食物，如方便面、肥肉、鸡肉、火腿、油炸食品。

羊肉

忌吃关键词：
高蛋白、温补

不宜吃羊肉的原因

羊肉中的蛋白质含量较多，每100克中含有蛋白质20.5克，过多摄入动物性蛋白质可能引起血压波动，对高血压患者的病情不利。羊肉是助元阳、补精血、益劳损之佳品，是一种优良的温补强壮剂，但是高血压患者多属肝阳上亢体质，多食会助阳伤阴，加重高血压患者的病情。羊肉本身的嘌呤含量虽然不高，但是人们常常喜欢在涮火锅的时候吃羊肉，这样会摄入更多的嘌呤，对于并发有高尿酸血症的患者不利。

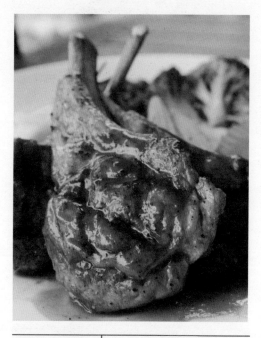

火腿

忌吃关键词：
高热量、高钠

不宜吃火腿的原因

火腿的热量很高，每100克火腿可产生1383千焦热量，不利于体重的控制，高血压患者尤其是合并有肥胖症的患者应忌吃。火腿的脂肪含量很高，每100克中含有脂肪27.4克，多食可引起肥胖，甚至引发高脂血症、动脉粥样硬化、中风等心脑血管疾病。火腿中钠的含量极高，每100克中含钠1086.7毫克，食用后可使血压升高，给并发症带来隐患，不利于高血压患者的病情。

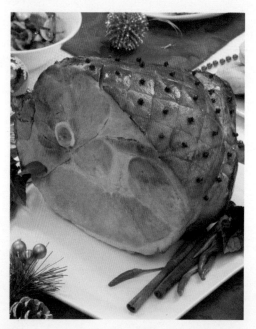

方便面

忌吃关键词：
高热量

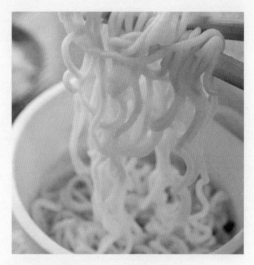

不宜吃方便面的原因

方便面是一种高热量、高脂肪、高碳水化合物的食物，每100克方便面中可产生1978千焦的热量，含有61.6克碳水化合物以及21.2克脂肪，高血压患者不宜食用。方便面在制作过程中大量使用棕榈油，其含有的饱和脂肪酸可加速动脉硬化的形成。方便面中含钠量极高，食用后可升高血压，高血压患者应忌食。

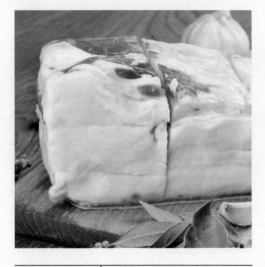

肥肉

忌吃关键词：
高脂肪、饱和脂肪酸

不宜吃肥肉的原因

肥肉的脂肪含量非常高，一般的猪肥肉，每100克中含有脂肪88.6克，其产生的热量也很高，每100克可产生热量3381千焦，不利于体重的控制，容易诱发肥胖，不利于高血压患者的病情。肥肉中含有大量的饱和脂肪酸，它可以与胆固醇结合沉淀于血管壁，诱发动脉硬化等心脑血管疾病。

鸡肉

忌吃关键词：
性温

不宜吃鸡肉的原因

鸡汤里含有大量的饱和脂肪酸，高血压患者饮用后可使血压升高，还有可能引起动脉硬化等。另外，鸡肉的蛋白质含量较高，高血压患者过多摄入动物性蛋白质可引起血压波动，故不宜多食。高血压多由于肝阳上亢所致，而中医认为，鸡肉性温，多食容易生热动风，因此不宜过食，凡肝火旺盛或肝阳上亢所致的头痛、头晕、目赤、便秘等均应忌食。

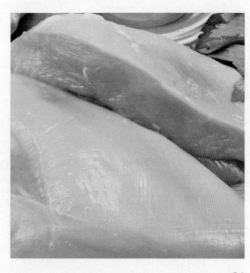

松花蛋

忌吃关键词：
高盐

不宜吃松花蛋的原因

松花蛋的热量较高，高血压患者不宜多食，否则容易引起肥胖。松花蛋中的胆固醇含量很高，低密度胆固醇在血管内皮的堆积可使管腔狭窄，使血压升高，甚至引发冠心病。松花蛋在加工制作过程中加入了大量的盐腌渍，摄入过多对心血管不利，容易使血压升高，加重高血压患者的病情。

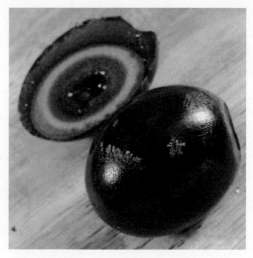

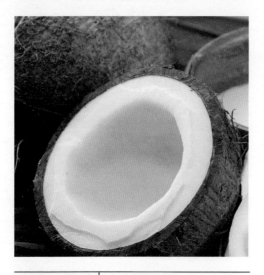

椰子

忌吃关键词：
高热量

不宜吃椰子的原因

椰子是热量最高的几种水果之一，高血压患者若过多食用，多余的热量会在体内转化为脂肪堆积，容易导致肥胖，不利于体重的控制，同时也容易堵塞血管，升高血压。椰子中本身的脂肪含量很高，多食对于高血压患者的病情不利。椰子性温，初期高血压患者大多数为肝阳上亢，不宜食用，否则可加重其头痛、口干、便秘等症状。

榴梿

忌吃关键词：
高热量、高脂肪

不宜吃榴梿的原因

榴梿热量较高，高血压患者不宜大量食用。榴梿属于高脂水果，含有大量的饱和脂肪酸，高血压患者多吃会使血液中的总胆固醇含量升高，导致血管栓塞、血压升高，甚至可引起冠心病、中风。中国传统医学还认为，榴梿性热而滞，初期高血压患者多为肝阳上亢，不宜过多食用，否则可引发和加重头目胀痛、口苦咽干、大便秘结等症状。

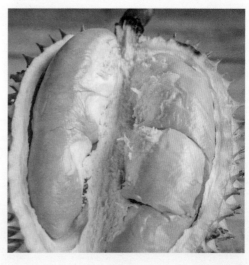

冠心病

症状说明

冠心病以心绞痛及心肌梗死最为常见，以胸部压迫窒息感、闷胀感、疼痛剧烈多如压榨样、烧灼样，甚则胸痛彻背、气短、喘息不能卧、昏厥等为主要症状。心绞痛症状较轻，一般发病后，舌下含服硝酸甘油可缓解，而心肌梗死则不能。

对症偏方

茯神桑寄生丸

葛根 30 克，桑寄生 50 克，香附 40 克，茯神 80 克。将以上材料共研细末，加入适量蜂蜜，制成丸药，每次 10 克，日服 3 次。此方可补血养心，有效治疗冠心病。

山楂核桃饮

核桃仁 150 克，山楂 50 克，白糖 150 克。先将核桃仁浸泡 40 分钟，洗净后，磨浆备用，山楂洗净放入砂锅中，加水煎煮 30 分钟后去渣，将汁浓缩至约 1000 毫升，加入白糖，搅拌溶化后，再将核桃仁浆徐徐倒入，搅匀煮沸即可。此方可补肾润肠，消食积，散瘀血，适用于冠心病、高血压、高脂血症。

生活保健

起居有常，早睡早起，避免熬夜工作，临睡前不看紧张、恐怖的小说和电视。做到劳逸结合，避免过重体力劳动或突然用力，饱餐后不宜立即运动。坚持体育锻炼，如打太极拳、打乒乓球、做健身操，但要量力而行，适量的运动可使全身气血流通，减轻心脏负担。忌暴怒、惊恐、过度思虑以及过喜等情绪刺激。

洋葱炒芦笋

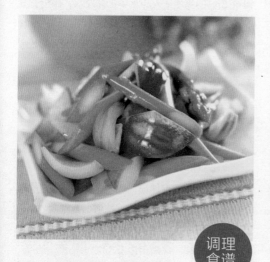

调理食谱

原料：洋葱 150 克，芦笋 200 克，盐 3 克，味精少许。

做法：

❶ 芦笋洗净，切成斜段；洋葱洗净，切成片。

❷ 锅中加水烧开，下入芦笋段稍焯后捞出沥水。

❸ 锅中加油烧热，下入洋葱爆香，再下入芦笋稍炒，下入盐和味精炒匀即可食用。

功效：本品具有活血化瘀、通脉止痛、促进代谢、提高免疫力的功效，适合心血瘀阻型的冠心病患者食用。

健康指南

洋葱特别适合高血压、高脂血症、动脉硬化、糖尿病、急慢性肠炎以及消化不良患者食用。但每次不宜食用过多，否则易引起目视不清和发热的症状，而且患有皮肤瘙痒以及胃病的人应少吃。

腐竹木耳瘦肉汤

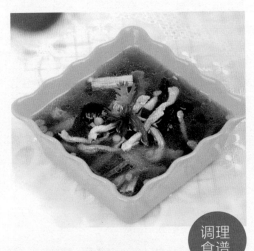

调理
食谱

原料：猪瘦肉100克，腐竹50克，黑木耳30克，精盐、酱油、食用油、味精、香油各适量，葱5克

做法：

❶ 将猪瘦肉切丝，氽水；腐竹用温水泡开切小段；黑木耳撕成小块备用。

❷ 净锅上火倒入食用油，将葱爆香，倒入水，下入肉丝、腐竹、黑木耳，调入精盐、味精、酱油烧沸，淋上香油拌匀即可出锅。

功效：本品具有活血化瘀、通脉止痛、保护心脏的功效，适合痰湿逆阻型的冠心病患者食用。

健康指南

腐竹不仅营养丰富、风味独特，而且还具有很高的食疗价值。腐竹含有多种矿物质，补充钙质，防止因缺钙导致的骨质疏松，增进骨骼发育。常吃腐竹可健脑并预防阿尔茨海默病，防止血管硬化，降低血液中胆固醇含量，有防止高脂血症、动脉硬化的作用。

鸽肉莲子红枣汤

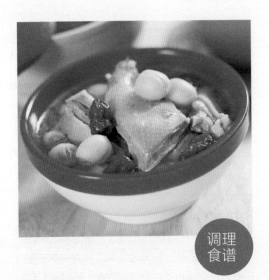

调理
食谱

原料：鸽子1只，莲子60克，红枣25克，姜5克，盐4克，味精4克

做法：

❶ 鸽子洗净，斩成小块；莲子、红枣泡发洗净；姜切片。

❷ 将斩好的鸽块下入沸水中氽去血水，捞出。

❸ 锅上火加油烧热，用姜片爆锅，下入鸽块稍炒后，加适量清水，下入红枣、莲子一起炖35分钟至熟，调入盐、味精即可。

功效：本品具有益气养阴、活血通脉、强心的功效，适合冠心病患者食用。

健康指南

红枣常用来炖汤。枣皮中含有丰富的营养素，炖汤时应连皮一起烹调。为防止农药残留毒害，食用前要用清水洗净果实表面的病菌和污物，然后再用 0.1% ～ 0.2% 的高锰酸钾溶液浸洗一次，对果实表面消毒后再食用。

中医分型及对症食疗

寒凝心脉

症状剖析： 胸痛牵掣背痛，喘息不能平卧，多因气候骤冷或骤感风寒而发病或加重，伴胸闷气短、心悸、面色苍白、舌苔薄白、脉沉紧或沉细。

治疗原则： 辛温散寒、宣通心阳。

对症食材： 猪心、洋葱、花椒、桂枝、肉桂、枳实、薤白、当归、细辛、白芍。

气滞心胸

症状剖析： 心胸满闷，隐隐作痛，一阵阵发作，疼痛固定不移，时欲叹息，常因情绪因素诱发或加重，或兼有胸脘胀闷，嗳气后则舒，苔薄白，脉细弦。

治疗原则： 疏肝理气、活血通络。

对症食材： 洋葱、柚子、猕猴桃、萝卜、黄花菜、山楂、香附、柴胡、枳壳、白芍、陈皮。

痰浊闭阻

症状剖析： 胸闷疼痛有窒息感，痛引肩背，喘促气短，肢体沉重，身体肥胖，痰多，伴有倦怠乏力、食欲不振、舌体肥大且边有齿痕、苔浊腻或白滑、脉滑等。

治疗原则： 豁痰宣弊、通阳泄浊。

对症食材： 木耳、萝卜、杏仁、无花果、香菇、瓜蒌、半夏、薤白、茯苓、竹茹、石菖蒲。

心血瘀阻

症状剖析： 胸部刺痛，固定不移，夜间更甚，时而心悸不宁，舌质紫暗，有瘀斑，脉象弦涩。

治疗原则： 活血化瘀、通脉止痛。

对症食材： 木耳、洋葱、山楂、芹菜、桂枝、桃仁、红花、丹参、三七、川芎、延胡索。

饮食指南

宜

✓ 饮食宜清淡，易消化，多食蔬菜和水果，少食多餐，晚餐量宜少

✓ 多吃含有抗氧化物质的食物，如脱脂牛奶、豆及豆制品、芝麻、山药等

✓ 宜多吃鱼，鱼油中的不饱和脂肪酸能降低血液中的胆固醇和血液黏稠度，防止冠状动脉血栓形成

忌

✗ 忌吃高胆固醇、高脂肪的食物，如螃蟹、肥肉、蛋黄等，否则会诱发心绞痛、心肌梗死

✗ 忌喝浓茶、咖啡，少食油腻、脂肪、糖类含量高的食物

✗ 戒烟少酒，吸烟是造成心肌梗死、中风的重要因素，应绝对戒烟，少量饮啤酒、黄酒、葡萄酒等低度酒可促进血脉流通，气血调和，但不能喝烈性的酒

枸杞炖甲鱼

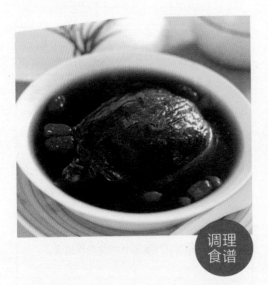

调理
食谱

原料：甲鱼 250 克，枸杞 30 克，熟地 30 克，红枣 10 颗，盐适量。

做法：

❶ 甲鱼宰杀，去内脏，洗净切块，放沸水中烫一下，捞出备用。

❷ 枸杞、熟地、红枣洗净。

❸ 将全部用料一起放入煲内，加开水适量，以小火炖 2 小时，加盐调味即可食用。

功效：本品具有滋阴生津、补益肝肾、通血脉的功效，适合冠心病患者食用。

健康指南

枸杞适宜肝肾阴虚、血虚、慢性肝炎患者食用；枸杞虽性平，且具有很好的滋补和治疗作用，但食用过多也会有助火恋邪之弊，所以患有高血压、性情太过急躁者，身体有炎症者不宜食用。

桂参红枣猪心汤

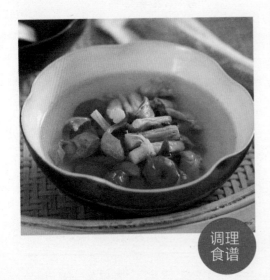

调理
食谱

原料：肉桂 5 克，党参、杜仲各 10 克，红枣 6 颗，猪心半个，盐适量。

做法：

❶ 将猪心挤去血水，放入沸水中汆烫，捞出洗净，切片。

❷ 肉桂、党参、红枣、杜仲分别洗净，放入锅中，加 3 碗水，以大火煮开，转小火续煮 30 分钟。

❸ 再转中火让汤汁沸腾，放入猪心片，待水再开，加盐调味即可。

功效：本品具有辛温散寒、宣通心阳、补虚养血的功效，适合寒凝心脉型的冠心病患者食用。

健康指南

肉桂具有补元阳、暖脾胃、除积冷、通血脉的功效，适合脾胃虚寒型的慢性胃炎、胃痛的患者食用。肉桂还可用来治命门火衰、肢冷脉微、亡阳虚脱、腹痛泄泻、腰膝冷痛、经闭症瘕、阴疽流注及虚阳浮越、上热下寒等病症。

知母玉竹饮

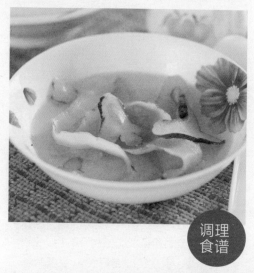

调理
食谱

原料：知母 10 克，玉竹 20 克，蜂蜜适量。

做法：

❶ 将知母、玉竹洗净，放入锅中，加水 500 毫升。

❷ 大火煮开后，再转小火煮 5 分钟即可关火。

❸ 将药汁倒入杯中，待温度低于 60℃时，加入蜂蜜，搅拌均匀即可饮用。

功效：本品具有安神宁心、养阴生津的功效，对冠心病以及热病伤阴的干渴、烦渴有良好的食疗作用。玉竹有较好的强心作用，可加强心肌收缩力，提高心肌抗缺氧能力，抗心肌缺血。知母是清热泻火、润燥的良药。

健康指南

玉竹具有养阴润燥、除烦止渴的功效，常用于治疗燥咳、劳嗽、热病阴液耗伤之咽干口渴、内热消渴、阴虚外感、头昏眩晕、筋脉挛痛等病症。

红花糯米粥

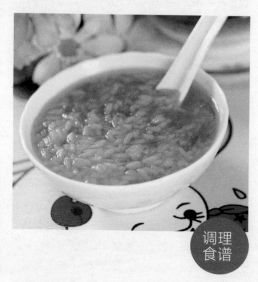

调理
食谱

原料：糯米 100 克，红花、桃仁各 10 克，蒲黄5 克。

做法：

❶糯米用清水淘净，浸泡半小时；将红花、桃仁、蒲黄洗净，备用。

❷净锅加入清水适量，把红花、桃仁、蒲黄放入锅中，煎煮 30 分钟，去渣取汁。

❸将药汁和糯米一起放入锅中，再加入适量清水，小火熬成粥。

功效：本品具有化瘀、通脉止痛、养血活血的功效，适合心血瘀阻型的冠心病患者食用。

健康指南

红花辛散温通，为活血祛瘀、通经止痛之要药，是妇产科血瘀病症的常用药，可治闭经、难产、死胎、产后恶露不净、跌打损伤等病症。临床用于急慢性肌肉劳损、砸伤、扭伤导致的肿胀等疾病治疗。

丹参红花酒

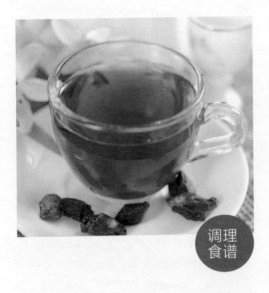

调理食谱

原料：丹参30克，红花20克，白酒800毫升。

做法：

❶ 将丹参洗净后切片；红花洗净后与丹参片一起泡入白酒中，密封。

❷ 约7天后即可服用。

❸ 每次20毫升左右，饭前服。

功效：本品具有活血化瘀、通脉止痛的功效，适合心血瘀阻型的冠心病患者食用。丹参与红花均有活血化瘀的功效，对冠心病、心绞痛均有一定的疗效。此方长期饮用还有补肾壮阳的作用。

健康指南

丹参性微寒，味苦，归心、肝经，有祛瘀止痛、活血通经、清心除烦等作用，主治月经不调、经闭痛经、症瘕积聚、胸腹刺痛、创伤肿痛、肝脾肿大、心绞痛等病症。

三七莲子猪心汤

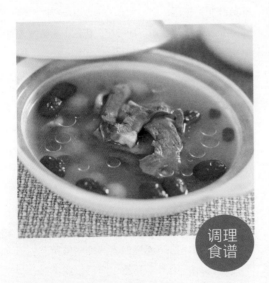

调理食谱

原料：猪心1个，莲子（不去心）60克，红枣15克，三七10克，枸杞15克，盐适量。

做法：

❶将猪心放入锅中加水煮熟，清洗干净，切成片。

❷红枣、莲子、枸杞泡发洗净；三七洗净备用。

❸把全部材料放入锅中，加水适量，小火煲2小时，加盐调味即可。

功效：本品具有活血化瘀、补血养心、安神的功效，适合心血阻滞型心律失常患者食用。

健康指南

三七为常用中药，性温、味辛。具有散瘀止血、消肿定痛之功效。三七中的黄酮类化合物具有改善心肌供血、增加血管弹性、扩张冠状动脉的功效，谷甾醇和胡萝卜苷能降血脂。常食三七，对冠心病、心绞痛有预防和治疗作用。

冠心病忌吃的食物

冠心病患者应忌食含有高脂肪、高胆固醇、高糖分的食物，忌食对心脏有刺激的食物。

鹅肉

忌吃关键词：
高脂肪、发物

不宜吃鹅肉的原因

鹅肉的脂肪含量很高，而且其熔点亦很低，质地柔软，容易被人体吸收，一方面不利于冠心病患者体重的控制；另一方面大量摄入脂肪，会使血脂升高，加重心脏负荷。关于鹅肉的食用禁忌，《本草纲目》中早有记载："鹅，气味俱厚，发风发疮，莫此为甚。"而《饮食须知》中也提出："鹅卵性温，多食鹅卵发痼疾。"由此可见，鹅肉、鹅卵均为大发食物，冠心病等慢性病患者均不宜食用。

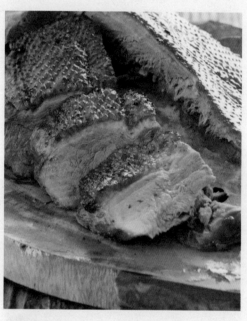

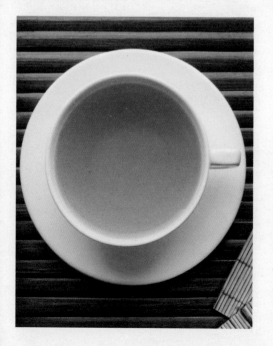

浓茶

忌吃关键词：
咖啡因、鞣酸

不宜喝浓茶的原因

浓茶是指使用过多茶叶泡出来的茶，淡茶有益于健康，而浓茶对健康不利，冠心病患者更不适宜喝浓茶，这是因为浓茶中含有的咖啡因有兴奋神经中枢的作用，可引起兴奋、不安、心跳加快和心律不齐，从而增加心脏负担，加重冠心病患者的病情。浓茶中的鞣酸可与食物中的蛋白质结合生成不易消化吸收的鞣酸蛋白，导致便秘，对冠心病患者的病情不利。研究显示，在空腹的情况下或者晚上喝浓茶更容易诱使冠心病患者的病情加重。

螃蟹

忌吃关键词：
高胆固醇、性寒

不宜吃螃蟹的原因

螃蟹的胆固醇含量很高，每100克的蟹中含有胆固醇142毫克，经常食用，大量的脂质堆积在体内，沉积在动脉内膜，容易导致动脉硬化，从而加重冠心病患者的病情。蟹肉性寒，中医认为，寒凝心脉型的冠心病多由气候骤冷或骤感风寒而发病或加重，故不宜食用螃蟹等生冷、性寒的食物，否则会使病情加重，不利于病情的控制。

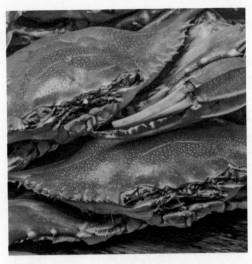

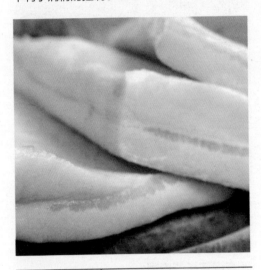

肥肉

忌吃关键词：
高脂肪、高热量

不宜吃肥肉的原因

肥胖是冠心病的危险因子之一，而肥肉的热量以及脂肪含量都极高，冠心病患者经常食用，容易致体重增加，肥胖程度增加，从而不利于冠心病患者的病情。有些猪肥肉的脂肪含量可高达90.8%，冠心病患者经常食用，多余的脂肪堆积在体内，可直接导致血脂升高，从而引起动脉硬化。所以，冠心病及动脉硬化患者，均应慎食肥肉。

糖果

忌吃关键词：
高糖、加重心脏负荷

不宜吃糖果的原因

糖果的主要原料为白砂糖、粉糖浆或允许使用的甜味剂、食用色素等，其含糖量很高，食用后容易引起肥胖，不利于冠心病患者的病情控制。如长期食用过多的糖果，使摄入的糖量大大地超过人体的需要，多余的热量会在体内转化为脂肪堆积起来，久而久之，就可能导致动脉硬化，血压上升，心肺的负荷加重，进一步影响冠心病患者的病情。

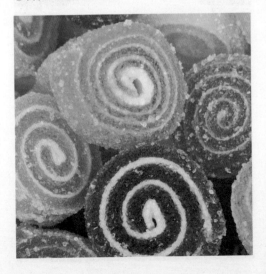

白酒

忌吃关键词：
刺激、β－脂蛋白

不宜喝白酒的原因

　　白酒属于高浓度烈酒，冠心病患者不宜食用。这是因为白酒具有强烈的刺激性，它可使心率增快，长期饮酒会使心脏扩大，导致心肌收缩功能减退，从而会加重冠心病患者的病情。研究显示，白酒能够促使β－脂蛋白的产生，升高血液中的胆固醇和甘油三酯的浓度，大量的脂类物质沉积在动脉内膜，导致动脉粥样硬化，从而加重冠心病患者的病情。

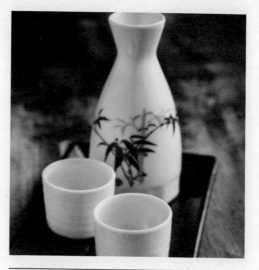

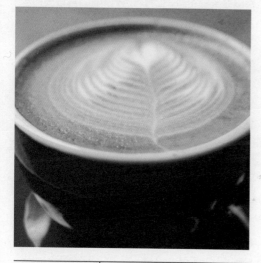

咖啡

忌吃关键词：
咖啡因

不宜喝咖啡的原因

　　咖啡中含有咖啡因，研究显示，1杯咖啡中含咖啡因 100~150 毫克，而长期每天喝 2 杯咖啡者，其冠心病的发病率比每天喝 1 杯以下者明显增高。咖啡中含有的咖啡因是一种中枢神经兴奋剂，它可以引起兴奋、失眠、心跳加快、心律不齐，诱发冠心病的急性发作。此外，多饮咖啡还有可能影响睡眠质量，对于冠心病患者的病情不利。

猪肝

忌吃关键词：
高胆固醇

不宜吃猪肝的原因

　　猪肝的胆固醇含量很高，每 100 克的猪肝中含胆固醇可高达 288 毫克，这些脂类物质在体内堆积，沉积在动脉内膜，直接促使冠心病的发生。另外，维生素 C 有预防血栓形成的作用，但是如果在补充维生素 C 的同时食用猪肝，猪肝中富含的微量元素铜、铁等会使维生素 C 氧化成为去氢抗坏血酸，从而失去原本的药理作用。

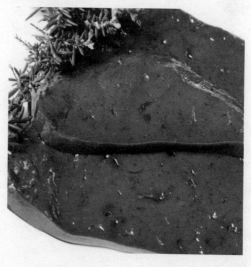

心律失常

症状说明

　　心律就是指心跳的节奏，正常心律起源于窦房结，频率60～100次/分（成人）。心律失常分为快速性和缓慢性心律失常两大类，前者见于期前收缩、心动过速、心房颤动和心室颤动等；后者以窦性缓慢性心律失常和各种传导阻滞为常见。

生活保健

　　生活要规律，养成按时作息的习惯，保证睡眠，因为失眠可诱发心律失常。运动要适量，量力而行，不做剧烈及竞赛性活动，可打太极拳，要节制性生活。保持良好的心情，忌过度紧张、愤怒，忌过度操劳。不要用太热的水洗澡，洗澡时间不宜过长。养成按时排便习惯，保持大便通畅。饮食要定时定量。

对症偏方

沙参熟地汤

　　取沙参、柏子仁、龙骨、牡蛎、合欢皮各15克，熟地、石菖蒲、酸枣仁各10克，远志5克，五味子4克，西洋参、冬虫夏草各3克。水煎服，每日1剂，分2次服用，连服3天。服药好转后，每隔3天服1剂。此方可益气养血、养心安神。主治心悸头晕，甚则怔忡不安、面色少华、指甲苍白、舌淡少苔、脉细弱，或虚大滑数、重按无力。

桂圆猪心汤

　　取桂圆肉、柏子仁各15克，松子仁20克，珍珠粉3克（先煎1小时后去渣），猪心半个。煲汤食用。本药膳具有和血宁心、益气安神的功效。

何首乌芝麻茶

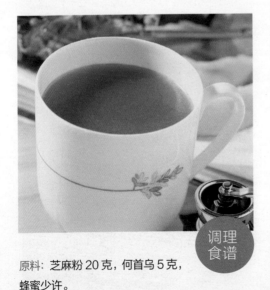

调理
食谱

原料：芝麻粉20克，何首乌5克，蜂蜜少许。

做法：

❶ 何首乌加水750毫升，煮开后小火再煮20分钟，滤汁留渣。

❷ 药渣中加750毫升水，煮开后小火再煮20分钟，滤出药汁。

❸ 将两次药汁兑在一起，加入芝麻粉、蜂蜜调匀。

功效：本品有补血养心、活血化瘀、补肝益精的功效，可预防白发、脱发，适合心血不足型的心律失常患者饮用。

健康指南

　　何首乌有补肝益肾、养血祛风的功效，适宜血虚头晕、神经衰弱、慢性肝炎患者服用；大便溏泄及有湿痰者不宜食用。何首乌忌猪肉、羊肉，忌用铁器煎煮。

核桃莲子黑米粥

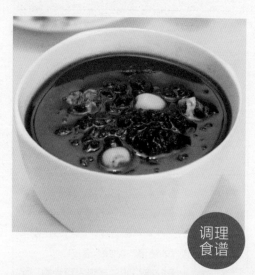

调理
食谱

做法：

❶ 黑米在清水中浸泡 2 小时，淘净捞出；莲子去心泡发，洗净备用；核桃仁洗净备用。

❷ 锅置火上，倒入清水，放入黑米、莲子煮开。

❸ 加入核桃仁同煮至浓稠状，调入白糖拌匀即可。

功效：本品具有滋阴泻火、养心安神的功效，适合阴虚火旺型的心律失常患者食用。

健康指南

黑米富含营养，更有一般大米所缺乏的维生素 C、叶绿素、花青素、胡萝卜素及强心苷等特殊成分，用黑米熬的粥清香诱人，软糯可口，营养丰富，具有很好的滋补作用，在民间流传着"逢黑必补"的俗语，因此黑米被人们誉为"补血米""长寿米"。

原料：黑米 80 克，莲子、核桃仁各适量，白糖 4 克。

香菇花生牡蛎汤

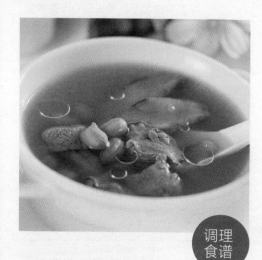

调理
食谱

做法：

❶ 香菇剪去蒂，清洗干净泡开；花生清洗干净；牡蛎清洗干净后汆水；猪瘦肉清洗干净，切块。

❷ 炒锅下花生油、牡蛎、姜片，将牡蛎爆炒至微黄。

❸ 将 2 升水放入瓦煲内，煮沸后放入香菇、花生、牡蛎、猪瘦肉，大火煮沸改小火煲 3 小时，加盐调味即可。

功效：本品温补心阳、安神定惊，适合心阳不振型的心律失常患者食用。

健康指南

中医认为，牡蛎具有敛阴、潜阳、止汗、涩精、化痰、软坚的功效。用于惊悸失眠、眩晕耳鸣、瘰疬痰核、瘕痞块、自汗盗汗、遗精崩带、胃痛泛酸等。

原料：香菇 25 克，花生 40 克，牡蛎 250 克，猪瘦肉 200 克，花生油 10 毫升，姜 2 片，盐 5 克。

中医分型及对症食疗

水饮凌心

症状剖析：心悸眩晕，胸脘满闷，形寒肢冷，小便短少，或下肢浮肿，口渴不欲饮，恶心，呕吐痰涎，舌苔白滑，脉象弦滑或沉细而滑。

治疗原则：振奋心阳、化气利水、宁心安神。

对症食材：薏米、荸荠、红豆、白扁豆、甲鱼、鲫鱼、桂枝、茯苓、白术、甘草。

阴虚火旺

症状剖析：心悸，心烦失眠，头晕目眩，手足心热，潮热盗汗，耳鸣腰酸，口干唇燥，舌质红，少苔或无苔，脉细数等。

治疗原则：滋阴泻火、养心安神。

对症食材：牡蛎、百合、鸡蛋、银耳、西瓜、莲子、牛奶、黄连、黄芩、柏子仁、酸枣仁、石菖蒲。

心血不足

症状剖析：心悸头晕，面色苍白无华，神疲乏力，失眠多梦，舌质淡红，脉象细弱等。

治疗原则：补血益气、养心安神。

对症食材：猪心、桂圆、荔枝、红枣、山药、当归、白术、熟地、阿胶。

心阳不振

症状剖析：心悸不安，胸闷气短，面色苍白或青白，形寒肢冷，舌质淡白，脉象虚弱或沉细。

治疗原则：温补心阳、安神定惊。

饮食指南

宜

✓ 饮食宜清淡，多吃绿色蔬菜、鱼、瘦肉、鸡肉、豆、奶、水果等

✓ 饮食宜定时定量，切勿暴饮暴食或空腹时间过长

忌

✗ 少食肥腻食物以及辛辣刺激性食物，不饮浓茶、不吸烟

✗ 忌吃高热量食物，限制每日摄入饮食的热量，控制体重

✗ 忌吃高脂肪、高胆固醇食物，尤其是伴随有高血压、高脂血症的患者，要限制脂肪的摄入量，以免加重心脏负担

✗ 忌暴饮暴食，心律失常患者在心脏负担加重、心肌缺血、心肌耗氧增加等情况下可能出现心律失常加重的现象，饱食、暴饮就可能加重上述情况，而诱发或加重心律失常

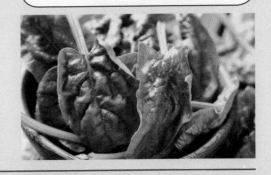

对症食材：牡蛎、桂圆肉、羊肉、狗肉、生姜、桂枝、当归、吴茱萸、附子、人参。

鲜百合鸡心汤

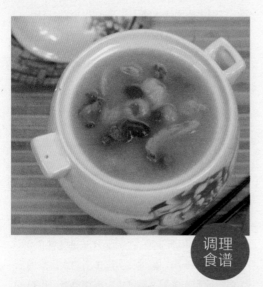

调理
食谱

原料: 鸡心200克,百合、山药各适量,枸杞10克,
盐3克,鸡精2克。

做法:

❶ 鸡心洗净,切块; 百合洗净,浸泡; 山药洗净,
去皮,切片; 枸杞洗净,浸泡。

❷ 锅中烧水,放入鸡心稍微煮一下,捞出沥干
水分。

❸ 锅中放入鸡心、百合、山药、枸杞,加入适
量清水,大火烧沸后转小火炖1小时,调入鸡精、
盐拌匀即可。

功效: 本品可补血益气、滋阴养心,适合阴虚火
旺型心律失常患者食用。

健康指南

鸡心具有补心镇静的作用,适合心悸、
虚烦患者食用。鸡肝具有补肝、养血、明目
的作用,适合视力下降、夜盲、贫血患者食用。
鸡胆具有清热、解毒的作用。

桂圆百合炖鹧鸪

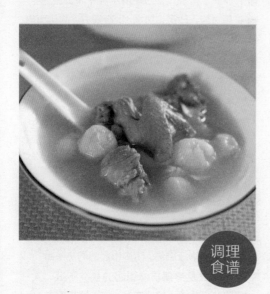

调理
食谱

原料: 桂圆肉15克,百合30克,鹧鸪2只,
盐适量。

做法:

❶ 将鹧鸪宰杀后去毛和内脏,处理干净,切块。

❷ 净锅置火上,加入适量清水烧开,将鹧鸪放入
锅中汆一下,捞出。

❸ 取出一个碗,将鹧鸪与桂圆肉、百合同放碗内,
加适量沸水,再上笼隔水猛火炖20分钟,然后
转慢火炖2小时即可,调味后饮汤食肉。

功效: 本品具有温经通络、养血安神的功效,适
合心律失常患者食用。

健康指南

桂圆的果肉中含有碳水化合物、蛋白
质、脂肪、粗纤维、维生素C、烟酸和维
生素K等多种营养成分,同时还含有灰分、
钙、磷等微量元素。其中,烟酸和维生素
K的含量很高,是其他水果少有的。

荸荠海蜇汤

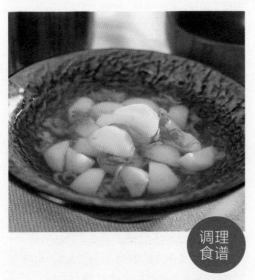

调理
食谱

原料：荸荠 30 克，海蜇皮 50 克，料酒、精盐、醋、香油各适量。

做法：

❶ 将荸荠洗净，去皮，切块。

❷ 将海蜇皮用清水略泡，洗净切成丝，备用。

❸ 净锅置火上，加入适量清水，将荸荠、海蜇丝一同放砂锅中，文火煮 3 小时，调入料酒、精盐、醋，淋上香油即可食用。

功效：本品具有化气利水、宁心安神的功效，适合水气凌心型的心律失常患者食用。

健康指南

荸荠含有大量的蛋白质、钙、磷、铁、锌、维生素 C 和烟酸等。针对近年来动物性食物比重不断升高，酸性和内热体质的人日益增多，适当吃些荸荠等寒性、碱性食物，是有百利而无一害的。

桂枝二参茶

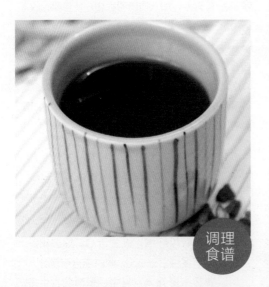

调理
食谱

原料：北沙参、丹参、桂枝各 15 克，白糖少许。

做法：

❶北沙参、丹参、桂枝用清水洗干净，略泡。

❷将药材放入砂锅，加水 1000 毫升，先用大火煮沸后，再转为小火继续煮 15 分钟左右，关火。

❸取汁倒入茶杯，调入白糖，搅拌均匀，待温饮用。

功效：本品具有活血化瘀、通络定惊的功效，适合心律失常患者饮用。

健康指南

北沙参有养阴清肺、祛痰止咳的功效，主要用来治疗肺热、阴虚引起的肺热咳嗽、痨嗽咯血及热病伤津引起的食欲不振、大便秘结，秋季引起的干咳少痰、咽干音哑、皮肤干燥瘙痒也很适合。

红枣柏子仁小米粥

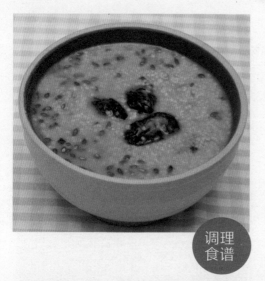

调理
食谱

原料：红枣 10 颗，柏子仁 15 克，小米 100 克，白糖少许。

做法：

❶ 小米用清水淘洗干净，备用；红枣放入碗内，用清水浸泡一会，泡发；柏子仁洗净备用。

❷ 砂锅洗净，置火上，将红枣、柏子仁、小米放入砂锅内，加水煮沸后转入小火，共煮成粥，至黏稠时，加入白糖搅拌均匀即可。

功效：本品补血益气、养心安神、滋阴泻火，适合心血不足、阴虚火旺型的心律失常患者食用。

健康指南

柏子仁具有养心安神、润肠通便的功效，主治惊悸、失眠、遗精、盗汗、便秘等病症。柏子仁含有大量脂肪油及少量挥发油，可减慢心率，并有镇静作用。

党参白术茯苓粥

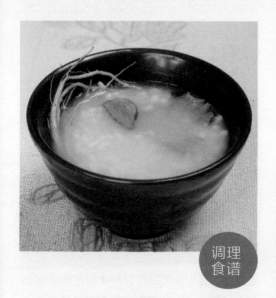

调理
食谱

原料：红枣 3 颗，薏米适量，白术、党参、茯苓各 15 克，甘草 5 克，盐 3 克。

做法：

❶将薏米用清水淘洗干净，浸泡 2 小时；红枣洗净，去核。

❷将白术、党参、茯苓、甘草洗净煎取药汁 200 毫升备用，锅中加入薏米、红枣，以武火煮开，加入药汁，再转入文火熬煮成粥。

❸ 加盐调味即可。

功效：本品具有振奋心阳、化气利水、宁心安神的功效，适合水气凌心型的心律失常患者食用。

健康指南

白术有健脾益气、燥湿利水、止汗、安胎的功效，常用于虚胀腹泻、水肿、黄疸、小便不利、自汗、胎气不安等病症的治疗。此外，白术还有抗氧化、延缓衰老、利尿、降血糖、抗菌等药理作用。

心律失常 忌 吃的食物

心律失常患者应忌食高脂肪、高胆固醇食物，如牛油；忌食对心脏有刺激的食物，如辣椒、洋葱等。

蛋黄

忌吃关键词：
高胆固醇、性温

不宜吃蛋黄的原因

蛋黄中胆固醇含量很高，每100克鸡蛋黄中含有胆固醇1510毫克，每100克鸭蛋黄中含有胆固醇1576毫克，摄入过多的胆固醇，可沉积在动脉内膜，导致动脉硬化，诱发冠心病，加重心律失常患者的病情。蛋黄性温，多食可积温成热，阴虚火旺型的心律不齐患者食用后会加重其"虚火"的症状，加剧心悸、心烦失眠、头晕目眩、手足心热、潮热盗汗、耳鸣腰酸、舌质红、少苔或无苔、脉细数等病情。

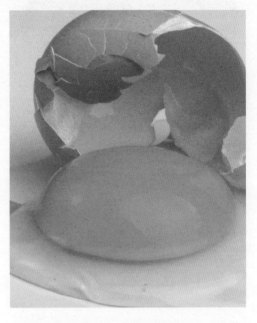

辣椒

忌吃关键词：
辣椒素、刺激性

不宜吃辣椒的原因

辣椒含有辣椒素，具有强烈的刺激性，它会刺激心血管系统，使人出现短暂性的血压下降以及心跳减慢，使心肌细胞的自律性和心肌血液供应发生改变，从而引发心律失常或使心律失常患者的病情加重。另外，辣椒性大热，食用后可使胃肠中积聚燥热，并且耗损大肠津液，使大便干燥积滞，从而导致便秘，便秘患者在屏息排便时可能会使心脏的负荷增大，从而影响心肌的血液供应，使心律失常患者的病情加重。

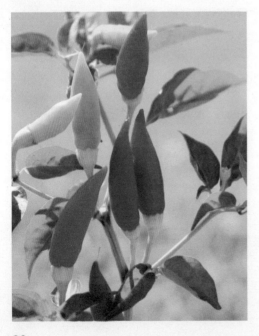

鸡肉

忌吃关键词：
高胆固醇、性温助火

不宜吃鸡肉的原因

鸡肉中的胆固醇含量较高，多食可使血液中的胆固醇水平升高，导致胆固醇在动脉壁上沉积，诱发动脉硬化、冠心病等，从而加重心律失常患者的病情。鸡肉性温、助火，多食可积温成热，阴虚火旺型的心律失常患者食用后会加重其"虚火"的症状，加剧心悸、心烦失眠、头晕目眩、潮热盗汗、耳鸣腰酸、少苔或无苔、脉细数等病情。

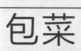

包菜

忌吃关键词：
产气、难消化

不宜吃包菜的原因

包菜含有大量的粗纤维，如大量摄入不容易消化，在胃肠道里产生大量的气体，出现腹部胀气的症状，从而影响心脏活动，不利于心律失常患者的病情。包菜不易消化的粗纤维，同时也增加了胃肠道的消化负担，对于心律失常患者的病情不利。

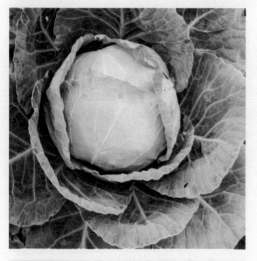

螃蟹

忌吃关键词：
高胆固醇、性寒

不宜吃螃蟹的原因

螃蟹的胆固醇含量很高，每100克的螃蟹中含有胆固醇142毫克，经常食用，大量的脂质堆积在体内，沉积在动脉内膜，容易导致动脉硬化，从而加重心律失常患者的病情。蟹肉性寒，中医认为，心阳不振型的心律失常患者应忌食生冷性寒凉的食物，否则会加重其心悸、胸闷等病情。

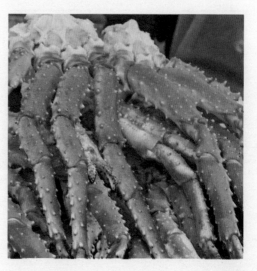

肥肉

忌吃关键词：
高脂肪、饱和脂肪酸

不宜吃肥肉的原因

肥肉的脂肪含量很高，一般的猪肥肉，每100克中含有脂肪88.6克，其产生的热量也很高，每100克可产生3381千焦，食用后容易使血脂升高，增加血液黏稠度，影响心脏的血液供应，从而加重心律失常患者的病情。肥肉中含有大量的饱和脂肪酸，它可以与胆固醇结合沉淀于血管壁，诱发动脉硬化等心脑血管疾病，加重心律失常患者的病情。

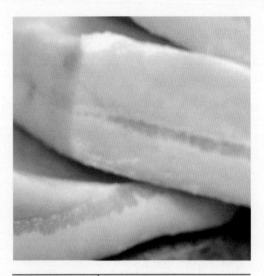

韭菜

忌吃关键词：
产气、性温

不宜吃韭菜的原因

韭菜含有大量的粗纤维，如大量摄入不容易消化，在胃肠道里产生大量的气体，出现腹部胀气的症状，从而影响心脏活动，不利于心律失常患者的病情。韭菜性温，多食可积温成热，阴虚火旺型的心律失常患者食用后会加重其"虚火"的症状，加剧心悸、心烦失眠、头晕目眩、潮热盗汗、耳鸣腰酸、舌质红、少苔或无苔、脉细数等病情。

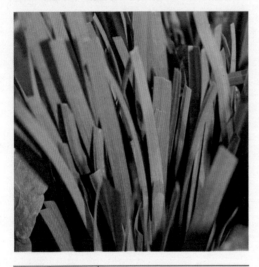

洋葱

忌吃关键词：
产气、性温

不宜吃洋葱的原因

洋葱在体内的消化吸收过程中，容易产生过量的气体，导致腹胀症状，从而影响心脏活动，不利于心律不齐患者的病情。洋葱性温，多食可积温成热，阴虚火旺型的心律不齐患者食用后会加重其"虚火"的症状，加剧心悸、心烦失眠、头晕目眩、手足心热、潮热盗汗、耳鸣腰酸、舌质红、少苔或无苔、脉细数等病情。

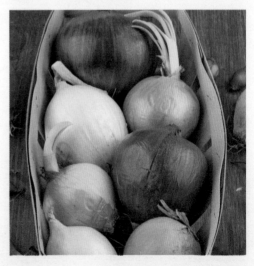

贫血

症状说明

贫血是指全身循环血液中红细胞总量减少至正常值以下，若成年男子的血红蛋白低于 12.5 克 / 分升、成年女子的血红蛋白低于 11.0 克 / 分升，则为贫血。贫血在中医里属"血虚"的范畴，多由于失血过多、饮食失衡及慢性消耗性疾病等因素引起。

生活保健

积极参加体育锻炼，增强体质，增加食欲。积极治疗原发病，如慢性消化性疾病、出血性疾病等各种引起贫血的病症。患者在口服铁剂治疗期间，因铁与大肠内硫化氢反应生成硫化铁，使大便颜色变为褐黑色（如柏油样大便），类似消化道出血，对此不必紧张，停用铁剂后即恢复正常。

宜吃食物

宜

猪肚、乌鸡、鸽肉、红豆、红枣、桂圆肉、甲鱼、猪肝、鸡肝、猪血、荔枝、菠菜、黑米、葡萄、黑木耳

对症偏方

黄芪党参方

取黄芪、鹿角胶各 20 克，党参、当归、茯苓、酸枣仁、白芍各 15 克，桂圆肉、白术、菟丝子各 10 克，炙甘草、木香各 5 克，黄连 4 克，肉桂 3 克。水煎服，每日 1 剂，分 2 次服用，连服 3 剂。本品可温肾健脾，益气养血，适合血虚伴阳虚怕冷的患者。

黄芪当归鸡

取乌鸡一只（约 500 克），当归 30 克，黄芪 20 克，桂圆肉、红枣各 8 颗，山楂 5 克。煲汤食用。可益气补血，对气血亏虚的患者有很好的食疗效果。

枸杞叶猪肝汤

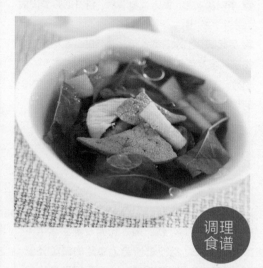

调理食谱

原料：猪肝 200 克，枸杞叶、桑叶各 10 克，生姜 5 克，盐、料酒各适量。

做法：

❶ 猪肝洗净，切成薄片，放入碗中，加料酒和盐浸泡半小时；枸杞叶、桑叶洗净；生姜去皮，洗净，切片。

❷ 净锅置火上，倒入适量清水，将桑叶放入熬成药液。

❸ 再下入猪肝片、枸杞叶、姜片，煮 5 分钟后，调入盐即可。

功效：本品具有清肝明目、补血养颜的功效，适合肝血虚型的贫血患者食用。

健康指南

猪肝含有丰富的营养物质，具有营养保健功能，是理想的补血佳品。猪肝中铁含量丰富，是最常用的补血食物，可调节和改善贫血患者造血系统的生理功能。

红枣桂圆炖鸡

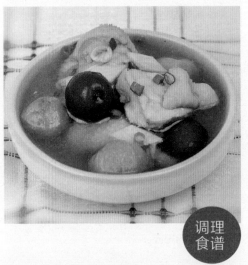

调理食谱

原料：土鸡 300 克，桂圆 100 克，红枣 30 克，精盐少许，葱段、姜片各 5 克，白糖 10 克，高汤适量。

做法：
❶ 将土鸡洗净切块汆水；桂圆、红枣洗净备用。
❷ 汤锅上火倒入高汤，加入葱段、姜片、鸡块、桂圆、红枣，大火烧开后，撇去浮沫，然后转小火慢炖 1 小时。
❸ 调入精盐、白糖即可。
功效：本品具有益气养血、宁心安神、补虚强身的功效，适合气血两虚型的贫血患者食用。

健康指南

红枣中富含钙和铁，对防治骨质疏松和贫血有重要作用。中老年人更年期经常会骨质疏松，正在生长发育高峰的青少年和女性容易贫血，红枣对他们都会有十分理想的食疗作用，其效果通常是药物不能比的。红枣对病后体虚的人也有很好的滋补作用。

百合红枣鸽肉汤

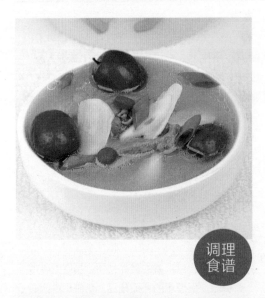

调理食谱

原料：鸽子 400 克，水发百合 25 克，红枣 4 颗，精盐 5 克，葱、姜片各 2 克，枸杞 10 克。

做法：
❶将鸽子洗净，斩块；水发百合、红枣均洗净备用；葱洗净切段。
❷净锅置火上，倒入适量清水，烧开后将鸽肉放入汆水，捞出。
❸另起锅，加水，调入精盐、葱段、姜片，下入鸽子、水发百合、红枣、枸杞煲至熟即可。
功效：本品具有补中益气、生津养血、宁心安神的功效，适合气血两虚型的贫血患者食用。

健康指南

鸽子肉的蛋白质含量在 15% 以上，消化吸收率高达 97%，脂肪含量极低，还含有丰富的钙、铁、铜等元素及维生素 A、维生素 E。鸽子肉所含造血用的微量元素相当丰富，对产后妇女、手术后患者及贫血患者具有大补功能。

中医分型及对症食疗

气血两虚

症状剖析：多由失血、过度劳神，或血的生化之源不足所致。神疲乏力，面色苍白，脱头发，爪甲不华，肌肤干清枯裂，形体消瘦，唇甲色淡，少气懒言，心悸失眠，头晕目眩，食欲不振，大便溏薄，舌质淡，苔薄白，脉细弱。

治疗原则：益气补血。

对症食材：猪肚、乌鸡、土鸡、鸽肉、红腰豆、红枣、桂圆肉、甲鱼、人参、党参、黄芪、当归、熟地。

心血虚

症状剖析：心悸怔忡，健忘，失眠多梦，面色淡白无华，唇甲色淡，肌肤枯槁无光泽，舌色淡，苔少，脉细。

治疗原则：养血宁心。

对症食材：猪心、红枣、桂圆肉、葡萄、木耳、荔枝、人参、当归、酸枣仁、茯苓。

肝血虚

症状剖析：头晕目眩，胁肋疼痛，肢体麻木，筋脉拘急，妇女月经不调，甚至闭经，面色无华，指甲苍白，两目干涩，舌质淡，苔少，脉细。

治疗原则：补血养肝。

对症食材：猪肝、鸡肝、猪血、菠菜、黑米、熟地、当归、阿胶、白芍、川芎。

饮食指南

宜

✓ 多食蔬菜水果，因为蔬菜水果中富含维生素 C、柠檬酸及苹果酸，这类有机酸与铁形成络合物，从而增加铁在肠道内的溶解度，有利于铁的吸收

✓ 宜多食含优质蛋白质的食物，如牛奶、瘦肉、鱼、蛋等

✓ 宜多吃含铁丰富的食物，如萝卜干、黄花菜、动物肝脏等，但不宜多食菠菜，因为菠菜中草酸含量高

忌

✗ 忌过量嗜饮咖啡与茶，因为茶叶中的鞣酸和咖啡中的多酚类物质，可与铁形成难以溶解的盐类，抑制铁质吸收，导致缺铁性贫血

✗ 不要过分节制饮食，及时纠正偏食，要吃平衡膳食，严禁暴饮暴食

✗ 忌食辛辣刺激、生冷、不易消化的食物

✗ 红枣虽是补血的佳品，但不宜长期食用，否则容易胀气，还会增加体重

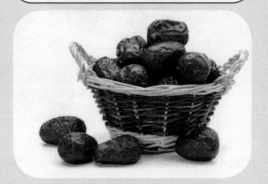

菠菜鸡肝汤

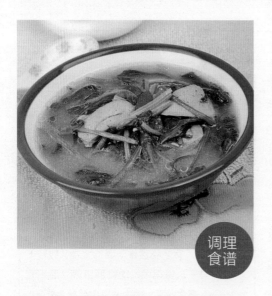

调理
食谱

原料：菠菜 100 克，鸡肝 60 克，精盐 4 克，料酒适量。

做法：

❶ 挑选新鲜菠菜，摘去黄叶，用清水洗净，切成段；鸡肝去筋膜，切成片，用少许盐和料酒拌一下。

❷ 锅中加清水适量烧开，将菠菜焯水和鸡肝汆水备用。

❸ 净锅上火倒入水，调入精盐，下入菠菜、鸡肝煲至熟即可。

功效：本品具有补肝养血的功效，适合肝血虚型的贫血患者食用。

健康指南

植物中所含的铁质被称为非血红素铁，与动物中所含的铁质相比较吸收率不高。因此，要促进铁元素的吸收就必须同时摄取蛋白质、柠檬酸、维生素 C。而菠菜中含有能提升铁质吸收的维生素 C，只要搭配蛋白质就可提高吸收率。

当归桂圆鸡肉汤

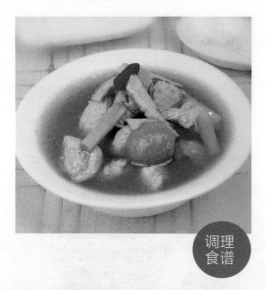

调理
食谱

原料：鸡大胸 175 克，桂圆肉 10 颗，当归 5 克，精盐 4 克，葱 5 克，姜 3 克，枸杞 5 克。

做法：

❶ 将鸡大胸肉洗净切块，放沸水中汆烫一下，捞出冲净；桂圆肉洗净；当归洗净备用；葱洗净切段，备用；姜洗净切片，备用。

❷ 汤锅上火，倒入适量清水，放入葱段、姜片，下入鸡大胸肉、桂圆肉、当归、枸杞、盐煲至成熟。

❸ 调入盐即可食用。

功效：本品具有补脾养血、宁心安神的功效，适合心血虚型的贫血患者食用。

健康指南

桂圆中含有多种营养物质，是健脾养心的传统食物，对预防失眠、心悸、神经衰弱、记忆力减退和贫血有一定的作用。食用适量的桂圆，对病后需要调养及体质虚弱的人有滋补作用。

红腰豆煲鹌鹑

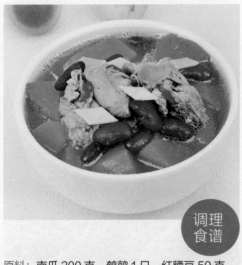

调理食谱

原料：南瓜 200 克，鹌鹑 1 只，红腰豆 50 克，精盐 4 克，味精 2 克，姜 5 克，高汤适量，香油 3 毫升。

做法：

❶ 将南瓜去皮、子，洗净切滚刀块；鹌鹑洗净剁块氽水备用；红腰豆洗净。

❷ 炒锅上火倒入花生油，将姜炝香，下入高汤，调入精盐、味精，加入鹌鹑、南瓜、红腰豆煲至熟，淋入香油即可食用。

功效：本品具有清利湿热、益气健脾、养血补血的功效，适合气血两虚型的贫血患者食用。

健康指南

红腰豆中含有丰富的铁质和蛋白质，有助于人体补充营养，有些素食主义者因为不吃肉类，身体缺乏营养，而红腰豆正好可以补充铁质，帮助合成血红蛋白，从而预防缺铁性贫血。

四物乌鸡汤

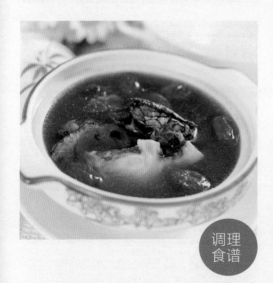

调理食谱

原料：熟地 15 克，当归 10 克，川芎 5 克，白芍 10 克，红枣 8 颗，乌骨鸡腿 1 只，盐 3 克。

做法：

❶鸡腿洗净剁块，放入沸水中氽烫，捞起冲净；所有药材用清水洗净；红枣用清水泡发。

❷鸡肉、红枣和所有药材一起放入锅中，加 7 碗水以大火煮开，转小火续煮 30 分钟。

❸熄火加盐调味即可。

功效：本品具有补血益气、滋阴补肝、养心安神的功效，适合各个证型的贫血患者食用。

健康指南

熟地具有补血滋润、益精填髓的功效。其主治血虚萎黄、眩晕心悸、月经不调、血崩不止、肝肾阴亏、潮热盗汗、遗精阳痿、不育不孕、腰膝酸软、耳鸣耳聋。

贫血忌吃的食物

贫血患者应忌食寒凉生冷食物，寒凉生冷食物容易耗伤气血，忌食富含食用碱的食物，食用碱会影响人体对铁的吸收。

浓茶 | 忌吃关键词：鞣酸、咖啡因

不宜喝浓茶的原因

浓茶中含有大量的鞣酸，人若经常饮用，鞣酸会与铁形成一种不溶性的物质，从而阻碍机体对铁的吸收，加重缺铁性贫血的程度。贫血患者应保证良好的睡眠质量，有助于病情的好转，但是浓茶中含有大量的咖啡因，咖啡因有兴奋神经中枢的作用，贫血患者经常饮用，可能会影响睡眠质量，久而久之，还有可能引发神经衰弱。

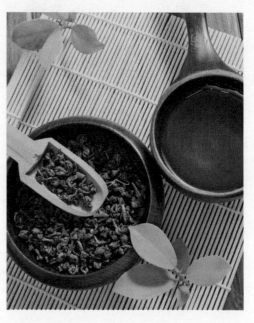

海藻 | 忌吃关键词：性寒、高铜

不宜吃海藻的原因

海藻性寒，贫血在中医学上属于"虚证"范畴，不宜食用生冷寒凉的食物，否则会加重"虚"的病情。海藻虽然含有丰富的微量元素铁，但是也含有丰富的铜，铜能影响铁的吸收，从而加重缺铁性贫血的病情。关于海藻的食用禁忌，在《本草汇言》中早有记载："如脾虚胃弱，血气两亏者勿用之。"

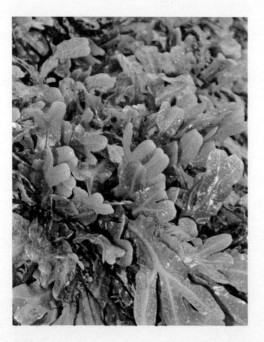

馒头

忌吃关键词：
碱性食物

不宜吃馒头的原因

馒头的主要原料是面粉，容易被消化吸收，而且营养丰富，但是贫血患者却不宜多食，因为馒头在制作的过程中加入了食用碱，这让馒头成为典型的碱性食物之一，贫血患者过多地食用碱性食物，就会在体内形成碱性的环境，从而影响人体对铁质的吸收。碱性食物也会中和胃酸，使胃酸缺乏，影响食物中铁的游离和转化。类似于馒头的碱性食物还有荞麦面、高粱等，这些食物，贫血患者也不宜多食。

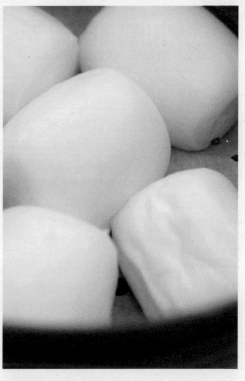

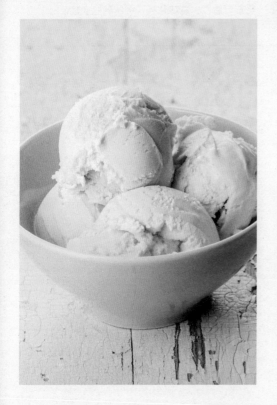

冰激凌

忌吃关键词：
高糖、生冷

不宜吃冰激凌的原因

冰激凌的主要原料为牛奶、奶粉、奶油、食糖、水等，其富含糖和脂肪，而且消化吸收率高，具有较高的热量，但是贫血患者却不宜食用，这是因为冰激凌的温度很低，食用后会刺激内脏血管，使局部出现贫血，这对于原本就贫血的患者来说，更是雪上加霜，更容易诱发胃肠炎、胆囊炎、肝炎等。冰激凌是典型的生冷食物，而中医认为，贫血患者应忌吃生冷性凉的食物，故贫血患者应忌食冰激凌。

高脂血症

症状说明

高脂血症是指血中总胆固醇或甘油三酯过高或高密度脂蛋白过低的一种全身性疾病，又称血脂异常。一般症状表现为：头晕、神疲乏力、失眠健忘、胸闷、心悸等，有些患者无明显症状。较重时会出现头晕目眩、头痛乏力、胸闷气短、肢体麻木等症，易致冠心病、中风等重病。

生活保健

加强体力活动和体育锻炼，不仅能增加热能的消耗，而且可以增强机体代谢，提高体内某些酶的活性，有利于降低甘油三酯和血中胆固醇。对体重超标的患者，应在医生指导下逐步减轻体重。避免过度紧张，过度兴奋，要保持平和的心态。

宜吃食物

宜

茄子、兔肉、芹菜、芥蓝、牡蛎、蜂蜜、荔枝、大米、黑豆、莲子、冬瓜、鲫鱼、银鱼、竹笋、银杏、白萝卜、杏仁

对症偏方

何首乌山楂乌龙茶

何首乌、女贞子、枸杞各 20 克，茯苓、泽泻、丹皮、山楂、冬瓜皮各 10 克，乌龙茶 3 克。水煎服。每日 1 剂，煎煮 2 遍，兑匀，分 3 次服用。本品可滋阴补肾、利水降脂，可治疗肝肾阴亏虚型高脂血症。

菊花大米粥

大米 100 克，白菊花 10 克，决明子 10 克，冰糖适量。先将决明子放入锅内，炒至有香气时取出，冷却后与白菊花同煮取汁去渣；另大米淘净一起煮熟，加适量冰糖，即可食用。每日 1 次。此方可益气、清热化痰，缓解高脂血症。

柠檬白菜

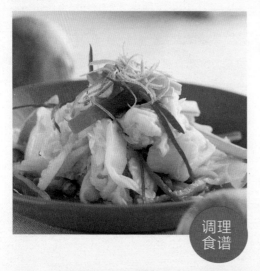

调理食谱

原料：山东白菜 80 克，海带芽 10 克，柠檬 5 克，辣椒 2 克，淀粉 5 克，盐 3 克。

做法：

❶ 辣椒去籽，切细丝，柠檬洗净，削皮，切丝；淀粉加 20 毫升水拌匀。

❷ 海带芽、白菜洗净，放入滚水汆烫至熟，捞起沥干。

❸ 起油锅，放入白菜、海带芽、辣椒丝及适量水炒匀，加入柠檬丝，加盐调味，倒入淀粉水勾芡即可。

功效：本品具有补气健脾、利水化湿、防止动脉血管硬化的功效，适合脾虚湿盛型的高脂血症患者食用。

健康指南

柠檬中的柠檬酸有收缩和增固毛细血管、降低通透性、提高凝血功能及血小板数量的作用，具有止血作用。

芥菜魔芋汤

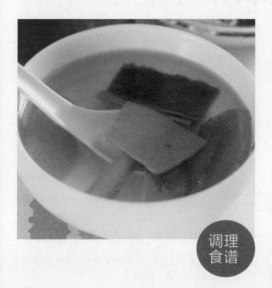

调理
食谱

原料：芥菜 300 克，魔芋 200 克，生姜 10 克，盐适量。

做法：

❶ 挑选新鲜芥菜，去除黄叶，择洗干净，切段；魔芋洗净，切片；生姜切丝备用。

❷ 锅洗净，加入适量清水，加入芥菜、魔芋及姜丝，用大火煮沸。

❸ 转中火煮至芥菜熟软，加盐调味即可饮用。

功效：本品具有理气化痰、活血化瘀、去脂降压的功效，适合痰瘀阻络型的高脂血症患者食用。

健康指南

魔芋中含有的葡萄甘露聚糖被医学界充分证明可以抑制胆固醇、降血脂、降血糖、扩张血管、预防动脉硬化等心脑血管疾病，有延年益寿的功效。魔芋有毒，食用时应将魔芋蒸煮 3 小时以上。魔芋性寒，有伤寒感冒症状的人群尽量不要食用，以免加重病情。

鲜竹笋炒木耳

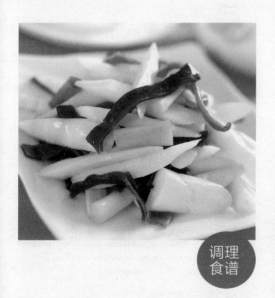

调理
食谱

原料：竹笋 200 克，黑木耳 150 克，盐 5 克，味精 3 克，葱段少许。

做法：

❶竹笋洗净，切滚刀块；黑木耳泡发洗净，切粗丝。

❷竹笋入沸水中焯水，取出控干水分，备用。

❸锅中放油，爆香葱段，下入竹笋、黑木耳炒熟，调入盐、味精，炒至入味即可。

功效：本品具有补气健脾、利水化湿、化痰下气的功效，适合脾虚湿盛型的高脂血症患者食用。

健康指南

竹笋可以吸附大量的油脂，所以肥胖的人常吃竹笋，每餐进食的油脂就会被它所吸附，降低了胃肠黏膜对脂肪的吸收和积蓄，从而达到减肥的目的，并能预防与高脂有关的疾病的发生。

中医分型及对症食疗

痰瘀阻络型

症状剖析：患者平日嗜食肥甘厚味，形体肥胖，满面油光，伴有头昏胀痛，时吐涎痰，口中黏腻不爽，口干，不欲饮水，脘腹痞满，胸闷或闷痛，四肢沉重麻木，舌苔厚腻，舌色隐紫，或有瘀斑，脉象弦滑。

治疗原则：理气化痰、活血化瘀。

对症食材：银杏、白萝卜、杏仁、海蜇、薏米、魔芋、山楂、半夏、天麻、苏子、白术、丹参、姜黄。

脾虚湿盛型

症状剖析：素体肥胖虚弱，面色萎黄，神疲乏力，食欲不振，脘腹作胀，头重如裹，身体浮肿，大便溏稀或泄泻，舌质胖大，舌色淡，舌苔白腻，脉象濡滑。

治疗原则：补气健脾、利水化湿。

对症食材：白扁豆、薏米、莲子、冬瓜、鲫鱼、银鱼、竹笋、泽泻、玉米须、山药、砂仁、白术、茯苓。

肝肾亏虚型

症状剖析：面白无华，唇甲色淡，头晕耳鸣，眼干眼花，心悸失眠，多梦易惊，头晕昏痛；妇女可见月经不调，经少经闭，腰酸疲乏，五心烦热，舌红，脉细滑或细弦等。

治疗原则：滋补肝肾、养血补虚。

对症食材：乌鸡、甲鱼、黑芝麻、黑豆、葡萄、鸽肉、韭菜、何首乌、枸杞、黄精、桑寄生、女贞子。

气阴两虚型

症状剖析：心悸气短，语声低微，精神不振，四肢乏力，头晕目眩，口干咽燥，失眠多梦，自汗盗汗，腰膝酸软，饮食减少，形体逐渐消瘦，舌

饮食指南

宜

✓ 饮食应以清淡为宜，少吃咸食，吃盐过多，会使血管硬化和血压升高。每天吃盐应在 5 克以下为宜

✓ 宜多食含钾食物，因为钾在体内能缓解钠的有害作用，促进钠的排出，可以降压。含钾的食物有：豆类、乳品、菌类及各种绿叶蔬菜，水果有橘子、苹果、香蕉、梨、菠萝、猕猴桃、西瓜等

✓ 食用油宜采用橄榄油和玉米油

忌

✗ 禁止饮酒、少食甜食

✗ 忌吃过咸的食物。过咸的食物中含有大量的钠，会使血压和血脂升高

✗ 忌食高胆固醇食物，如动物内脏、脑髓、蛋黄、肥肉、贝类、乌贼鱼、动物脂肪等，这些食物可引起高脂蛋白血症，促使脂质沉积，加重病情

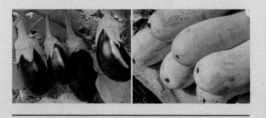

质淡红，苔白而干，脉象微弱等。

治疗原则：滋阴益气。

对症食材：猪肚、老鸭、甲鱼、牡蛎、蜂蜜、荔枝、大米、山药、灵芝、人参、麦冬、党参、冬虫夏草。

泽泻红豆鲫鱼汤

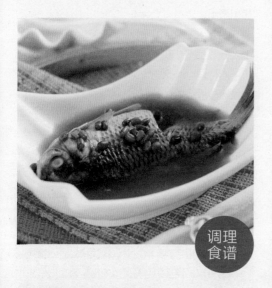

调理
食谱

原料：鲫鱼1条（约350克），红豆500克，泽泻15克。

做法：

❶ 将鲫鱼宰杀，处理干净；红豆洗净，用清水浸泡5小时；泽泻洗净，装入纱布袋中，扎紧袋口。

❷ 将鲫鱼、红豆和药袋放入锅内，加1500~2000毫升水清炖，炖至鱼熟豆烂，捞出药袋即可。

功效：本品具有补气健脾、利湿消肿、保肝降脂的功效，适合脾虚湿盛型的高脂血症患者食用。

健康指南

红豆不仅是美味可口的食品，还是医家治病的妙药，红豆含有丰富的皂角苷，可刺激肠道，有良好的利尿作用，能解酒、解毒，对心脏病和肾病、水肿患者很有益处。它还有助于降低血压和降低血液中胆固醇，中老年人可适量食用。

葱拌小银鱼

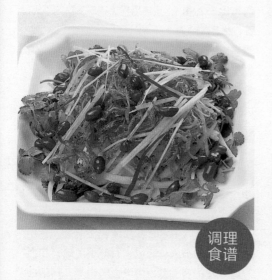

调理
食谱

原料：小银鱼200克，洋葱、熟花生米、红椒、大葱各适量，味精2克，盐3克，醋8毫升，生抽10毫升，香菜段少许。

做法：

❶洋葱、红椒、大葱洗净，切丝；银鱼洗净备用。

❷锅内注油烧热，下银鱼炸熟后捞起沥干装盘，再放入花生米、红椒、洋葱、香菜段、大葱丝。

❸再向盘中加入盐、味精、醋、生抽，拌匀即可食用。

功效：本品具有祛脂降压、补气健脾、利水化湿的功效，适合脾虚湿盛型的高脂血症患者食用。

健康指南

银鱼是极富钙质、高蛋白、低脂肪的鱼类。据现代营养学分析，银鱼营养丰富，具有高蛋白、低脂肪的特点。尤适宜体质虚弱、营养不足、消化不良、高脂血症、脾胃虚弱、虚劳等症者食用。

青豆烧兔肉

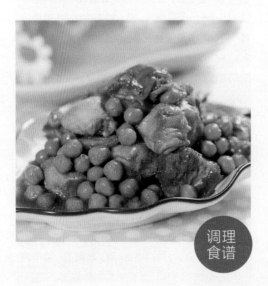

调理
食谱

原料: 兔肉 200 克, 青豆 150 克, 盐 5 克, 鸡精 3 克。

做法:

❶ 兔肉洗净, 切成大块; 青豆用清水浸泡半小时, 捞出沥干。

❷ 将切好的兔肉入沸水中氽去血水, 洗净待用。

❸ 锅上火, 加油烧热, 先下入兔肉炒至五成熟, 再下入青豆, 加少许水, 小火滚熟, 再加盐、鸡精调味即可起锅。

功效: 兔肉和青豆均有降低血脂、抑制血小板聚集的作用, 适合肝肾亏虚以及气阴两虚型的高脂血症患者食用。

健康指南

青豆是最常见的大豆种类之一, 其富含蛋白质和多种氨基酸, 营养丰富, 深受人们喜爱, 尤其适合更年期妇女、糖尿病和心血管病患者食用。青豆中含有大量的维生素和微量元素, 有多重抗病作用。一项调查曾表明: 每天吃两盘青豆, 会降低人体血液中的胆固醇。

杏仁芝麻粥

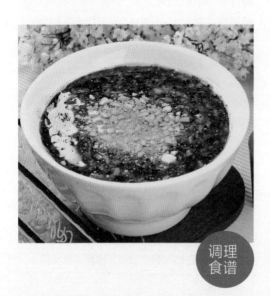

调理
食谱

原料: 黑芝麻 50 克, 杏仁 30 克, 大米 300 克, 冰糖适量。

做法:

❶将大米、杏仁用清水泡发, 淘洗干净, 备用。

❷取出一个净锅, 烧热后将黑芝麻下锅用小火炒香, 然后碾碎。

❸将大米和冷水下锅, 用大火熬 10 分钟, 之后放黑芝麻、杏仁。

❹慢慢搅拌, 20 分钟后放冰糖即可。

功效: 本品具有润肺止咳、润肠通便、排毒降脂等功效, 适合痰瘀阻络型的高脂血症患者食用。

健康指南

黑芝麻中含有亚油酸和亚麻酸, 食用后能很快被人体吸收, 有助于清除附在血管内壁的胆固醇, 清除血液垃圾, 预防动脉硬化。黑芝麻中含有丰富的维生素 E, 它有较强的抗氧化作用。

西瓜汤

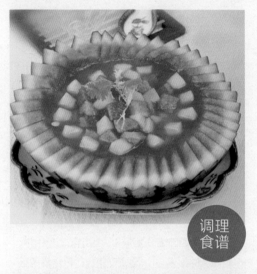

调理食谱

原料：西瓜1个，苹果100克，白糖50克，淀粉10克。

做法：

❶ 将西瓜从中间切成两半，把其中的一半挖出内瓤，做成西瓜盅，另一半去皮，切成丁；苹果清洗干净，去皮切小丁备用。

❷ 净锅上火倒入水，调入白糖烧沸。

❸ 加入西瓜丁、苹果丁，用水淀粉勾芡，倒入西瓜盅内即可食用。

功效：本品清热利尿、泻火解毒、降脂降压，适合肝肾亏虚伴有胃火的高脂血症患者食用。

健康指南

西瓜汁内含有利尿作用的钾与瓜氨酸，由于西瓜有较强的利尿作用，因此被用于治疗多种疾病。它除了能改善浮肿之外，还能将多余的盐分与尿一起排出，因此对高血压、肾炎有良好的治疗效果。

山楂茯苓槐花茶

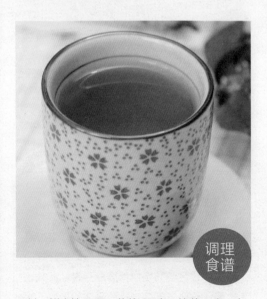

调理食谱

原料：鲜山楂4颗，茯苓10克，槐花6克，白糖少许。

做法：

❶将新鲜山楂清洗干净，去核，捣烂备用。

❷取出砂锅，倒入适量清水，把山楂和茯苓一同放入砂锅中，大火煮沸后换小火再煮10分钟左右，滤去渣，取汁代茶饮用。

❸用所制的汁泡槐花，加糖少许，温服即可。

功效：此茶可活血化瘀、疏肝理气、健脾祛湿，适合痰瘀阻络型的高脂血症患者食用。

健康指南

槐花具有凉血止血、清肝泻火的功效，可用于血热出血症、目赤头胀头痛及眩晕症，对于血热肠燥型的肛裂患者有较好的辅助治疗功效，同时对于伴有便血的患者也有良好的缓解作用。

山楂玉米须茶

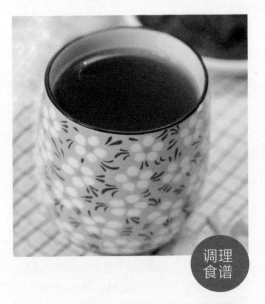

调理
食谱

原料: 山楂、荠菜花、玉米须各 8 克, 蜂蜜适量。

做法:

❶ 将山楂、荠菜花、玉米须冲洗干净, 用纱布包好, 扎紧。

❷ 取出砂锅, 在砂锅中加入 800 毫升清水, 放入包好的纱布包, 大火煮开后换小火再煮 5 分钟。

❸ 去掉纱布包, 取汁; 待药茶微温时, 加入蜂蜜即可饮用。

功效: 本品具有清热利尿、消食化积、活血化瘀、降脂瘦身的功效, 可用于痰瘀阻络型的高脂血症患者食用。

健康指南

玉米须具有利尿、泄热、平肝、利胆的功效, 主治肾炎水肿、脚气、黄疸肝炎、高血压、高脂血症、胆囊炎、胆结石、糖尿病、吐血衄血、鼻渊、乳痈等病症。日常食用玉米时, 可将玉米须事先摘除, 在户外进行风干, 去除水分之后入药用。

灵芝玉竹麦冬茶

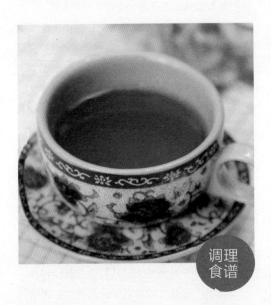

调理
食谱

原料: 灵芝、玉竹、麦冬各 10 克。

做法:

❶将灵芝、玉竹和麦冬洗净, 放清水中浸泡半小时。

❷锅中加入适量清水烧开, 将灵芝、玉竹、麦冬放入锅中, 加盖, 小火煮半小时。

❸将药茶盛出, 每天 2 次代茶饮用, 每次 1 杯。

功效: 本品具有益气补虚、生津滋阴的功效, 对气阴两虚型的高脂血症患者有很好的食疗作用。

健康指南

灵芝中所含的灵芝多糖具有广谱抑制肿瘤的作用, 是临床治疗肿瘤的良好辅助药物, 适合结肠癌、直肠癌患者。此外, 灵芝还有补气安神、止咳平喘的功效, 用于眩晕不眠、心悸气短、虚劳咳喘等症。

高脂血症忌吃的食物

　　高脂血症患者应忌食高热量、高脂肪、高胆固醇食物，如猪肝、腊肉等；忌食对心脏有刺激的食物。

椰子

忌吃关键词：
高热量、高糖

不宜吃椰子的原因

　　热量主要来源于食物中的糖和脂肪，热量供给过多，就会以脂肪的形式储存在体内，这样可导致血中甘油三酯类物质消除减慢，形成高脂血症。椰子是热量最高的几种水果之一，高脂血症患者多食不利于体重的控制。椰子含糖量很高，过量的糖分摄入会在体内转化为内源性甘油三酯，使甘油三酯水平升高，不利于高脂血症患者的病情。另外，椰子中含有大量的饱和脂肪酸，可使血清胆固醇水平升高，高脂血症患者应慎食。

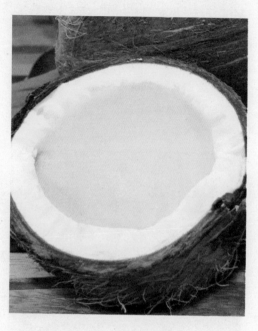

比萨

忌吃关键词：
高脂肪、高盐

不宜吃比萨的原因

　　比萨的脂肪含量比一般的食物要高，多食不仅不利于高脂血症患者的体重控制，还有可能引发动脉粥样硬化等心脑血管疾病。比萨的原料多有黄油、乳酪等，这些物质都含有大量的饱和脂肪酸和胆固醇，高脂血症患者食用可使血脂升高，诱发或引发动脉硬化等并发症。比萨在制作过程中常常需要加入较多的盐和其他调味料，所以成品比萨中往往含有较多的钠，高脂血症患者长期食用可能诱发高血压。

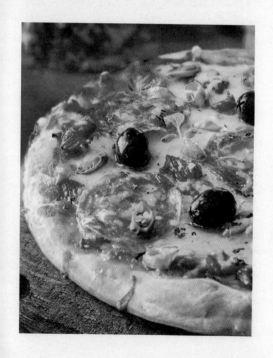

糯米

忌吃关键词：
高热量、性黏滞

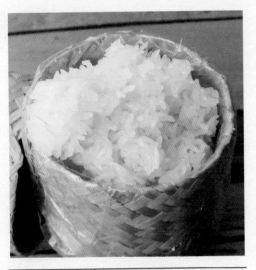

不宜吃糯米的原因

糯米的热量很高，每100克糯米可产生1460千焦的热量，过多食用容易引起肥胖，不利于高脂血症患者体重的控制。糯米，特别是冷的糯米制品黏度较高，食用后在肠道内不易被磨成"食糜"而消化吸收，所以肠胃不好的高脂血症患者要慎用。

猪肝

忌吃关键词：
高胆固醇、中毒反应

不宜吃猪肝的原因

猪肝中胆固醇含量较高，多食可使血液中的胆固醇水平升高，导致胆固醇在动脉壁上沉积，诱发动脉硬化、冠心病等。长期大量食用猪肝会使维生素A过多积聚，从而出现恶心、头痛、嗜睡等中毒现象，久之还会损害肝脏，导致骨质疏松、毛发干枯、皮疹等。

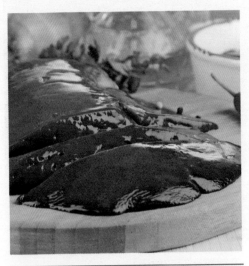

鸡肉

忌吃关键词：
饱和脂肪酸

不宜吃鸡肉的原因

鸡肉里含有大量的饱和脂肪酸，饱和脂肪酸可使血液中的低密度脂蛋白胆固醇增加，堆积在血管壁上，从而发生高血压、动脉硬化等并发症。另外，鸡肉含有较多的蛋白质，且为动物性蛋白。实验证明，过多地摄入动物性蛋白会使血压发生波动，这对于高脂血症患者尤其是合并有高血压的患者是十分不利的。

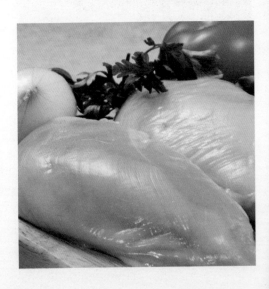

鲍鱼

忌吃关键词：
高胆固醇、高钠

不宜吃鲍鱼的原因

鲍鱼中胆固醇含量较高，每100克鲍鱼中，含胆固醇量为242毫克，高脂血症患者不宜食之。鲍鱼含钠量极高，每100克中的钠含量为2011.7毫克，食用后易造成血压升高，引发心脑血管并发症，并发有高血压病的高脂血症患者尤其要注意。鲍鱼肉难消化，肠胃功能较弱的高脂血症患者应慎食。

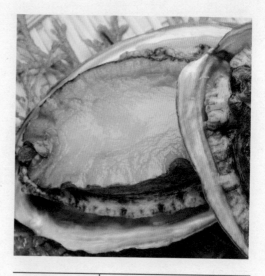

榴梿

忌吃关键词：
高糖、高脂肪

不宜吃榴梿的原因

榴梿的含糖量很高，过量的糖分摄入会在体内转化为内源性甘油三酯，使血清甘油三酯浓度升高，故高脂血症患者应尽量不吃或少吃。榴梿属于高脂水果，含有大量的饱和脂肪酸，多吃会使血液中的总胆固醇含量升高，加重高脂血症患者的病情，导致血管栓塞、血压升高，甚至可导致冠心病、中风。

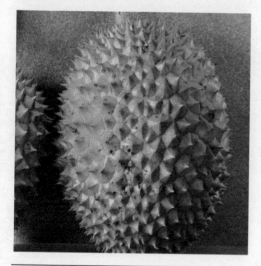

柚子

忌吃关键词：
活性物质

不宜吃柚子的原因

柚子中含有一种活性物质，对人体肠道的一种酶有抑制作用，从而干扰药物的正常代谢，令血液中的药物浓度升高，高脂血症患者需长期服用降脂药，如同时食用柚子，则相当于服用了过量的降脂药，影响血脂的控制，对高脂血症患者的病情不利。所以，高脂血症患者应尽量避免在服用药物期间吃柚子。

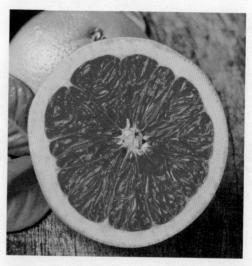

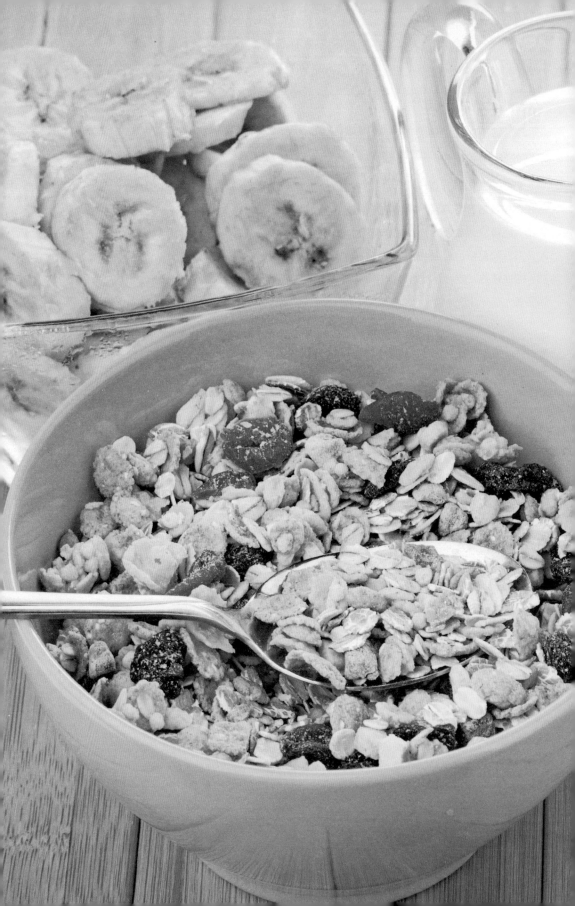

第四章
内分泌代谢疾病饮食宜忌

　　内分泌代谢疾病，是一组常见而多发的慢性非传染性疾病，近年来随着人民生活水平的改善，其发病率呈现不断上升的趋势。内分泌代谢疾病还有一个重要特点，就是病虽发一处然其累及全身，对健康的危害很大。随着现代科学技术的发展，内分泌代谢疾病的防治也有了长足的进步，放射免疫分析、酶联免疫分析、化学发光等技术的应用，胰岛素的发现及临床应用等，对于内分泌代谢疾病的诊断和治疗都有着重大的意义。

糖尿病

症状说明

糖尿病是胰岛功能减退、胰岛素抵抗引发的糖、蛋白质、脂肪、水和电解质等代谢紊乱综合征。临床上以高血糖为主要特点，空腹时，血糖大于 7.0 毫摩尔 / 升，饭后 2 小时，血糖大于 11.0 毫摩尔 / 升，即可诊断为糖尿病。典型的症状为：多饮、多尿、多食、身体消瘦。

生活保健

保持良好的生活习惯，适量运动，保证充足的睡眠，不要熬夜。糖尿病患者尽量不要在空腹或餐前运动，容易引发低血糖，一般在餐后1~2 小时运动较佳。食用亚麻籽能让餐后血糖水平下降 28% 左右。将家中的食用油换成亚麻籽油日常烹饪，不失为一种健康和美味兼得的好方法。

宜 宜吃食物

洋葱、茼蒿、扇贝、牡蛎、蛤蜊、海带、黑木耳、蘑菇、山楂、黄瓜、冬瓜、竹笋、薏米

对症偏方

益母草山药汤

生黄芪、益母草、玄参、丹参各 30 克，山药、苍术、葛根、生地、熟地各 15 克，当归、赤芍、川芎各 10 克。每日 1 剂，煎水 2 遍，兑匀，分 3 次服用。本品可滋阴止渴、活血化瘀，还可有效防止动脉硬化、冠心病等并发症的发作。

桑寄生枸杞汤

钩藤、桑寄生各 30 克，生地、花粉各 20 克，玄参、石斛、女贞子、丹参、广地龙、赤白芍各 15 克，菊花、枸杞各 10 克。每日 1 剂，煎水 2 遍，兑匀，分 3 次服用。本品可育阴息风、活血通络，适合糖尿病性中风的患者食用。

蛤蜊白菜汤

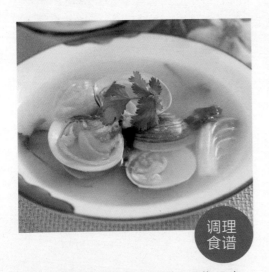

调理食谱

原料：蛤蜊 300 克，白菜 250 克，香菜 10 克，盐 5 克，高汤、生姜片、植物油各适量。

做法：

❶ 将蛤蜊剖开洗净；白菜洗净，切段；香菜洗净，切段。

❷ 锅上火，加入 5 毫升植物油烧热，下入蛤蜊煎 2 分钟至腥味去除。

❸ 锅中加入高汤烧沸，下入蛤蜊、白菜、生姜煲 20 分钟，调入盐，撒上适量的香菜即可。

功效：本品滋阴润燥、清热化痰，适合各个证型的糖尿病患者食用。

健康指南

白菜含有一种化合物，能够帮助分解同乳腺癌相联系的雌激素。故女性每天吃些白菜，可以降低患乳腺癌的风险。科学研究发现，中国女性乳腺癌发病率之所以比西方女性低得多，是由于她们常吃白菜的缘故。

蒜蓉蒸扇贝

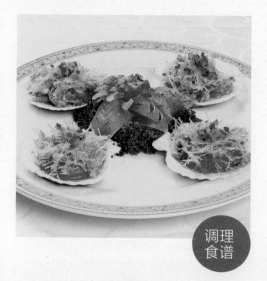

调理食谱

原料：扇贝 200 克，蒜蓉 50 克，粉丝 30 克，葱丝、红椒丁、盐、味精各适量。

做法：
❶ 扇贝洗净剖开，留一半壳；粉丝泡发，剪小段。
❷ 将贝肉洗净，剖两三刀，放置在贝壳上，撒上粉丝，上笼屉，蒸 20 分钟。
❸ 烧热油锅，下蒜蓉、葱丝、红椒丁煸香，放入盐、味精，熟后淋到扇贝上即可。
功效：此菜具有滋阴补肾、健脾和胃的功效，适合糖尿病患者食用。

健康指南

扇贝所含的谷氨酸钠是味精的主要成分，可分解为谷氨酸和酪氨酸等，在肠道细菌的作用下，转化为有毒、有害物质，随血液流到脑后部，会干扰大脑神经细胞正常代谢，因此一定要适量食用。

草菇扒芥菜

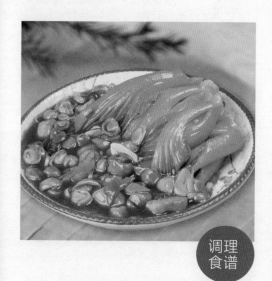

调理食谱

原料：芥菜 200 克，草菇 300 克，大蒜 10 克，老抽、盐、鸡精各适量。

做法：
❶ 将芥菜洗净，入沸水中汆熟装盘；草菇洗净沥干；大蒜去皮切片。
❷ 油锅烧热，大蒜爆香，倒入草菇滑炒片刻，再倒入老抽、少量水烹调片刻。
❸ 加盐、鸡精调味，将草菇倒在芥菜上即可。
功效：清热解毒、养阴生津、降压降脂，适合肺热伤津以及症见多食易饿、形体消瘦的糖尿病患者食用。

健康指南

芥菜含有丰富的膳食纤维，可促进结肠蠕动，缩短粪便在结肠中的停留时间，防止便秘，并通过吸附毒素降低致癌因子浓度，从而发挥解毒防癌的作用。芥菜还有清热解毒、抗菌消肿的作用，能抗感染和预防疾病的发生，抑制细菌毒素的毒性，促进伤口愈合。

中医分型及对症食疗

气阴两虚型

症状剖析: 口渴多饮,多食易饥与大便溏泻并见,或饮食减少,精神不振,四肢乏力,身体消瘦,骨蒸劳热,自汗盗汗,舌质淡,苔白而干,脉象弱。

治疗原则: 滋阴益气。

对症食材: 甲鱼、乌鸡、银耳、蛤蜊、牛奶、草菇、蘑菇、山楂、西洋参、玉竹、沙参、黄芪、白术。

肾阴亏虚型

症状剖析: 多饮多尿,尿液混浊如淘米水,或尿甜,口干唇燥,或伴腰膝酸软,头晕目昏,皮肤干燥瘙痒,舌质红,少苔或无苔,脉细数。

治疗原则: 滋阴补肾。

对症食材: 扇贝、乌鸡、牡蛎、黑木耳、海带、芝麻、枸杞、女贞子、首乌、黄精。

肺热伤津型

症状剖析: 患者自觉烦躁易怒,口干舌燥,口渴多饮,小便频多,舌尖红,苔薄黄而干,脉洪数。

治疗原则: 清热养阴。

对症食材: 兔肉、苦瓜、竹笋、胡萝卜、银耳、南瓜、莲藕、番茄、金银花、葛根、知母、天花粉、麦冬。

饮食指南

宜

√ 糖尿病患者的膳食要多样化,营养要均衡,多食粗粮、蔬菜

√ 宜少食多餐,少细多粗,少荤多素,少肉多鱼,少油多清淡

√ 糖尿病患者一旦出现低血糖现象,就应立即补充糖分或食物

√ 宜每天饮用绿茶,绿茶由于未经发酵,多酚的含量较高。多酚具有较强的抗氧化性能和降血糖作用,它还能对血糖的释放起到控制作用

忌

× 忌煎、炸等烹调方法,多用蒸、煮、拌、卤等方法来烹制菜肴,可减少油脂的摄入量

× 忌食糖分含量高的食物,忌油脂过多的食物

× 忌饮酒。糖尿病患者的肝脏解毒能力较差,饮酒势必会加重肝脏的负担而引起损伤。过量饮酒还容易发生高脂血症和代谢紊乱

阴阳两虚型

症状剖析: 小便频数,混浊如淘米水样,甚至饮多少尿多少,面色黧黑,皮肤焦干,腰膝酸软,形寒肢冷,阳痿不举,神疲乏力,舌淡苔白而干,脉沉细无力。

治疗原则: 滋阴补肾。

对症食材: 乌鸡、洋葱、茼蒿、龟肉、羊奶、猪腰、鸽子肉、人参、山萸肉、肉桂、熟地、黄精、山药。

如意蕨菜蘑

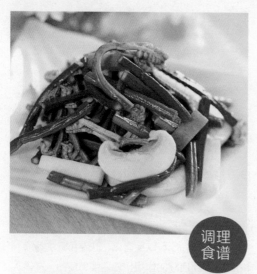

调理食谱

原料：蕨菜嫩秆、蘑菇、鸡脯肉丝、胡萝卜、白萝卜各适量，盐、淀粉、葱丝、姜丝、料酒、蒜片、鲜汤各适量。

做法：

❶ 蕨菜洗净切段；蘑菇洗净切片；胡萝卜、白萝卜洗净切段；鸡脯肉丝用温热油滑熟。

❷ 锅内放油烧热，用葱丝、姜丝、蒜片炝锅，放蕨菜段、胡萝卜、白萝卜煸炒，入鸡脯肉丝、蘑菇片、鲜汤及调料，汤沸后用淀粉勾芡，煨至入味即可。

功效：本品清热解毒、健脾益胃，适合肺热伤津型的糖尿病患者食用。

健康指南

蕨菜别名龙头菜、如意菜、乌糯、拳菜，是一种多年生草本植物，是野菜的一种。蕨菜鲜嫩细软，余味悠长，且营养价值高，又有多种药用功能，享有"山珍之王"的美誉。

胡萝卜烩木耳

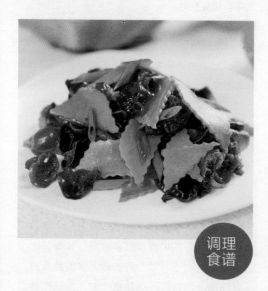

调理食谱

原料：黑木耳200克，胡萝卜200克，葱花、料酒、盐、生抽、鸡精、橄榄油各适量。

做法：

❶将黑木耳用冷水泡发洗净；胡萝卜洗净切片。

❷锅置火上，倒入5毫升橄榄油。待油烧至七成热时，放入适量葱花煸炒，随后放黑木耳稍炒一下，再放胡萝卜片，翻炒均匀。

❸依次放入适量的料酒、盐、生抽、鸡精，炒匀即可。

功效：此菜滋阴补虚、润肠通便，适合各个证型的糖尿病患者食用。

健康指南

胡萝卜性平味甘，具有下气、定喘、祛痰、消食、除胀、止痛等功效。胡萝卜能提供丰富的维生素A，具有促进机体正常生长、防止呼吸道感染、保持视力正常、治疗夜盲症和眼睛干燥症等功能。

醋熘西葫芦

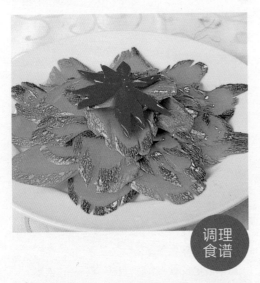

调理
食谱

原料：西葫芦 500 克，红尖椒 30 克，香油 4 毫升，白醋 10 毫升，盐、味精、生抽各适量。

做法：
❶ 将西葫芦、红尖椒洗净，改刀，入沸水中氽熟，装盘。

❷ 把香油、盐、味精、生抽和白醋一起放入碗中，调匀成调味汁，均匀淋在西葫芦和红尖椒上即可。

功效：本菜可除烦止渴、生津利尿，对于肺热伤津所致的口干舌燥、口渴多饮、小便频多等症有较好调理作用。

健康指南

中医认为，西葫芦具有清热利尿、除烦止渴、润肺止咳、消肿散结的功能。对烦渴、水肿腹胀、疮毒以及肾炎、肝硬化腹水等症具有辅助治疗的作用；能增强免疫力，发挥抗病毒和肿瘤的作用；能促进人体内胰岛素的分泌，可有效地防治糖尿病，预防肝肾病变。

西芹炖南瓜

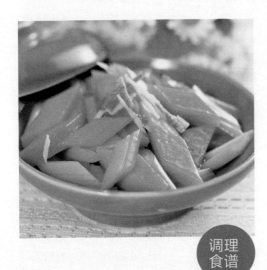

调理
食谱

原料：南瓜 200 克，西芹 150 克，姜片、葱段、盐、味精、水淀粉各适量。

做法：
❶西芹取茎洗净，切菱形片；南瓜去皮、去瓤，洗净，切菱形片。

❷锅中加入适量清水烧开，将西芹片、南瓜片一起下水锅中焯水，然后捞出，沥干水分。

❸装入砂锅中，于中火上炖 5 分钟，下入调味料翻匀即可。

功效：本品具有滋阴、利尿、止渴的功效，对于糖尿病患者尿量频多、大便干燥、口渴多饮等症有较好的调理作用。

健康指南

南瓜又称番瓜、倭瓜，被誉为"特效保健蔬菜"和"最佳美容食品"，南瓜中含有一种叫作"钴"的成分，食用后有补血作用。南瓜可以调整糖代谢，增强机体免疫力，还能防止血管动脉硬化。

番茄豆腐汤

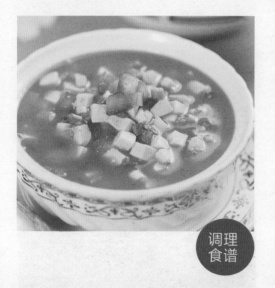

调理食谱

原料：豆腐150克，番茄250克，葱花、盐、味精、淀粉各适量。

做法：

❶ 将豆腐洗净，切粒；番茄洗净，入沸水余烫后剥皮，切成粒。

❷ 豆腐入碗，加番茄、盐、味精、淀粉一起拌匀。

❸ 将炒锅置中火上，下油烧热，倒入豆腐、番茄，翻炒至香，再炒约5分钟，撒上适量葱花即可。

功效：本品具有降糖降压、清热解毒、养心润肺的功效，适合肾阴亏虚型、肺热伤津型的糖尿病患者食用。

健康指南

　　中医认为，番茄味甘、酸，性微寒，入肝、脾、肾经脉，可养颜美容、消除疲劳、增进食欲。番茄含有番茄红素，能够保护心血管，具有抗氧化、抑制突变、延缓衰老等多种功能。

鸡腿菇扒竹笋

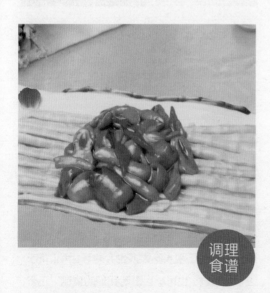

调理食谱

原料：鸡腿菇50克，青椒、红椒各20克，竹笋50克，盐、酱油、香油各适量。

做法：

❶鸡腿菇洗净，沥干水分；青椒、红椒分别洗净切片待用。

❷将竹笋洗净，放入沸水中，略焯烫，捞出装盘待用。油锅烧热，放入鸡腿菇快炒，放盐、酱油，翻炒均匀，加入青椒、红椒，炒熟后淋上香油，起锅，倒在装有竹笋的盘中即可。

功效：本品具有生津利尿、益胃消食、增强体质的功效，适合各个证型的糖尿病患者食用。

健康指南

　　鸡腿菇含有丰富的蛋白质、脂肪、纤维，还含有20种氨基酸，人体必需的8种氨基酸全部具备。鸡腿菇含有多种维生素和矿物质，它们参与体内糖代谢，能降低血糖、调节血脂，对糖尿病患者和高脂血症患者有保健作用。

糖尿病忌吃的食物

糖尿病患者应忌食高糖、高热量、高脂肪食物，如糯米、芋头、荔枝、甘蔗、肥肉等。

荔枝

忌吃关键词：
性热、高糖

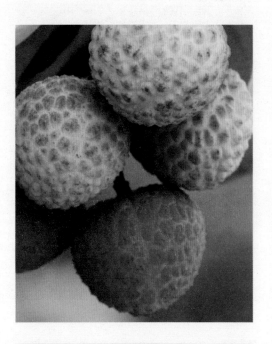

不宜吃荔枝的原因

糖尿病患者应避免食用高糖食物。荔枝中葡萄糖含量高达66%，果糖和蔗糖的含量也很高，易使血糖升高。荔枝性温热，易助热上火，引起体内糖代谢紊乱，加重糖尿病患者的病情。荔枝属于高血糖生成指数食物，食用后容易被人体吸收从而使血糖快速升高。荔枝中含有大量的果糖，果糖只有通过肝脏的转化酶转换为葡萄糖后，才能被人体所利用。糖尿病患者的肝脏功能减弱，大量食用荔枝，容易造成血糖紊乱。

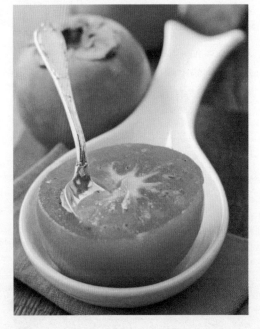

柿子

忌吃关键词：
高糖、性寒

不宜吃柿子的原因

柿子中的含糖量极高，每100克熟柿子中含糖可达5～20克，且主要是葡萄糖、红糖和果糖，能使血糖快速上升。柿子性寒，肠胃虚寒的糖尿病患者多食易造成腹泻。此外，柿子常被制成柿饼，含糖量也很高，也应禁食。柿子除了含有大量的糖类，糖尿病患者不宜食用外，如果正常人吃太多也会对牙齿和口腔产生不利影响，也可能会影响我们的食欲。还有，柿子中的鞣酸对人体的钙、镁等微量元素的吸收有影响，容易导致营养不良。

鲍鱼

忌吃关键词：
高胆固醇、高钠

不宜吃鲍鱼的原因

鲍鱼中胆固醇的含量较高，每100克鲍鱼中，含有242毫克胆固醇，糖尿病患者不宜食用。鲍鱼含钠量较高，每100克鲍鱼中，含有2011.7毫克钠，糖尿病患者多食易造成血压升高，引发心脑血管并发症。鲍鱼肉难消化，肠胃功能较弱的糖尿病患者应慎食。

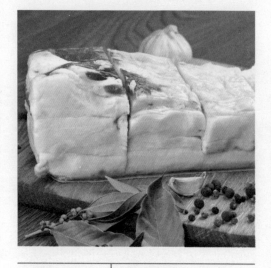

肥肉

忌吃关键词：
高脂肪、高胆固醇

不宜吃肥肉的原因

猪肥肉的脂肪含量很高，每100克肥肉中含有脂肪88.6克，其热量也很高，每100克肥肉可产生3381千焦热量，不利于糖尿病患者血糖和体重的控制。猪肥肉中还含有大量的饱和脂肪酸和胆固醇，二者可结合沉淀于血管壁，诱发动脉硬化等心脑血管并发症。

油条

忌吃关键词：
热量、高钠、高油脂

不宜吃油条的原因

油条经高温油炸而成，很多营养成分都被破坏了。不仅如此，油条还是高热量食物，有着难以消化、吸收率低等特点，多吃会导致体内热量过剩、血糖上升，还会造成营养失衡。油条含钠量较高，每100克油条中含钠585.2毫克，多食可能引致水肿、血压升高。油条表面裹着大量油脂，不易被消化，肠胃功能较差的糖尿病患者要慎食。

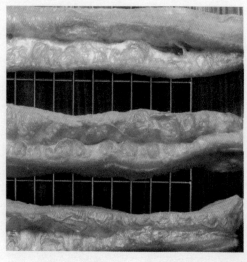

猪肝

忌吃关键词：
高胆固醇、高铁

不宜吃猪肝的原因

　　猪肝中胆固醇含量较高，不利于血糖控制，还会增加肾脏负担，不利于肾脏的病情控制。猪肝中含铁量非常丰富，每100克中含铁22.6毫克，适当食用可有效地调节和改善贫血患者的造血功能，但是如多食会使体内储存较多的血红元素铁，从而加重机体损伤，加重糖尿病患者的病情。

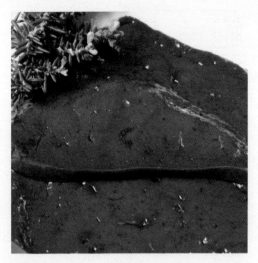

糯米

忌吃关键词：
高碳水化合物

不宜吃糯米的原因

　　糯米热量较高，每100克糯米中含有碳水化合物78.3克，糖尿病患者食用后可使血糖升高，对糖尿病患者的病情不利。糯米的血糖生成指数高达87，而血糖指数越高，人食用后升高血糖的效应就越强。而且糯米煮熟后很黏，在胃中停留的时间较长，不易被磨成"食糜"而消化，但一经进入小肠，就会被迅速消化吸收，转变为血糖，不利于糖尿病患者的病情。

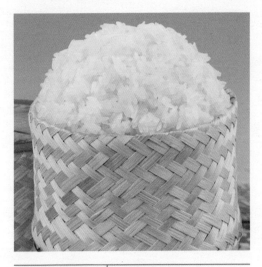

红薯

忌吃关键词：
高糖、气化酶

不宜吃红薯的原因

　　红薯中淀粉和糖的含量都较高，糖尿病患者不宜食用淀粉和糖含量过高的食物，因为淀粉和糖都极易使血糖升高，引起血糖的大波动，不利于糖尿病患者血糖的控制。另外，红薯中含有"气化酶"，多食可能出现胃灼热、肚胀排气等现象，不利于糖尿病患者的病情的控制。

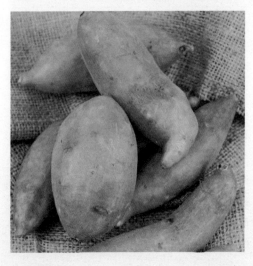

土豆

忌吃关键词：
高淀粉

不宜吃土豆的原因

土豆中的淀粉含量较高，食用后能为人体提供大量的热量，糖尿病患者不宜多吃，并且在食用土豆时应该相应减少主食的进食量。土豆的血糖生成指数为62，属于中等血糖生成指数的食物，食用后较容易使血糖升高。另外，土豆的血糖指数还与烹饪方式有关，其中土豆泥的血糖指数最高，其次是炸薯条、炖土豆块、土豆丝等，故糖尿病患者应慎食土豆。

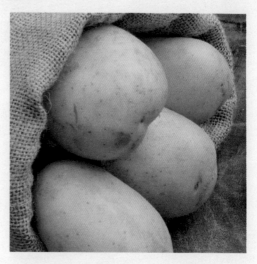

雪里蕻

忌吃关键词：
性温、高盐

不宜吃雪里蕻的原因

糖尿病患者多属阴虚火旺体质，而雪里蕻性温，糖尿病患者久食可积温成热，加重病情。雪里蕻常常被腌制成咸菜，含盐量较高，糖尿病患者提倡"食不达咸"，要避免进盐过多。且糖尿病是一种容易引起并发症的疾病，钠盐摄入过多容易引起高血压，高血压又会提高脑卒中和心脑血管疾病的发病概率，故糖尿病患者特别是合并有高血压的患者要慎食雪里蕻。

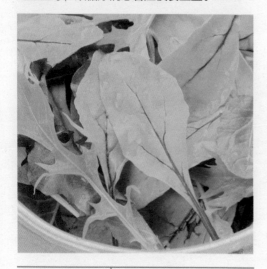

芋头

忌吃关键词：
高淀粉

不宜吃芋头的原因

芋头含淀粉量特别丰富，每100克芋头中含69.6克的淀粉。淀粉是由葡萄糖分子聚合而成的，属于多糖类物质，在消化的过程中会被分解成葡萄糖小分子而被人体吸收，糖尿病患者应慎食。另外，芋头含有黏性多糖类物质，极易被消化和吸收，从而易引起血糖快速上升，使血糖更难控制。

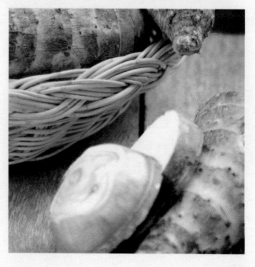

薯片

忌吃关键词：
高热量、高糖

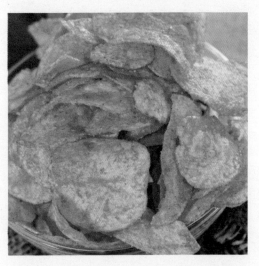

不宜吃薯片的原因

薯片的营养价值很低，含有大量脂肪和能量，多吃破坏食欲，容易导致肥胖。薯片属于高热量、血糖生成指数较高的食物，糖尿病患者不宜食用。薯片中含有致癌物丙烯酰胺，过量食用会使丙烯酰胺大量堆积，增加糖尿病患者患癌症的风险。薯片的口味多用盐等调制，长期食用易患心血管疾病。

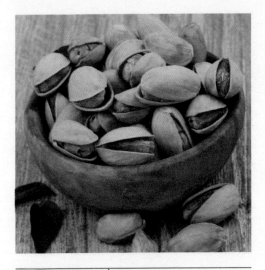

开心果

忌吃关键词：
高磷

不宜吃开心果的原因

开心果的脂肪含量很高，热量极高，糖尿病患者食用后，容易引起血糖升高，肥胖型糖尿病患者尤不适宜。开心果中磷的含量极高，这对于存在磷代谢障碍的糖尿病并发肾病的患者来说，无疑是雪上加霜。开心果中的钠含量较高，食用后容易导致血压升高，糖尿病并发高血压病的患者慎食。

牛油

忌吃关键词：
高脂肪、高热量

不宜吃牛油的原因

牛油的脂肪含量极高，每100克牛油中含脂肪92克，且其热量极高，每100克牛油可产生3500千焦热量，糖尿病患者食用后会引起体重增加和血糖升高，不利于病情控制。牛油中的胆固醇含量和饱和脂肪酸含量都很高，多食容易引起冠心病、动脉硬化等心脑血管并发症。

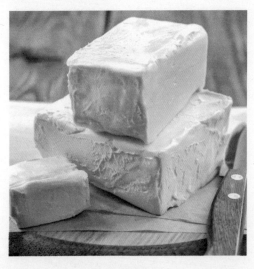

痛风

症状说明

痛风是人体内嘌呤物质的代谢紊乱，尿酸合成增加或排出减少，造成血尿酸浓度过高，尿酸以钠盐的形式沉积在关节、软骨和肾脏中，引起组织异物炎性反应。症状有：关节部位红肿、热、剧烈疼痛反复发作，关节畸形等，常发于大拇指、踝、膝、足背、足跟、指腕等关节部位。

生活保健

注意劳逸结合，避免过度用脑、过度劳累、精神紧张，肥胖者要积极减肥，减轻体重，这些对于防止痛风发生颇为重要。禁用或少用影响尿酸排泄的药物：如青霉素、四环素、大剂量的利尿剂、胰岛素、维生素 B_1 和维生素 B_2 及小剂量阿司匹林等。

宜吃食物

宜

黑米、玉米、绿豆、莴笋、南瓜、桑葚、黑豆、樱桃、薏米、生姜、冬瓜

对症偏方

黄柏陈皮丸

黄柏、威灵仙、陈皮、羌活各 30 克，苍术、赤芍各 50 克，甘草 10 克。将以上药材共研末，加蜂蜜做成药丸服用，每日 2 次，每次 20 克。本品有清热除湿、活血通络的功效，主治湿热痹阻型痛风。

党参白术丸

党参、白术、熟地、黄柏各 60 克，山药、半夏、龟板各 30 克，锁阳、干姜灰各 15 克。将以上药材共研末，粥糊为丸（以粥为黏合剂加入药粉自拍成丸剂），每次 10 克，每日 3 次。本品补脾益肾、化痰散结，主治气血两虚，痰浊痛风。

炖南瓜

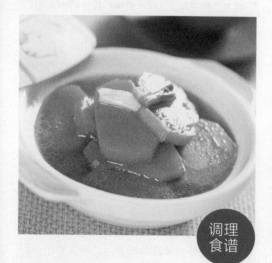

调理食谱

原料：南瓜 300 克，生姜 20 克，盐 3 克，葱 10 克。

做法：

❶ 将南瓜去皮、去瓤，切成厚块；葱洗净，切圈；姜去皮切丝。

❷ 锅上火，加油烧热，然后下入姜、葱炒香。

❸ 再下入南瓜，翻炒几下后倒入适量清水，中火炖 10 分钟，出锅之前调入盐即可。

功效：本品可益气补虚、散寒化痰、消炎止痛，适合风寒湿痹阻型、脾肾阳虚型以及痰瘀阻滞型的痛风患者食用。

健康指南

南瓜能促进胆汁分泌，加快胃肠蠕动，帮助食物消化。有报道说，常吃南瓜可以化掉胆结石。南瓜可以保护胃肠道黏膜不受粗糙食物刺激，促进溃疡面愈合。常吃南瓜，可使肌肤丰美，尤其对女性有美容作用。

酸甜莴笋

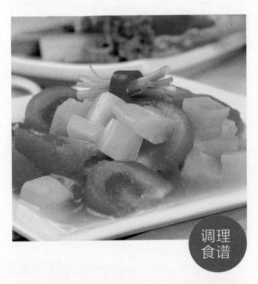

调理
食谱

原料：嫩莴笋500克，番茄2个，柠檬汁50毫升，糖10克，盐适量。

做法：

❶ 莴笋削去外皮，用清水洗净，切丁，放入沸水中焯一下；番茄洗净去皮，切块。

❷ 将所有调味料一起放入碗中调成味汁，放入冰箱冷藏8分钟。

❸ 将所有材料放入容器，淋上味汁拌匀即可。

功效：本品具有清热解毒、利水消肿、镇静安眠的功效，适合湿热痹阻型的痛风患者食用。

健康指南

莴笋可凉拌生食，也可炒食、烧汤，还可腌渍、干制，是我国城乡居民的家常蔬菜。但是长久以来，人们在莴笋的食用习惯上有一个误区：只吃笋，不吃叶。其实，嫩叶在口感上并不差，特别是在营养上更可取。

木瓜汁

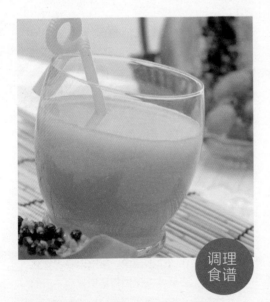

调理
食谱

原料：木瓜1个，菠萝1个，蜂蜜适量。

做法：

❶将木瓜去皮、去瓤后切成小块备用；菠萝去皮后洗净，用盐水浸泡5分钟，切成块。

❷将木瓜与菠萝放入榨汁机中，榨汁机中再加入适量凉开水，一起搅打成汁。

❸倒入杯中，加入适量蜂蜜搅拌均匀即可饮用。

功效：本品具有清热利尿、祛湿通络、生津止渴的功效，适合湿热痹阻型的痛风患者食用。

健康指南

木瓜中的番木瓜碱对人体微有毒性，因此每次食用不宜过多，多吃会损筋骨、腰部和膝盖。体质虚弱及脾胃虚寒的人，不要食用经过冰冻后的木瓜。怀孕时不能吃木瓜，因为此时吃木瓜会引起子宫收缩，引起腹痛。

中医分型及对症食疗

湿热痹阻型

症状剖析： 关节红肿热痛，病势较急，局部灼热，得凉则舒。伴发热，口渴，心烦，小便短黄，舌质红，苔黄或腻，脉象滑数或弦数。

治疗原则： 清热利湿、通络止痛。

对症食材： 薏米、木瓜、西瓜、玉米、绿豆、冬瓜、苍术、黄柏、知母、石膏、金银花、连翘、地龙、川牛膝、威灵仙。

痰瘀阻滞型

症状剖析： 关节肿痛，反复发作，时轻时重，局部硬节，或见痛风石。伴关节畸形，屈伸不利，局部皮色暗红，体虚乏力，面色青暗，舌质绛红有瘀点，苔白或黄，脉象沉滑。

治疗原则： 化痰散结、活血通络。

对症食材： 薏米、南瓜、木耳、香菇、山楂、半夏、川芎、茯苓、陈皮、当归、丹参、桃仁、红花、秦艽、炮山甲。

风寒湿痹型

症状剖析： 关节肿痛，屈伸不利，或见局部皮下结节、痛风石。伴关节喜温，肢体沉重麻木，小便清长，大便溏薄，舌质淡红，苔薄白，脉象弦紧或濡缓。

治疗原则： 祛风散寒、除湿通络。

对症食材： 樱桃、花椒、生姜、韭菜、洋葱、桂枝、白芍、黄芪、制川乌、防己、川芎、羌活。

脾肾阳虚型

症状剖析： 关节肿痛持续，肢体及面部水肿。伴气短乏力，腰膝酸软，畏寒肢冷，纳呆呕恶，腹胀便溏，舌质淡胖，苔薄白，脉象沉缓或沉细。

治疗原则： 健脾益肾、温阳散寒。

饮食指南

宜

- ✓ 多食瓜果蔬菜，如绿豆、莴笋、木瓜、冬瓜、西瓜等，这些多有利尿作用，可促进尿酸的排泄
- ✓ 饮食清淡，限制每天总热能的摄入，低脂低糖低盐，少用强烈刺激的调味料或香料
- ✓ 多喝水，每日应该喝水 2000~3000 毫升，促进尿酸排除

忌

- × 少吃碳水化合物，少吃蔗糖、蜂蜜，因为它们含果糖很高，会加速尿酸生成
- × 荤腥不要过量，少吃鱼、虾蟹、动物内脏等食物，因为这些食物含嘌呤成分较高，常食会加重痛风
- × 忌饮酒，酒精容易使体内乳酸堆积，对尿酸排出有抑制作用

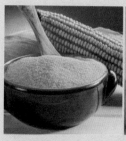
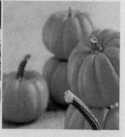

对症食材： 樱桃、花椒、胡椒、生姜、制附子、白术、黄芪、杜仲、补骨脂、仙灵脾、肉苁蓉、骨碎补。

樱桃番茄汁

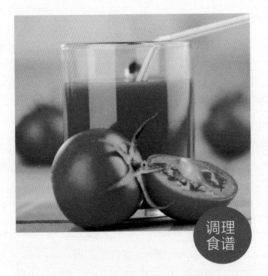

调理食谱

原料: 柳橙 150 克，樱桃 300 克，番茄 1 个，柠檬汁 30 毫升，蜂蜜 10 毫升。

做法:

❶ 将番茄去蒂，洗净，放入沸水锅中略烫一下，再捞出冲凉，去除外皮，切块备用；橙子切成小瓣，去皮及核，取出果肉；樱桃洗净备用。

❷ 将番茄、柳橙、樱桃放入果汁机中，加入柠檬汁、蜂蜜搅打均匀，倒入杯中即可。

功效: 本品具有解渴利尿、祛风除湿的功效，尤其适合暑热烦渴、风湿病、痛风等患者食用。

健康指南

市场上的番茄主要有两类: 一类是大红番茄，糖、酸含量都高，味浓；另一类是粉红番茄，糖、酸含量都低，味淡。如果要生吃，应当买粉红的，因为这种番茄味淡，生吃较好。要熟吃，应尽可能地买大红番茄，这种番茄味道浓郁。

番茄西瓜西芹汁

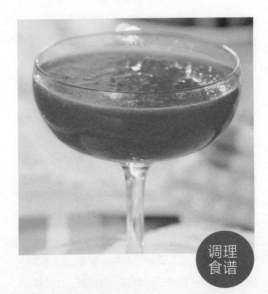

调理食谱

原料: 番茄 100 克，西瓜 200 克，西芹 50 克。

做法:

❶ 将番茄去蒂，洗净，放入沸水锅中略烫一下，再捞出冲凉，去除外皮，切块备用。

❷ 西芹择洗干净，去除老筋，切段待用；西瓜瓤去籽，切成小块。

❸ 将所有材料放入榨汁机中，一起搅打成汁，滤出果肉即可。

功效: 本品具有清热解暑、利尿通便、降糖降压的功效，适合湿热痹阻型的痛风患者食用。

健康指南

西瓜是夏令瓜果，冬季不宜多吃。西瓜寒凉，过分的寒凉刺激会减弱正常的胃蠕动，影响胃功能。因此，脾胃虚寒、消化不良及有胃肠道疾患的人，应少吃或不吃西瓜。西瓜也不宜一次吃得太多，否则会使大量水分进入胃中，冲淡胃液，造成消化不良。

威灵仙牛膝茶

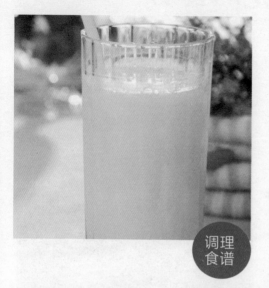

调理
食谱

原料：威灵仙、牛膝各 10 克，车前子 5 克，白糖适量。

做法：

❶ 先将威灵仙、牛膝、车前子洗净，放入茶杯。

❷ 锅洗净，置火上，倒入 600 毫升水，烧开。

❸ 将刚烧沸的水倒入杯中，冲泡威灵仙、牛膝、车前子，加盖闷 10 分钟，调入白糖即可。

功效：本品具有祛风除湿、活络通经、利尿通淋的功效，适合湿热痹阻、痰瘀阻滞型的痛风患者食用。

健康指南

威灵仙具有祛风除湿、通络止痛的功效。《本草纲目》记载，威灵仙性温，味微辛咸。辛泄气，咸泄水，故风湿痰饮之病，气壮者服之有捷效，其性大抵疏利，久服恐损真气，气弱者亦不可服之。

川乌粥

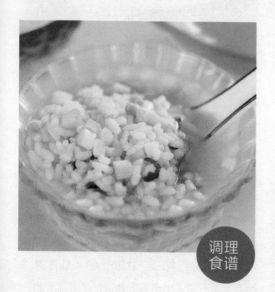

调理
食谱

原料：川乌、桂枝各 10 克，肉桂 5 克，葱白 2 根，大米 100 克，红糖适量。

做法：

❶ 先将川乌洗净，沥干，煎 90 分钟；大米洗净。

❷ 下洗净的桂枝、肉桂、葱白，再煎 40 分钟。

❸ 取汁与大米煮粥，粥熟调入红糖稍煮即成。

功效：本品具有活血通络、祛风除湿的功效，适合风寒湿痹以及脾肾阳虚型的痛风患者食用。

健康指南

川乌具有祛风除湿、温经止痛的功效。用于风寒湿痹、关节疼痛、心腹冷痛、寒疝作痛等症。川乌有很强的毒性，多在炮制后用。川乌的用量为 15~30 克。剂量最好不要超过 60 克，最好煎煮 2 小时以上，可以有效地降低毒性。

痛风 忌 吃的食物

痛风患者应忌食富含嘌呤的食物，因嘌呤摄入过多会导致尿酸浓度过高，从而加重痛风。

鹅肉

忌吃关键词：
发物、甘润肥腻

不宜吃荔枝的原因

关于鹅的食用禁忌，《本草纲目》中早有记载："鹅，气味俱厚，发风发疮，莫此为甚。"而《饮食须知》中也提出："鹅卵性温，多食鹅卵发痼疾。"由此可见，鹅肉、鹅卵均为大发食物，痛风患者食用可能诱发并发症的发作。鹅肉甘润肥腻，多食能助热碍湿，湿热痹阻型的痛风患者不宜食用，否则可加重其关节红肿热痛、局部灼热、发热、口渴、心烦、小便短黄、脉象滑数或弦数等症状。

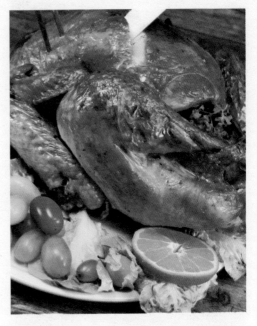

桂圆

忌吃关键词：
性温、腺嘌呤

不宜吃桂圆的原因

桂圆性温热，多食可助热上火，壅滞经络，湿热痹阻型的痛风患者不宜食用，否则可加重其关节红肿热痛、局部灼热、发热、口渴、心烦、小便短黄、脉象滑数或弦数等症状。桂圆含腺嘌呤，对于需限制嘌呤摄入的痛风患者来说不适宜。关于桂圆的食用禁忌，《药品化义》中有记载曰："甘甜助火、亦能作痛。"而《本草汇言》中也有记载说："甘温而润，恐有滞气。"

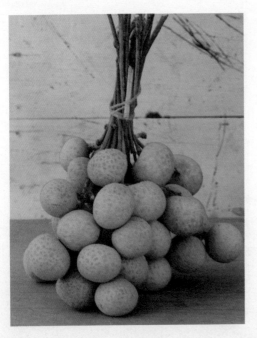

豆腐

忌吃关键词：
高嘌呤、高蛋白质

不宜吃豆腐的原因

　　痛风是由于人体内的嘌呤类物质发生代谢紊乱而致，而豆腐含有较多的嘌呤类物质，食用过多容易出现尿酸沉积，从而诱发痛风并发症。豆腐的蛋白质含量极为丰富，植物蛋白质经过代谢变化，大部分会成为含氮废物，由肾脏排出体外，而痛风患者大多数伴有肾脏病变，摄入过多的植物蛋白质，会加重肾脏的负担，使肾功能进一步衰退。

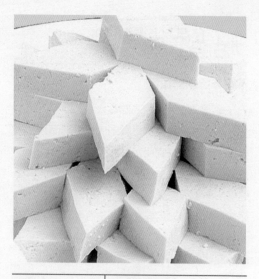

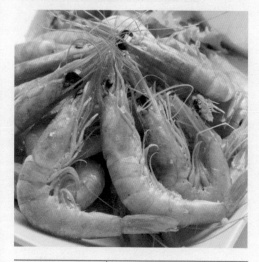

虾

忌吃关键词：
高嘌呤、性温

不宜吃虾的原因

　　虾和螃蟹一样，都是高蛋白、高嘌呤食物，痛风患者不宜食用，否则会出现体内尿酸沉积，从而诱发痛风并发症。虾性温，多食会积温成热，湿热痹阻型的痛风患者不宜食用，否则可加重其关节红肿热痛、局部灼热、发热、口渴、心烦意乱、小便短黄、脉象滑数或弦数等症状。

鸡汤

忌吃关键词：
高嘌呤

不宜喝鸡汤的原因

　　鸡汤含有很多的嘌呤类物质，而痛风是由于人体内的嘌呤类物质发生代谢紊乱而致，含这类物质的食物都是痛风患者应忌食的，所以痛风患者不宜食用鸡汤，否则可出现尿酸沉积，从而诱发痛风并发症。鸡肉含有的嘌呤量在同类食物中排中等的位置，所以痛风患者不是绝对忌食，但是需慎重食用，注意控制好食用量。

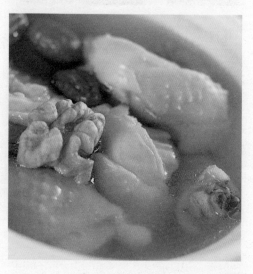

螃蟹

忌吃关键词：
高嘌呤、性寒

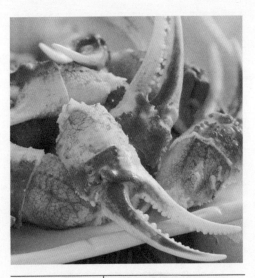

不宜吃螃蟹的原因

　　螃蟹属于高蛋白高嘌呤食物，而痛风是由于人体内的嘌呤类物质发生代谢紊乱而致，所以痛风患者不宜食用，否则可出现尿酸沉积，从而诱发痛风并发症。螃蟹性寒，风寒湿痹型的痛风患者不宜食用，否则可加重其关节肿痛、屈伸不利、关节喜温、肢体沉重麻木、小便清长、大便溏薄、舌质淡红、苔薄白、脉象弦紧或濡缓等症状。

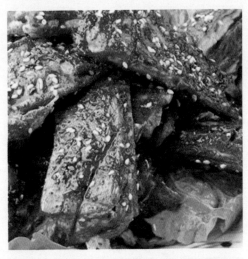

羊肉

忌吃关键词：
高嘌呤、性热

不宜吃羊肉的原因

　　羊肉富含嘌呤物质，特别是羊肉常常被人们吃火锅时食用，如此摄入的嘌呤物质更是成倍的增长，更加容易出现尿酸沉积的问题，从而诱发痛风并发症，故痛风患者不适宜食用羊肉。羊肉属于大热性食物，湿热痹阻型的痛风患者不宜食用，否则会加重其关节红肿热痛、局部灼热、发热、口渴、心烦、小便短黄、脉象滑数或弦数等症状。

啤酒

忌吃关键词：
鸟苷酸、酒精

不宜喝啤酒的原因

　　啤酒本身的嘌呤含量不高，仅仅含 2~5 毫克，但是它含有较多的鸟苷酸，经过人体代谢后，可产生嘌呤，最后变成尿酸，不利于痛风患者的病情。啤酒的酒精度数虽然低，但是长期饮用的话，它会导致乳酸堆积在体内，乳酸和尿酸均需从肾脏排出，它们存在竞争拮抗的关系，即乳酸的增多会直接影响尿酸的排出，使尿酸的排出减少，诱发痛风。

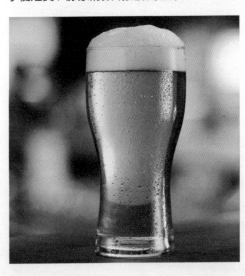

甲亢

症状说明

　　甲状腺功能亢进简称甲亢，是由多种原因引起的甲状腺激素分泌过多所致的内分泌疾病。主要症状为易激动、神经过敏、失眠紧张、多汗、怕热、多食易饥、大便次数增加、疲乏无力、眼球突出、眼睛凝视呈惊恐状、甲状腺弥漫性对称性肿大（少数不对称，肿大明显）。

生活保健

　　患者要保证充足的睡眠，适当休息，避免过度劳累。要注意预防感冒，保持个人卫生清洁，防止发生各类感染而加重病情。不擅自减少、增加或停用抗甲状腺药物，要在有经验医生的指导下合理用药，并定期到医院复查。

宜吃食物

宜

甲鱼、干贝、牛奶、牡蛎、蛤蜊、苹果、柚子、豆腐、冬瓜、苦瓜、杏仁、银杏、核桃、香菇、橘子

对症偏方

青柿子羹

　　青柿子1000克，蜂蜜适量。青柿子去柄洗净，捣烂并绞成汁，放锅中煎煮浓缩至黏稠，再加入蜂蜜1倍，继续煎至黏稠时，离火冷却、装瓶备用。每日2次，每次1汤匙，以沸水冲服，连服10～15天。以清热泻火为主，用于烦躁不安、性急易怒、面部烘热者。

珍珠母当归桃仁汤

　　海蛤壳、珍珠母各20克，穿山甲、赤芍、当归、丹参各15克，桃仁、红花、三棱、莪术、皂角刺各10克。水煎服，每日1剂，分早晚2次服用，连续服用7天。本方具有软坚散结、破血化瘀的功效，适合浸润性突眼伴胫前黏液性水肿患者服用。

干贝瘦肉汤

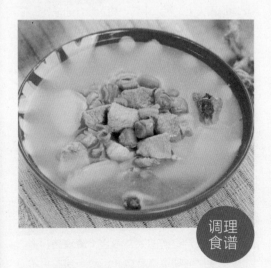

调理食谱

原料：瘦肉500克，干贝15克，新鲜山药200克，生姜2片，盐4克。

做法：

❶　瘦肉清洗干净，切块；干贝洗净，切丁；山药、生姜分别洗净，山药去皮，切片。

❷　将瘦肉放入沸水中余去血水。

❸　将锅中注入水，放入瘦肉、干贝、山药、生姜慢炖2小时，加入盐调味即可食用。

功效：本品具有滋阴润燥、益气补虚的功效，适合阴虚火旺型、气阴两虚型的甲亢患者食用。

健康指南

　　干贝的营养价值很高，含有多种人体所必需的营养物质，如氨基酸、核酸，钙、锌元素等。干贝具有滋阴、补肾、调中、下气、利五脏之功效，能辅助治疗咽干口渴、虚劳咯血、脾胃虚弱等。

橘子杏仁菠萝汤

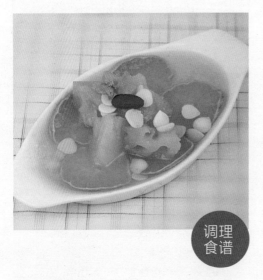

调理
食谱

原料：菠萝 100 克，杏仁 80 克，橘子 20 克，冰糖 50 克。

做法：

❶ 将新鲜菠萝洗净，削去皮，用刀挖果眼，先切成大片，后切成小片；橘子洗净，切片。

❷ 杏仁洗净，备用。

❸ 净锅置火上，倒入适量清水，下入菠萝、杏仁、橘子煮开 5 分钟后，调入冰糖即可。

功效：本品具有理气化痰、疏肝解郁、防癌抗癌等功效，适合气郁痰凝型的甲亢患者食用。

健康指南

中医认为，菠萝性味甘平，具有健胃消食、解热、消暑、解酒、降血压、抗癌、补脾止泻、清胃解渴等功用。菠萝中所含有的糖、盐类和酶有利尿作用，适当食用对肾炎、高血压患者有益。

牛奶炖花生

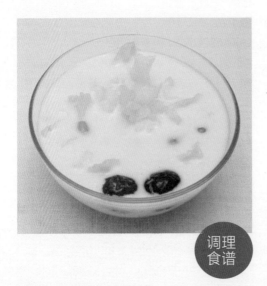

调理
食谱

原料：枸杞 20 克，银耳 10 克，花生米 100 克，牛奶 250 毫升，冰糖适量。

做法：

❶将枸杞、花生米用清水泡发洗净；银耳用清水洗净泡发，撕成小朵。

❷净锅置火上，倒入牛奶，加入泡好的银耳、花生米、枸杞，先用大火煮沸，再转为小火熬煮。

❸待煮至花生米熟烂，加入冰糖即可食用。

功效：本品具有益气养血、养阴润燥的功效，适合阴虚火旺型以及气阴两虚型的甲亢患者食用。

健康指南

花生能增进血凝，促进血栓形成，故血黏度高或有血栓的人不宜食用；花生含油脂多，患有肠胃疾病或皮肤油脂分泌旺盛、易长青春痘的人，不宜大量食用；消化花生时需要多耗费胆汁，故胆病患者不宜食用。

中医分型及对症食疗

气郁痰凝型

症状剖析： 颈前出现肿块，肿块光滑且柔软，咽中如有物梗塞，吞之不下，咯之不出，吞咽疼痛，烦躁易怒，胸闷气短，食欲不振。

治疗原则： 理气疏郁、化痰散结。

对症食材： 杏仁、银杏、核桃、香菇、橘子、玫瑰花、柴胡、香附、半夏、苏子、白芥子。

肝火亢盛型

症状剖析： 由素体阳虚，或忧郁恼怒，气郁化火，营阴暗耗所致，常出现眼睛突出、烦躁易怒、性急易怒、失眠心悸、手指颤抖、舌质偏红、舌苔较黄等现象。

治疗原则： 清肝泻火、软坚散结。

对症食材： 苹果、柚子、豆腐、干贝、冬瓜、苦瓜、夏枯草、菊花、墨旱莲、桑叶、决明子。

阴虚火旺型

症状剖析： 口干咽燥，失眠盗梦，大便干结，小便短赤，四肢疲软，头晕失眠，心悸健忘，心烦易怒，胁肋胀满，舌质偏红，舌苔薄，脉弦滑。

治疗原则： 滋阴降火、软坚散结。

对症食材： 牡蛎、蛤蜊、干贝、墨鱼、甲鱼、苹果、玄参、生地、沙参、夏枯草。

气阴两虚型

症状剖析： 口干咽燥，四肢疲软，头晕失眠，心悸健忘，舌质偏红，舌苔薄白。

治疗原则： 益气养阴、软坚散结。

饮食指南

宜

√ 少食多餐，不能暴饮暴食，给予高热量、高糖、高蛋白、高 B 族维生素饮食

√ 适当控制高纤维素食物，尤其腹泻时。多进食含钾、钙丰富的食物，如豆类、芹菜、奶类

√ 补充水分，每天饮水 2500 毫升左右

√ 每日应给予足够的碳水化合物，以纠正过度消耗，每日能量供给 12570~14665 千焦，要比正常人高 50%~70%，以满足过量的甲状腺素分泌所引起的代谢增加

忌

× 忌含碘食物和药物
× 忌辛辣刺激性食物，忌烟酒，忌咖啡、浓茶等兴奋性饮料

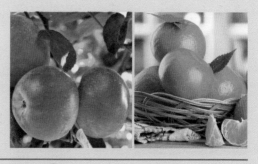

对症食材： 龟肉、甲鱼、干贝、牛奶、鳖甲、牡蛎、党参、玉竹、黄芪、太子参。

苹果炖甲鱼

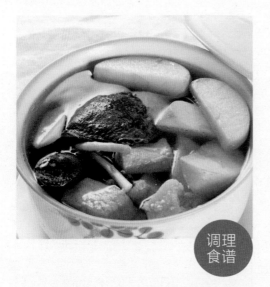

调理
食谱

原料：苹果 2 个，甲鱼 1 只，猪肉 100 克，龙骨 100 克，葱段、盐、胡椒粒、香油各适量。

做法：

❶ 苹果洗净切瓣；猪肉洗净切块；龙骨剁块。

❷ 锅上火，加水适量，放入葱段大火煮开，放入甲鱼汆烫后捞出，去内脏。

❸ 甲鱼、猪肉、龙骨一起放入砂锅，加入胡椒粒，注入适量水，大火炖开，转用小火炖约 2 小时，放入苹果，调入盐，淋入少许香油，再焖 10 分钟即可。

功效：本品可益气养血、养阴润燥。

健康指南

　　苹果是一种非凡的减压补养水果，所含的多糖、钾、果胶、酒石酸、苹果酸等，能有效减缓人体疲劳，而其含有的锌元素，更是人体内多种重要酶的组成元素。

生地玄参汤

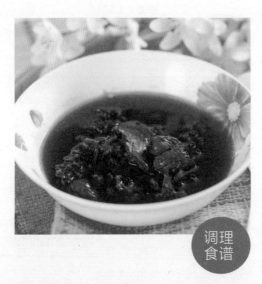

调理
食谱

原料：生地 20 克，玄参、酸枣仁、夏枯草各 10 克，红枣 6 颗。

做法：

❶将生地、玄参、夏枯草用清水洗净，泡发；酸枣仁洗净备用；红枣用清水洗净，浸泡半小时。

❷取出砂锅，将生地、玄参、酸枣仁、红枣、夏枯草一起放入锅中，加入适量的清水，先用大火烧开，然后转为文火继续烧 20 分钟。

❸将汤盛入碗中，吃枣喝汤。

功效：本品具有清热解毒、滋阴凉血、养心安神的功效，适合肝火亢盛型以及阴虚火旺型的甲亢患者食用，还可缓解甲亢患者精神亢奋的症状。

健康指南

　　玄参质润多液，能清热邪而滋阴液，用于热病伤津的口燥咽干、大便燥结、消渴等病症。玄参还可用于热毒炽盛的各种热证，取其清热泻火解毒的功效，治疗发热、咽肿、目赤、疮疖、脱疽等。

鳖甲灵杞酒

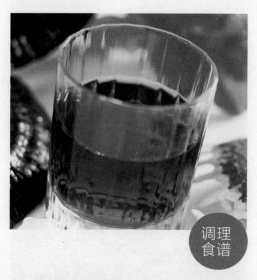

调理
食谱

原料：鳖甲 20 克，灵芝 50 克，枸杞 50 克，冰糖 100 克，白酒 500 。

做法：

❶ 灵芝洗净，切薄片；鳖甲、枸杞分别洗净。

❷ 取 50 度以上白酒 500 毫升，倒入一个干净的罐子中，将鳖甲、枸杞、灵芝置于酒罐中，加入冰糖，密封罐口，浸泡 15 天即成。

❸ 每日饭后饮用，每次 30~50 毫升。

功效：本品具有益气养阴、软坚散结的功效，适合气郁痰凝型、阴虚火旺型以及气阴两虚型的甲亢患者食用。

健康指南

甲鱼的背甲，药名称为"鳖甲"，具有抑制结缔组织的增生、提高血浆蛋白、散结消肿的作用，可提高抗肿瘤的免疫能力。鳖甲熬制的胶，称为鳖甲胶，具有滋阴益肾、强筋健骨的功效，能够散瘀血、消脾肿、调月经，可防治肾亏虚弱、头晕遗精等症。

香菇甲鱼汤

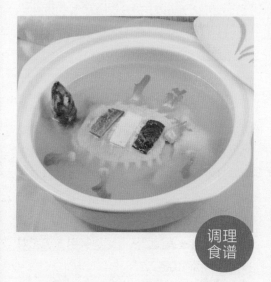

调理
食谱

原料：甲鱼 1 只，香菇、豆腐皮、上海青各适量，盐、鸡精、姜各适量。

做法：

❶甲鱼处理干净；姜洗净，去皮切片；香菇、豆腐皮、上海青洗净备用。

❷锅中注水烧开，放入甲鱼焯去血水，捞出放入瓦煲中，加入姜片，加适量清水煲开。

❸继续煲至甲鱼熟烂，放入盐、鸡精调味，放入香菇、豆腐皮、上海青煮熟，起锅摆盘即可。

功效：本品能滋阴益气、清热除蒸，适合气阴两虚型甲亢患者食用。

健康指南

甲鱼性平味甘，归肝经，具有补肾、调中、滋阴、凉血、散结、消痞等作用，特别适合甲亢患者食用。现代医学研究还发现，甲鱼含丰富的蛋白质、钙、磷、铁及各种维生素，是极佳的滋补品。

甲亢忌吃的食物

甲亢患者应忌食富含碘的食物，如海带、紫菜等；忌食羊肉等高热量、高脂肪的食物。

带鱼

忌吃关键词：
高碘、性温

不宜吃带鱼的原因

带鱼属于海鱼的一种，含有大量的碘。正常的机体可以将过剩的碘排出体外，但是甲亢患者的甲状腺功能亢进，自身的保护机制失调，不仅不能排出多余的碘，而且还会利用这些碘合成更多的甲状腺激素，进而加重病情。带鱼性温，多食可积温成热，助热上火，肝火亢盛、阴虚火旺型的甲亢患者均不宜食用，否则可加重病情。

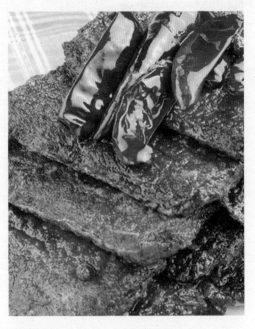

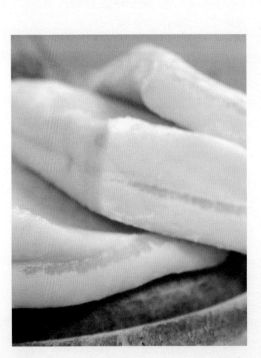

肥肉

忌吃关键词：
肥厚油腻、高脂肪

不宜吃肥肉的原因

中医认为，肥肉为肥厚油腻之品，人长期食用后会助湿生痰，痰邪内生结聚于颈前可引起甲亢，故甲亢患者尤其是气郁痰凝型的患者不宜食用肥肉，否则可加重其吞咽疼痛、烦躁易怒、胸闷气短、食欲不振等症状。有些猪肥肉的脂肪含量可高达 90.8%，这些脂肪不容易被消化，从而影响了甲亢患者对其他营养物质的摄入。

辣椒

忌吃关键词：
辣椒素、刺激性

不宜吃辣椒的原因

辣椒属于性大热的食物，食用后可助热上火，肝火亢盛、阴虚火旺型的甲亢患者均不宜食用，否则可加重其烦躁易怒、失眠心悸、手指颤抖、舌质偏红等症状。辣椒含有辣椒素，具有强烈的刺激性，它会刺激交感神经，使神经系统处于兴奋状态，这无疑加重了甲亢患者的病情。

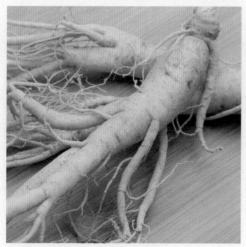

人参

忌吃关键词：
助热上火

不宜吃人参的原因

现代药理学研究证实，人参对高级神经系统兴奋与抑制均有增强作用，即人参会增强甲亢患者的神经兴奋状态，不利于病情。人参有大补元气之功效，适宜虚证寒证，但对甲亢患者不适宜，因为甲亢多属于实证热证，食用人参会助热上火，加重病情。

海带

忌吃关键词：
高碘

不宜吃海带的原因

海带是一种含碘很高的海藻，可高达7%~10%。正常的机体摄入适量的碘，合成甲状腺激素，从而调节人体的生理功能，促进新陈代谢，并且可以将过剩的碘排出体外，但是甲亢患者的甲状腺功能亢进，自身的保护机制失调，不仅不能排出多余的碘，而且还会利用这些碘合成更多的甲状腺激素，进而加重病情。

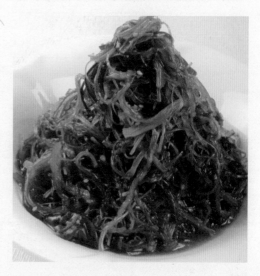

紫菜

忌吃关键词：
高碘

不宜吃紫菜的原因

紫菜和海带一样，含碘量极高。正常的机体摄入适量的碘，合成甲状腺激素，从而调节人体的生理功能、新陈代谢，并且可以将过剩的碘排出体外，但是甲亢患者的甲状腺功能亢进，自身的保护机制失调，不仅不能排出多余的碘，而且还会利用这些碘合成更多的甲状腺激素，进而加重病情。

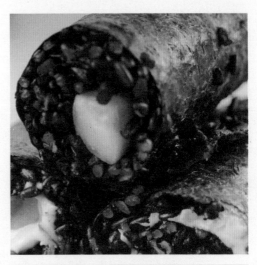

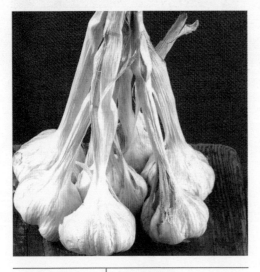

大蒜

忌吃关键词：
大蒜精油、性温

不宜吃大蒜的原因

大蒜具有广泛的药理、药效作用是因为其含有很多的含硫化合物，这些含硫化合物又统称为大蒜精油。大蒜精油也是构成大蒜独有辛辣气味的主要物质，这种辛辣气味会刺激交感神经，使神经系统处于兴奋状态，不利于甲亢患者的病情。大蒜性温，多食助热上火，肝火亢盛、阴虚火旺型的甲亢患者均不宜食用，否则可加重其病情。

鹅肉

忌吃关键词：
肥腻、发物

不宜吃鹅肉的原因

鹅肉性热、肥腻，多食能助热生痰，故气郁痰凝、肝火亢盛、阴虚火旺、气阴两虚型的甲亢患者不宜食用，否则可加重病情。关于鹅的食用禁忌，《本草纲目》中早有记载："鹅，气味俱厚，发风发疮，莫此为甚。"《饮食须知》中也提出："鹅卵性温，多食鹅卵发痼疾。"由此可见，鹅肉、鹅卵均为大发食物，甲亢患者不宜食用。

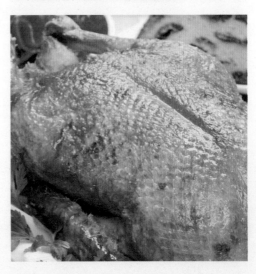

第五章
泌尿生殖系统疾病饮食宜忌

　　泌尿生殖系统疾病包括：泌尿系统的疾病和生殖系统的疾病。泌尿系统疾病发生的部位包括：肾脏、输尿管、膀胱、尿道，可由身体其他系统病变引起，又可影响其他系统甚至全身，其主要的临床表现为排尿的改变、尿的改变、疼痛等。生殖系统的疾病可分为：男性生殖系统疾病和女性生殖系统疾病，其已经严重影响了人们的生活，特别是女性生殖系统疾病，已经成为全球范围内危害健康的常见疾病。

慢性肾炎

症状说明

慢性肾炎又称为慢性肾小球肾炎，以血尿、蛋白尿、高血压、水肿为主要临床表现，起病多隐匿、缓慢。部分患者无明显的临床症状，只是偶尔有轻度水肿、血压轻度升高，也可有乏力、疲倦、腰痛、眼睑和下肢水肿、血尿、蛋白尿等症状。

生活保健

平时的生活与工作要保证规律，要劳逸结合，避免过度劳累，尽量避免长途的旅游，注意休息，节制房事。切忌盲目进补补肾药材，切忌使用庆大霉素等具有肾毒性的药物，以免引起肾功能的恶化。水肿较重的患者夜间睡眠时不要平卧位，应采取左侧卧位，有利于下腔静脉血回流，睡前用热水泡泡脚。

宜 ○ 宜吃食物

荸荠、鲫鱼、黑芝麻、猪腰、鲤鱼、生姜、洋葱、韭菜、板栗、老鸭、红豆、山药

对症偏方

生地茯苓丹皮汤

生地、茯苓、泽泻、白芍、炒枣仁、钩藤各15克，山萸肉、山药、丹皮、五味子、当归、知母、菊花各10克。水煎服，每日1剂，分2次服用，连续服用5天。本品具有滋阴补肾、潜阳利水的功效，主治肝肾阴虚型慢性肾炎。

党参苍术干姜汤

党参、茯苓、仙茅、淫羊藿、白芍、益母草各15克，制附片、苍术、白术、陈皮、泽泻各10克，干姜、甘草各6克。水煎服，每日1剂，分2次服用，连续服用5天。本品温补脾肾，化气行水，主治脾肾阳虚型慢性肾炎。

螺肉煲西葫芦

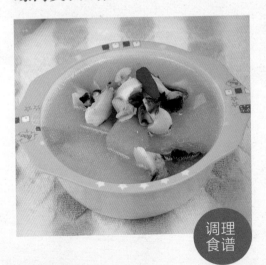

调理食谱

原料：田螺肉300克，西葫芦125克，枸杞、葱、姜各10克，高汤适量，料酒、盐各少许。

做法：

❶ 田螺肉洗净，放入沸水中氽一下，去尾部泥沙，备用；西葫芦洗净切方块备用。

❷ 锅中加油烧热，放入葱、姜爆香，下入西葫芦、田螺翻炒。

❸ 倒入高汤，放入枸杞，调入料酒、盐，中火煲至熟即可。

功效：本品具有滋阴解渴、利尿通淋、清热消肿的功效，适合肝肾阴虚型的慢性肾炎患者食用。

健康指南

螺类属于发物，有过敏史患者及疮疡患者忌食，胃寒者忌食，以防危害身体。为防止病菌和寄生虫感染，食用螺类时一定要煮透。

玉米须鲫鱼煲

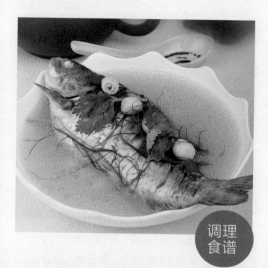

调理食谱

原料：鲫鱼1条，玉米须90克，枸杞、莲子各5克，香菜段10克，葱、姜、盐、味精各少许，料酒5毫升。

做法：

❶ 将鲫鱼宰杀，去除内脏，处理干净，在鱼身上打上几刀，用料酒腌制片刻；玉米须、枸杞、莲子洗净备用。

❷ 锅中倒油烧热，将葱、姜炝香，下入鲫鱼略煎，倒入水，加入玉米须、枸杞、莲子煲至熟，调入盐、味精，撒上香菜段即可。

功效：本品具有健脾益气、利水消肿、泄热通淋的功效，适合脾肾气虚型的慢性肾炎患者食用。

健康指南

坐月子喝鲫鱼汤是中国的古老传统，一直到现在还普遍使用。自古以来鲫鱼就是产妇的催乳补品，吃鲫鱼可以让产妇乳汁充盈。鲫鱼油有利于增强心血管功能，降低血液黏度，促进血液循环；鲫鱼胆有健脑益智的作用。

冬瓜红枣鲤鱼汤

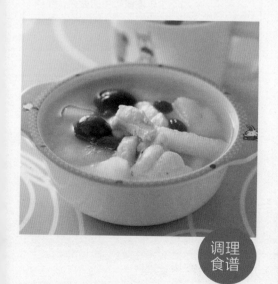

调理食谱

原料：茯苓25克，干姜30克，红枣10颗，枸杞15克，鲤鱼450克，冬瓜200克，盐5克。

做法：

❶红枣用清水洗净，去核备用；冬瓜洗净，去皮切块；茯苓、枸杞洗净。

❷鲤鱼宰杀洗净，去内脏、骨、刺，取鱼肉切片；姜洗净切片。

❸锅中加水适量，放入冬瓜块、姜片、枸杞、红枣、茯苓，用小火煮至冬瓜熟透，放入鱼片煮沸，加盐调味即可。

功效：本品温胃散寒、利水消肿，适合脾肾阳虚型的慢性肾炎患者食用。

健康指南

鲤鱼有益气健脾、通脉下乳之功效，主治浮肿、乳汁不通等症。食欲低下、工作太累和情绪低落的人都适合吃鲤鱼。由于鲤鱼的视网膜上富含维生素A，因此鲤鱼眼睛明目的效果特别好。

中医分型及对症食疗

湿热蕴结证

症状剖析: 小便不畅,混浊如米汤水,面浮肢肿,面色萎黄,少气无力,食少腹胀,腰脊酸痛,舌淡苔白,舌边有齿印,脉细弱。

治疗原则: 益气固肾。

对症食材: 猪腰、鲫鱼、老鸭、红豆、扁豆、羊奶、黄芪、太子参、白术、冬虫夏草、芡实、金樱子。

肾气不足证

症状剖析: 小便量少,全身水肿,心悸气短,少气懒言,遇劳则甚,潮热盗汗,面色苍白无华,头晕目眩,口干不欲饮,舌质红,舌边有齿印,脉细弱无力。

治疗原则: 益气养阴。

对症食材: 荸荠、鲫鱼、甲鱼、牡蛎、大米、小米、土鸡、银耳、香菇、太子参、熟地、黄芪、白术、山药、茯苓、山茱萸、生地、枸杞。

气滞血瘀证

症状剖析: 小便量少,下肢严重浮肿或全身高度水肿,按之凹陷不易恢复,胸闷腹胀,纳少便溏,腰膝酸软,面色黄,神疲肢冷,遗精阳痿,舌淡胖有齿痕。

治疗原则: 温肾健脾、行气利水。

对症食材: 猪腰、鲤鱼、生姜、洋葱、韭菜、板栗、桂枝、茯苓、白术、干姜、牛膝、车前子、山萸肉。

肝肾阴虚型

症状剖析: 小便量少或点滴不出,或尿血,腰膝酸软,下肢浮肿,两眼干涩,头晕耳鸣,五心烦热,口干咽燥,男子遗精早泄,女子月经不调,舌红少苔。

治疗原则: 滋阴补肝肾。

对症食材: 鸡、牛蛙、田螺、芝麻、木瓜、山药、葫芦、车前草、茯苓、白芍、熟地、丹皮、黄精。

饮食指南

宜

√ 慢性肾炎患者要以低蛋白、低磷、高维生素的饮食为主,蛋白的摄入量以每天 0.6 克 / 千克体重为宜

√ 宜多吃富含维生素C、胡萝卜素、核黄素之类的新鲜蔬菜瓜果

√ 有水肿的患者要严格控制水分和盐分的摄入量,每日水分摄入量不超过 1000 毫升,每日摄入的食盐应低于 3 克。当水肿消退、血压不高、尿量正常时可恢复之前的摄入量

忌

× 忌食高盐食物,如咸鱼、腌肉、松花蛋等,忌食辛辣刺激性食物

× 忌吃含草酸量较多的菠菜、竹笋、苋菜等

× 忌吃黄豆及豆制品、动物内脏、浓鸡肉汤等含有大量嘌呤碱食物,以免产生过多尿酸,对肾炎不利

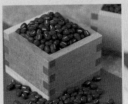
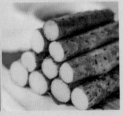

绿豆牛蛙汤

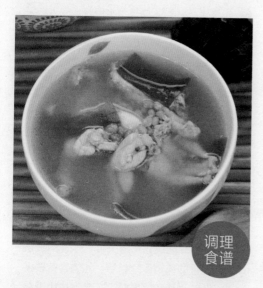

调理
食谱

原料：牛蛙 300 克，绿豆、海带各 50 克，盐、鸡精各 5 克。

做法：

❶ 牛蛙处理干净，去皮切段后余水；绿豆洗净，浸泡；海带洗净，切片，浸泡，备用。

❷ 锅中放入牛蛙、绿豆、海带，加入清水，以小火慢炖。

❸ 待绿豆熟烂之后调入盐和鸡精即可食用。

功效：本品具有清热解毒、滋阴泻火、利尿消肿的功效，适合肝肾阴虚型的慢性肾炎患者食用。

健康指南

绿豆具有较高的药用价值，《本草求真》中记载："绿豆味甘性寒，据书备极称善，有言能厚肠胃、润皮肤、和五脏及资脾胃。"绿豆清热祛暑解毒、利水等药用功效被医学家和药物学家极为推崇。

党参荸荠猪腰汤

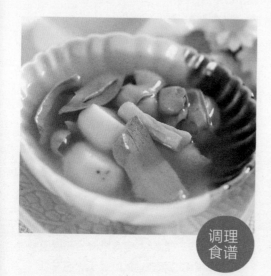

调理
食谱

原料：猪腰 200 克，荸荠 150 克，党参 100 克，盐 5 克，料酒适量。

做法：

❶猪腰洗净，剖开，切去白色筋膜，切片，用适量料酒、油、盐拌匀。

❷荸荠用清水洗净，去皮；党参洗净，切段备用。

❸荸荠、党参放入锅内，加水适量，大火煮开后改小火煮 30 分钟，加入猪腰再煲 10 分钟，加盐调味即可。

功效：本品补肾健脾、益气生津，适合脾肾气虚、肝肾阴虚以及气阴两虚型的慢性肾炎患者食用。

健康指南

食用荸荠既能清热生津，又可以补充营养，发热的患者可以多吃。荸荠属于生冷食物，脾肾虚寒和有血瘀者忌食，因为荸荠生长在泥中，外皮和内部都有可能附着较多的细菌和寄生虫，所以一定要洗净煮透后方可食用。

茯苓鸽子煲

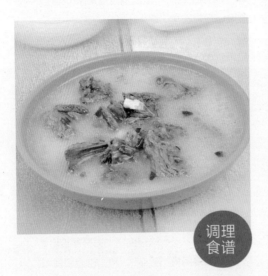

调理
食谱

原料：鸽子 300 克，茯苓 30 克，盐 4 克，姜片
2 克，葱花、红椒片各适量。

做法：

❶ 将鸽子宰杀洗净，斩成块；茯苓洗净备用。

❷ 净锅上火，倒入适量清水烧开，放入鸽子
肉汆一下，捞出。

❸ 另起锅，加清水适量，放入姜片、红椒，
下入鸽子、茯苓，先大火烧开，再转为文火煲
2 小时，撒上葱花，调入盐调味即可。

功效：本品具有健脾益气、补肾助阳、利水消肿
的功效，适合脾肾气虚以及脾肾阳虚型的慢性肾
炎患者食用。

健康指南

中医认为，鸽子肉易于消化，对病后
体弱、血虚闭经、头晕神疲、记忆力衰退
者有很好的补益治疗作用。乳鸽含有较多
的支链氨基酸和精氨酸，可促进体内蛋白
质的合成，加快创伤愈合。

螺片玉米须黄瓜汤

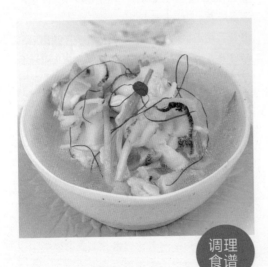

调理
食谱

原料：海螺 2 个，黄瓜 100 克，玉米须 30 克，
姜片、鸡精各 3 克，香油 5 毫升，精盐少许。

做法：

❶将海螺去壳洗净，切成大片，放沸水中汆一下，
捞出备用。

❷玉米须洗净；黄瓜洗净切丝。

❸炒锅上火倒入 10 毫升花生油，将姜炝香，倒
入水，下入黄瓜丝、玉米须、螺肉片，调入精盐、
鸡精烧沸，淋入香油即可食用。

功效：本品清热利尿、滋阴生津，适合肝肾阴虚
型的慢性肾炎患者食用。

健康指南

鲜黄瓜中含有优质纤维素，既能加速
肠道腐坏物质的排泄，又有降低血液中胆
固醇的功能。因此，患有肥胖、高胆固醇
和动脉硬化的患者，常吃黄瓜大有益处。
脾胃虚弱、腹泻、肺寒者应少吃黄瓜。

鲜车前草猪肚汤

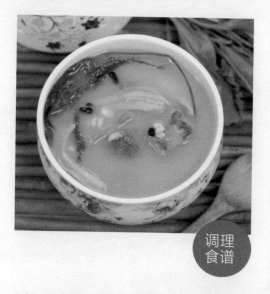

调理
食谱

原料：鲜车前草 30 克，猪肚 130 克，薏米、红豆各 20 克，蜜枣 1 颗，淀粉、盐各适量。

做法：

❶ 将鲜车前草、薏米、红豆洗净；猪肚翻转，用盐、淀粉反复搓擦，用清水冲净。

❷ 锅中注水烧沸，加入猪肚氽至收缩，捞出切片。

❸ 将砂煲内注入清水，煮滚后加入所有食材，以小火煲 2.5 小时，加盐调味即可。

功效：本品清热健脾、利尿消肿，适合脾肾气虚型的慢性肾炎患者食用。

健康指南

车前草性寒，味甘，具有利水、清热、明目、祛痰的功效。主治尿路感染、淋病、尿血、小便不通、黄疸、水肿、热痢、泄泻、目赤肿痛、喉痛等。

泽泻薏米瘦肉汤

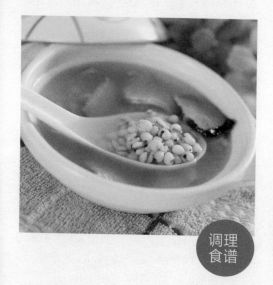

调理
食谱

原料：猪瘦肉 60 克，泽泻 30 克，薏米 100 克，生姜 10 克，盐 3 克。

做法：

❶猪瘦肉清洗干净，切块；薏米提前放清水中浸泡 5 小时，备用；泽泻清洗干净。

❷锅内烧水，水开后放入猪瘦肉，氽去血水。

❸把全部材料放入锅内，加适量清水，大火煮沸后转小火煲 1~2 小时，拣去泽泻，调入盐即可。

功效：本品具有健脾益气、利尿通淋的功效，适合脾肾气虚型的慢性肾炎患者食用，同时还有降压、降低血中胆固醇、降血糖等作用。

健康指南

薏米适宜各种癌症患者和患有关节炎、急慢性肾炎水肿、癌性腹水面浮肢肿的人食用。但由于薏米化湿滑利的功效显著，因此遗精、遗尿患者以及孕妇不宜食用。

海底椰太子参瘦肉汤

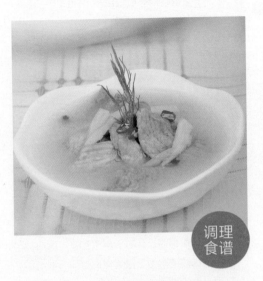

调理
食谱

原料：水发海底椰 100 克，猪瘦肉 75 克，太子参片 5 克，高汤、精盐、姜片各适量。

做法：

❶ 将水发海底椰洗净切片；猪瘦肉洗净切片；太子参片洗净备用。

❷ 锅中加清水烧开，放入猪瘦肉，汆去血水，捞出备用。

❸ 净锅上火倒入高汤，调入精盐、姜片，下入水发海底椰、猪瘦肉片、太子参片烧开，打去浮沫，煲至熟即可。

功效：本品健脾益气、滋阴生津、利尿通淋，适合肝肾阴虚、脾肾气虚、气阴两虚型的慢性肾炎患者食用。

健康指南

　　太子参补气益血、补肺健脾，适合气血两虚型的痔疮患者食用。此外，还可治肺虚咳嗽、脾虚食少、心悸自汗、精神疲乏等症，用于脾虚体弱、病后虚弱、气阴不足、自汗口渴、肺燥干咳。

六味地黄鸡汤

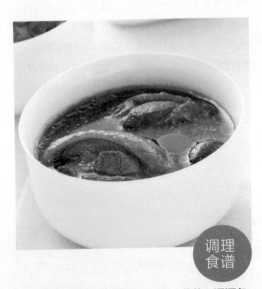

调理
食谱

原料：鸡腿 150 克，熟地 30 克，茯苓、泽泻各 20 克，山茱萸、山药、丹皮各 10 克，红枣 8 颗，盐 3 克。

做法：

❶ 鸡腿剁块，放入沸水中汆烫，捞出洗净。

❷ 将鸡腿和所有药材一起放入炖锅，加 1200 毫升水以大火煮开。

❸ 转小火炖 30 分钟，加盐调味即成。

功效：本品具有滋阴养血、滋补肝肾、利尿消肿的功效，适合肝肾阴虚型的慢性肾炎患者食用。

健康指南

　　山茱萸具有温中止痛、理气燥湿的功效，用于治疗呕逆吞酸、厥阴头痛、脏寒吐泻、脘腹胀痛、经行腹痛、五更泄泻、高血压症、脚气、疝气、口疮溃疡、齿痛、湿疹、黄水疮等症。

慢性肾炎忌吃的食物

慢性肾炎患者的饮食宜清淡，应控制每天食盐的摄入量，忌食刺激性食物，忌食不易消化的食物。

蘑菇 | 忌吃关键词：高钾

不宜吃蘑菇的原因

蘑菇的钾含量很高，每 100 克鲜蘑菇中含钾 312 毫克，干品蘑菇的钾含量更可高达 1.2% 以上，钾需要通过肾脏排泄，过多地摄入无疑加重了肾脏的负担，不利于慢性肾炎患者的病情。很多菌藻类食物的钾含量都很高，如口蘑的钾含量高达 3.1%，紫菜干品的钾含量高达 1.7% 以上，每 100 克海带中含钾 246 毫克，每 100 克干黑木耳中含钾 757 毫克，故慢性肾炎患者应慎食此类食品。

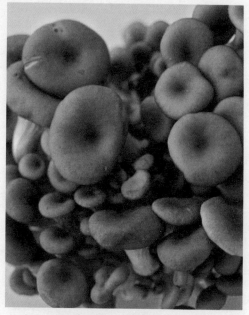

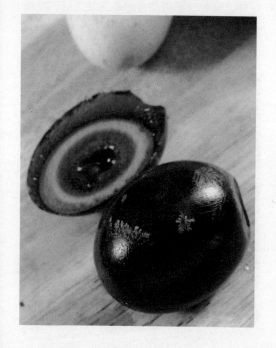

松花蛋 | 忌吃关键词：高钠、高铅

不宜吃松花蛋的原因

松花蛋的蛋白质、钠含量均很高，每 100 克松花蛋中含蛋白质 14.2 克，含钠 542.7 毫克，慢性肾炎患者食用后，会导致过多的蛋白质以及水钠潴留，从而增加肾脏的排泄负担，加重蛋白尿、水肿等症状。松花蛋是用混合纯碱、石灰、盐、氧化铝等包裹鸭蛋腌制而成，其中含有铅，经常食用可引起铅中毒，导致失眠、注意力不集中、贫血、脑功能受损、思维缓慢、关节疼痛等症状，不利于慢性肾炎患者的病情。

黄豆

忌吃关键词：
高嘌呤、高蛋白质

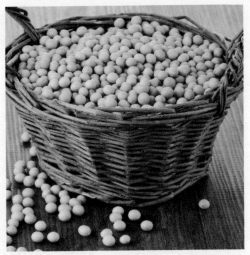

不宜吃黄豆的原因

黄豆及豆制品中含有大量的嘌呤，慢性肾炎患者的肾脏功能较差，不能及时排出代谢产物，使嘌呤在体内堆积，会加重慢性肾炎患者的病情。慢性肾炎患者需要控制蛋白质的摄入量，以达到低磷饮食的目的，而黄豆中的蛋白质含量很高，每100克含蛋白质35克，故慢性肾炎患者不宜食用黄豆。

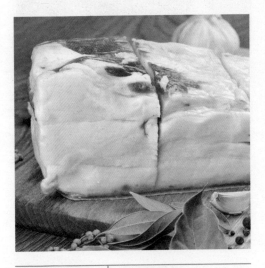

肥肉

忌吃关键词：
高胆固醇、难消化

不宜吃肥肉的原因

肥肉的胆固醇和蛋白质含量均很高，一般的猪肥肉中，每100克含有胆固醇80毫克，含蛋白质13.2克，过多摄入会加重消化器官和肾脏的负担，不利于慢性肾炎患者病情的好转。另外，肥肉作为肥厚油腻之品，其脂肪含量很高，而且难以消化，慢性肾炎患者尤其是脾肾阳虚型的患者不宜食用。

芹菜

忌吃关键词：
高钾、性凉

不宜吃芹菜的原因

芹菜有利尿降压的作用，可在一定程度上减轻慢性肾炎所致的水肿，但是它的含钾量较高，每100克芹菜茎中含钾206毫克，钾需要通过肾脏排泄，过多地摄入无疑加重了肾脏的负担，不利于慢性肾炎患者的病情。芹菜性凉，脾肾气虚、脾肾阳虚型的慢性肾炎患者不宜食用生性寒凉的食物，否则可加重其"虚"的病情。

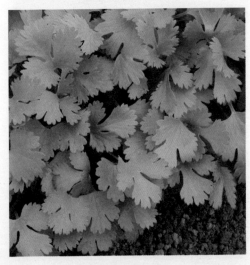

香蕉

忌吃关键词：
高钾

不宜吃香蕉的原因

香蕉是典型的高钾水果，每 100 克香蕉中含钾 256 毫克，钾需要通过肾脏排泄，过多地摄入无疑加重了肾脏的负担，不利于慢性肾炎患者的病情。另外，香蕉含有丰富的镁等矿物元素，这些元素对于人体来说是有益的，但是若摄入过多，会造成体内矿物质比例的失调，从而引起脾胃功能紊乱和情绪波动，不利于慢性肾炎患者病情的好转。

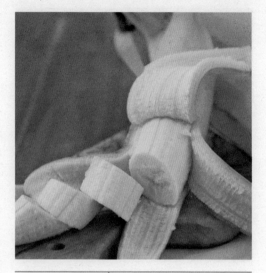

咖啡

忌吃关键词：
咖啡因

不宜喝咖啡的原因

咖啡中含有咖啡因，咖啡因是一种黄嘌呤生物碱化合物，它可以刺激心脏使心跳加快，血压升高，从而加大心脏和肾脏的负担，不利于慢性肾炎患者的病情控制。咖啡因同时也是一种中枢神经兴奋剂，有提神醒脑之功用，但是如果长期饮用或饮用过多，会造成精神亢进，可影响睡眠的质量，对于慢性肾炎患者的病情不利。

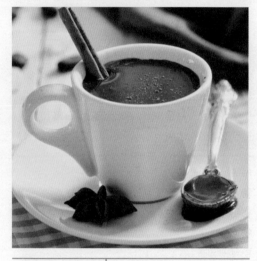

浓茶

忌吃关键词：
咖啡因、茶碱

不宜喝浓茶的原因

浓茶中含有大量的咖啡因，咖啡因是一种黄嘌呤生物碱化合物，它可以刺激心脏使心跳加快，血压升高，从而加大心脏和肾脏的负担，不利于慢性肾炎患者的病情控制。慢性肾炎患者由于病程长，病情反复，往往伴随精神状态的不佳，而浓茶中含有兴奋神经的茶碱，会影响患者的睡眠质量，久之还可引起神经衰弱。

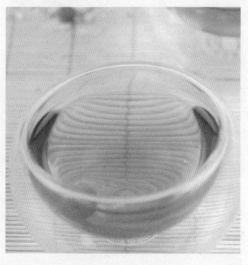

尿路结石

症状说明

凡在肾盂、输尿管、膀胱、尿道的结石统称为泌尿系结石，亦称尿石症，中医称为"石淋"。主要症状：肾区或尿道剧烈绞痛，常向大腿根部、会阴部放射，出现肉眼可见的脓尿血尿，严重者还会出现少尿、无尿，伴发热寒战等症，并会发展成急性尿毒症。

生活保健

平时要多活动，如散步、慢跑、做体操等，体力好的时候还可以原地跳跃，同样有利于预防泌尿系结石复发。含钙结石的形成与高钙尿症、高草酸尿有关，在预防的同时，要检查排除甲状旁腺功能亢进、特发性高钙尿和肾小管性酸中毒等疾病。

宜吃食物

宜 核桃、甲鱼、黑木耳、黑豆、荸荠、红豆、鲫鱼、田螺、西瓜、绿豆、玉米、冬瓜、竹笋

对症偏方

海金沙饮

金钱草、车前草、海金沙各30克，石韦、通草、瞿麦、当归、白术各20克，白茅根、小蓟、赤芍各15克，甘草6克。共煎水，每日1剂，分3次服用，每次200毫升。本品具有清热利湿、排石通淋的功效，适用于湿热蕴结型尿路结石。

金钱草三七饮

金钱草、鸡内金、核桃仁各20克，三七、川芎各10克，炙甘草6克，济生肾气丸（每次服用大蜜丸1颗或小蜜丸8颗）。将金钱草、鸡内金、核桃仁、三七、川芎、炙甘草共煎水，分2次送服济生肾气丸，每日1剂。本品具有益气补肾、利尿排石的功效，适用于肾气不足型尿路结石。

参芪泥鳅汤

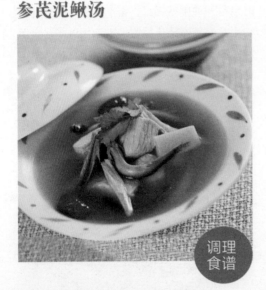

调理食谱

原料：党参20克，北芪10克，泥鳅250克，猪瘦肉100克，红枣3颗，盐适量。

做法：

❶ 泥鳅用沸水略烫，洗净表面的黏液，炒锅下油，将泥鳅煎至金黄色。

❷ 猪瘦肉洗净，切块，氽水；党参、北芪、红枣分别洗净。

❸ 将1300毫升清水放入瓦煲内，煮沸后加入所有原材料，大火煲沸后改用小火煲2小时，加盐调味即可。

功效：本品能补气健脾、益肾利尿，适合肾气不足型的尿路结石患者食用。

健康指南

泥鳅皮肤中分泌的黏液有较好的抗菌、消炎作用。泥鳅富含维生素 A、维生素 B$_1$、维生素 C 和钙、铁等，这些都是人体预防癌症的重要物质，故人们已将泥鳅归属于防癌的水产珍品。

西瓜绿豆鹌鹑汤

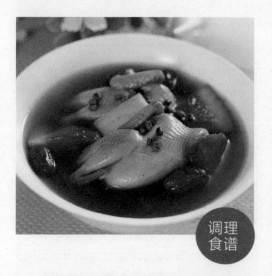

调理
食谱

原料：西瓜 400 克，绿豆 50 克，鹌鹑 1 只，生地、党参各 10 克，姜、盐各适量。

做法：

❶ 鹌鹑洗净；姜洗净切片。西瓜连皮洗净切块；绿豆洗净，浸泡 1 小时；生地、党参洗净。

❷ 将 1800 毫升水放入瓦煲内，煮沸后加入西瓜、绿豆、鹌鹑、生地、党参、姜，小火煲 2 小时，加盐调味即可。

功效：本品具有清热泻火、利尿通淋、补肾益气的作用，适合湿热蕴结型以及肾气不足型尿路结石患者食用。

健康指南

西瓜性寒味甘，归心、胃、膀胱经，具有清热解暑、利尿除烦、止渴生津等作用，主治暑热烦渴、热盛津伤、小便不利、喉痹、口疮等症。由于利尿作用较强，尿多的人不要多吃或干脆不吃。

桃仁海金粥

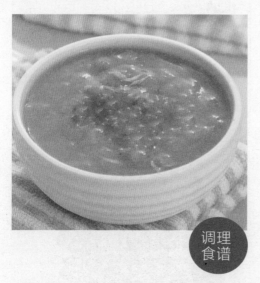

调理
食谱

原料：桃仁、海金沙各 15 克，核桃仁 10 个，大米 100 克。

做法：

❶ 核桃仁、桃仁分别洗净捣碎；海金沙用布包扎好；大米淘洗干净。

❷ 锅中加水 600 毫升，放入海金沙煮 20 分钟后，去掉海金沙，锅中留药汤。

❸ 下入大米、桃仁、核桃仁，小火熬煮 20 分钟至粥状即可。

❹ 每日早、晚空腹温热服食。

功效：本品具有补肾益气、活血化瘀、化石排石的功效，适合气滞血瘀以及肾气不足型的尿路结石患者食用。

健康指南

胃酸过多的人尽量不要食用大米，以免加重肠胃负担。过于精细的大米也不要经常食用，因为大米中对人体有益的成分会在深加工的过程中大量流失，营养价值有所降低。大米中含有大量的碳水化合物，糖尿病患者应该少吃或不吃。

中医分型及对症食疗

湿热蕴结证

症状剖析：腹部疼痛，甚则痛引腰骶，小腹及两侧胀满，小便频数、颜色黄赤，或尿血、血色鲜红，或尿中夹杂细碎砂石排出，或伴有寒热往来、口苦、恶心呕吐等症状。

治疗原则：清热利湿、通淋排石。

对症食材：泥鳅、红豆、荸荠、绿豆、冬瓜、玉米、竹笋、车前草、玉米须、海金沙、鸡内金、石韦。

肾气不足证

症状剖析：下腹部有下坠感，小便排出无力、小便排出困难，但排尿后有排泄不尽的感觉，同时伴有面色苍白无华，神疲乏力，头晕目眩，腰膝酸软，遗精，大便稀，但排出不畅，舌质淡，苔薄白，脉沉弱。

治疗原则：补肾益气、利尿排石。

对症食材：核桃、甲鱼、蛤蜊、黑木耳、黑豆、荸荠、车前草、牛膝、熟地、山萸、山药、泽泻、茯苓。

气滞血瘀证

症状剖析：腹部酸胀疼痛，多数疼痛如针刺状，小腹或小腹两侧胀满，常持续性地隐隐作痛，疼痛固定不移，小便排出不畅，偶有尿血，血色紫暗，或排尿时有细碎砂石排出，伴胸胁满闷胀痛、神疲乏力、舌质紫暗有瘀点、脉弦涩。

治疗原则：理气活血、通淋排石。

对症食材：黑木耳、红豆、鲫鱼、田螺、冬瓜、荸荠、西瓜、川楝子、延胡索、石韦、瞿麦、车前草、海金沙、金钱草。

饮食指南

宜

✓ 改变饮食结构，多吃碱性食品，改善酸性体质

✓ 养成多喝水的习惯，以增加尿量，有利于体内多种盐类、矿物质的排出，此称为"内洗涤"

✓ 磷酸盐结石患者宜低磷、低钙饮食，并口服氯化铵使尿液酸化

忌

✗ 尿酸钙结石者应少食动物内脏、肉类等

✗ 草酸钙结石者忌食含草酸较高的食物，如菠菜、土豆、甜菜、橘子、巧克力及浓茶等，尤其是菠菜和浓茶可导致高草酸尿

✗ 忌在临睡前喝牛奶，因为睡眠状态尿液浓缩，钙通过肾脏较多，故易形成结石

✗ 忌吃糖过多，因为吃糖后尿中的钙离子浓度、草酸及尿的酸度均会增加

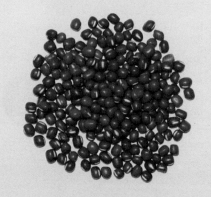

通草海金沙茶

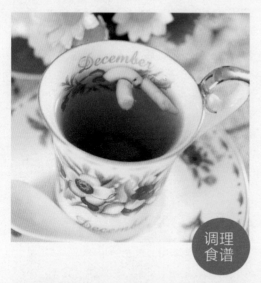

调理食谱

原料：通草、车前子、海金沙、玉米须各10克，砂糖15克。

做法：

❶ 将海金沙洗净，用布包扎好；通草、车前子、玉米须用清水洗净。

❷ 所有药材一起放入锅中，加500毫升清水。

❸ 大火煮开后，转小火续煮15分钟。

❹ 最后加入砂糖即成。

功效：本品具有清湿热、利小便、排结石的功效，对湿热蕴结型的下注型尿路结石患者有很好的食疗作用。

健康指南

海金沙有抗菌、利尿作用。用于上呼吸道感染、流行性腮腺炎、尿路感染等。《本草纲目》记载，海金沙能治湿热肿满、小便热淋、膏淋、血淋、石淋、茎痛等症。

荸荠茅根茶

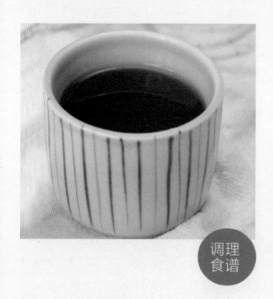

调理食谱

原料：鲜荸荠、鲜茅根各100克，白糖少许。

做法：

❶ 将鲜荸荠洗净，去皮；鲜茅根洗净，切碎。

❷ 锅中加入适量清水，烧开后放入荸荠、茅根，大火煮20分钟左右，去渣。

❸ 加适量白糖即可。可作为日常茶饮，每日1剂。

功效：本品具有清热解毒、凉血止血、利尿通淋的功效，可用于湿热蕴结型肾结石、尿路结石等症的辅助治疗。白茅根具有凉血不留瘀、清热不伤胃、利尿不伤阴、甘润不黏滞的优点。

健康指南

白茅根中含有丰富的钾盐，故利尿作用十分明显，又因性寒味甘，故能除脾胃伏热、治消渴、止诸血、治黄疸、治水肿，且能生肺津而凉血、通淋闭、治血尿及妇女血热妄行、崩中漏下。

金钱草茶

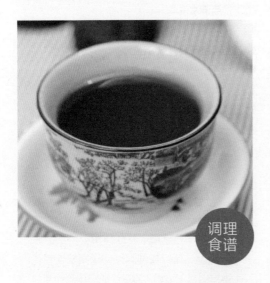

调理食谱

原料：金钱草 20 克，红花 10 克，蜂蜜适量。

做法：

❶ 将金钱草、红花洗净备用。

❷ 锅内加入清水适量，放入金钱草、红花，先用大火煮开，然后转为小火煮 5 分钟即可。

❸ 倒出药茶待稍凉后，加入蜂蜜调匀即可饮用。

功效：本品具有清热利尿、活血化瘀的功效，非常适合气滞血瘀型的尿路结石患者食用。此方为传统药茶方，金钱草为传统的排石良药，能使碱性尿液酸性化，并起到溶石的作用。

健康指南

金钱草有清热利尿、祛风止痛、止血生肌、消炎解毒、杀虫的功效。可治急慢性肝炎、黄疸型肝炎、胆囊炎、肾炎、泌尿系感染、扁桃体炎、口腔炎疮痈疔毒、毒蛇咬伤、乳痈、痢疾、肺出血等。

三金茶

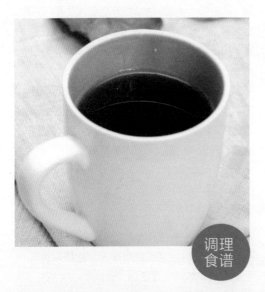

调理食谱

原料：鸡内金 10 克，金钱草 20 克，海金沙 25 克，冰糖 10 克。

做法：

❶ 将海金沙用布包扎好（因为海金沙较细小，不宜滤出）；鸡内金、金钱草用清水洗净。海金沙与鸡内金、金钱草一起放入锅中，加水 500 毫升。

❷ 以大火煮沸后，再转小火煮 10 分钟左右，加入冰糖即可。

功效：本品具有清湿热、利小便、排结石的功效，对湿热蕴结型的尿路结石患者有很好的食疗作用。

健康指南

鸡内金具有消积滞、健脾胃的功效，主治食积胀满、呕吐反胃、泻痢、疳积、消渴、遗溺、喉痹乳蛾、牙疳口疮。鸡内金对消除各种消化不良的症状都有帮助，可减轻腹胀、肠内异常发酵、口臭、大便不成形等症状。

尿路结石忌吃的食物

尿路结石多与尿液含钙过高有关，应忌食富含草酸盐、草酸钙的食物，如菠菜、葡萄等，忌食白酒、咖啡等刺激性食物。

咖啡

忌吃关键词：
咖啡因

不宜喝咖啡的原因

研究表明，相对于不喝咖啡者，喝咖啡的人尿液中的钙有所增加，而钙的增加会增加患尿路结石的风险，故尿路结石患者不宜饮用咖啡。咖啡因同时也是一种中枢神经兴奋剂，有提神醒脑之功用，但是如果长期饮用或饮用过多，可影响睡眠的质量，对于尿路结石患者的病情不利。咖啡本身具有利尿的作用，即使其中的一些成分具有保护作用，但对于服用任何含有利尿成分药剂的人，必须禁止服用含咖啡因的饮料，以免加剧体内水分的流失。

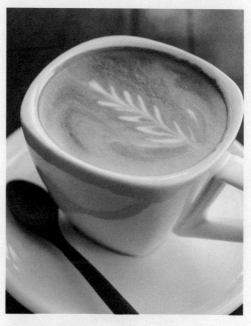

黄豆

忌吃关键词：
高钙、高蛋白质

不宜吃黄豆的原因

黄豆的含钙量极高，每100克中含钙191毫克，尿路结石患者食用后可轻易增加其尿钙的排出，从而加重尿路结石患者的病情。同时，黄豆的嘌呤含量也很高，食用后促使尿酸排出量增加，从而加重尿路结石患者的病情。黄豆的蛋白质含量极高，每100克中含蛋白质35克，加重了肾脏的排泄负担，对于肾功能衰弱的尿路结石患者来说，是极为不利的。

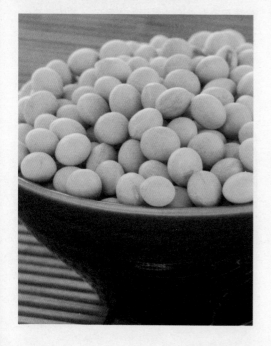

菲菜

忌吃关键词：
草酸盐、高钾

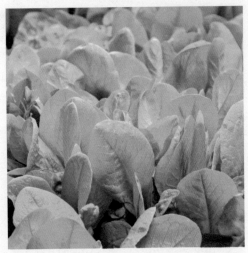

不宜吃菠菜的原因

菠菜的草酸盐含量极高，草酸盐和尿中的钙结合形成草酸钙，从而形成结石，所以尿路结石患者不宜食用菠菜，否则可引起病情加重。菠菜的含钾量较高，每100克菠菜中含钾311毫克，钾需要通过肾脏排泄，过多地摄入无疑加重了肾脏的负担，不利于尿路结石患者的病情。

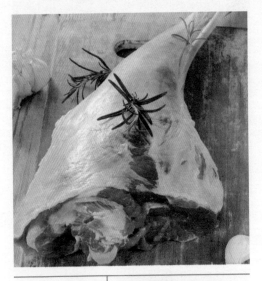

羊肉

忌吃关键词：
高嘌呤、高蛋白质

不宜吃羊肉的原因

羊肉的嘌呤含量很高，尿路结石患者食用后，容易使尿酸排出量增加，从而加重尿酸结石患者的病情。羊肉属于高蛋白质食物，每100克羊肉中含蛋白质20.5克，这无疑加重了肾脏的排泄负担，对于肾功能衰弱的尿路结石患者来说，是极为不利的。羊肉性热，食用后可助热上火，湿热蕴结型的尿路结石患者不宜食用。

芹菜

忌吃关键词：
草酸盐、高钾

不宜吃芹菜的原因

芹菜中含有大量的草酸盐，草酸盐和尿中的钙结合形成草酸钙，从而形成结石，所以尿路结石患者不宜食用芹菜，否则可引起病情加重。芹菜的含钾量较高，每100克芹菜茎中含钾206毫克，钾需要通过肾脏排泄，过多地摄入无疑加重了肾脏的负担，不利于尿路结石患者的病情。

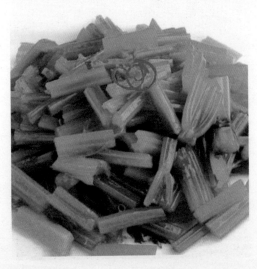

葡萄

忌吃关键词：
草酸盐

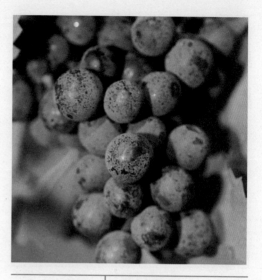

不宜吃葡萄的原因

　　葡萄的草酸盐含量较高，草酸盐和尿中的钙结合形成草酸钙，从而形成结石，所以尿路结石患者不宜食用葡萄，否则可引起病情加重。葡萄性平，但是《医林纂要》提到："多食生内热。"故湿热蕴结型的尿路结石患者不宜食用，否则会加重病情。

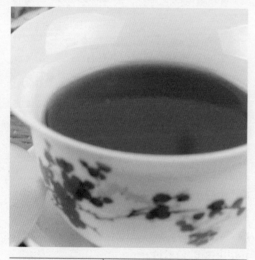

红茶

忌吃关键词：
草酸盐、高钾

不宜喝红茶的原因

　　红茶中的草酸盐含量很高，草酸盐和尿中的钙结合形成草酸钙，从而形成结石，所以尿路结石患者不宜饮用红茶，否则可引起病情加重。红茶含钾量极高，每100克中含钾1934毫克，钾需要通过肾脏排泄，过多地摄入无疑加重了肾脏的负担，不利于尿路结石患者的病情。

奶油

忌吃关键词：
高钙、反式脂肪酸

不宜吃奶油的原因

　　奶油的含钙量较高，每100克中含钙14克，钙的摄入量增加会增加患尿路结石的风险，故尿路结石患者不宜食用奶油。奶油中含有大量的反式脂肪酸，食用后容易引发肥胖症、冠心病、高血压、糖尿病、动脉硬化等，对身体不利，尿路结石患者不宜食用。

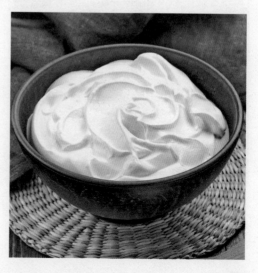

慢性前列腺炎

症状说明

慢性前列腺炎发病率非常高，常见的有尿道刺激征，尿频、尿急、尿痛，尿道口出现黏液、黏丝或脓性分泌物，会阴、肛门、阴茎、睾丸、腹股沟不适，还可出现射精痛、性欲减退、阳痿等性功能障碍，并有乏力、头晕、失眠、抑郁等症。

生活保健

坚持每天早晨慢跑 10~15 分钟，沿着尿道两侧进行按摩 15~20 分钟，夏天的时候，还可以用湿毛巾冷敷睾丸。要纠正长期久坐不动、性生活过频、手淫过多等不良的生活习惯。适当的前列腺按摩也是治疗方法之一，可促进前列腺腺管排空并增加局部的药物浓度，进而缓解慢性前列腺炎患者的症状。

宜吃食物

宜 鲈鱼、核桃、生姜、榴梿、蛤蜊、干贝、牛蛙、山楂、鲫鱼、莲藕

对症偏方

赤芍川牛膝汤

赤芍、当归、川芎、五灵脂、生蒲黄各 10 克，延胡索、制乳香、制没药各 12 克，川牛膝、泽兰、益母草各 15 克，乌药 9 克，小茴香、甘草各 6 克。水煎服，每日 1 剂，分早晚 2 次服用，连续服用 7 天。此方具有活血化瘀、利尿通淋的功效，主治气滞血瘀型慢性前列腺炎。

车前子蒲公英汤

车前子 15 克，萹蓄、滑石各 12 克，瞿麦、山栀子、木通各 10 克，蒲公英 30 克，甘草 6 克。水煎服，每日 1 剂，分 2 次服用。此方可清热利湿、消炎止痛。主治湿热蕴结型慢性前列腺炎。

党参煲牛蛙

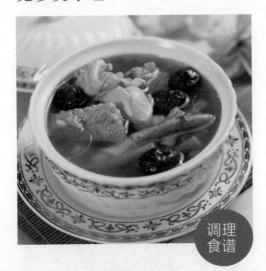

调理食谱

原料：牛蛙 200 克，排骨 50 克，党参、干姜、红枣各 10 克，盐 3 克，胡椒粉少许。

做法：

❶ 牛蛙处理干净，切成块；排骨洗净，剁成块；姜洗净，切片；党参、红枣均洗净。

❷ 瓦煲内注入清水，所有材料一起加入瓦煲内，用中火先煲 30 分钟。

❸ 调入盐、胡椒粉，煲 10 分钟即可。

功效：本品具有益气养血、温肾散寒、利尿通淋的功效，适合肾阳虚损型慢性前列腺炎患者食用。

健康指南

一般来说，只要我们提到排骨，指的都是猪排骨。猪排骨味道鲜美，也不会太过油腻。猪排骨除含蛋白质、脂肪、维生素外，还含有大量磷酸钙、骨胶原、骨黏蛋白等，可为幼儿和老人提供钙质。

西葫芦干贝肉汤

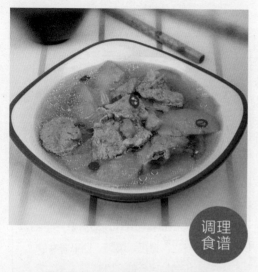

调理
食谱

原料：西葫芦 150 克，猪肉、水发干贝各 80 克，
盐、味精、香油、红椒圈适量。

做法：

❶ 将西葫芦洗净切片；猪肉洗净切片；水发干
贝洗净备用。

❷ 净锅上火倒入色拉油，红椒圈炝香，下入
肉片烹炒，再下入西葫芦稍炒，倒入水，调入盐、
味精烧沸，下干贝煲至熟，淋入香油即可。

功效：本品具有滋阴补虚、清热利湿的功效，适
合湿热蕴结、阴虚火旺型慢性前列腺炎患者食用。

健康指南

一般人群皆可食用猪肉。吃猪肉时最好
与豆类食物搭配，能防止硬化斑块的形成。
肥胖和血脂较高者不宜多食。不宜多食煎
炸咸肉，不宜多食加硝酸盐腌制的猪肉，
忌食用猪油渣。食用猪肉后不宜大量饮茶，
不但易造成便秘，而且还增加了有毒物质
和致癌物质的吸收。

佛手胡萝卜荸荠汤

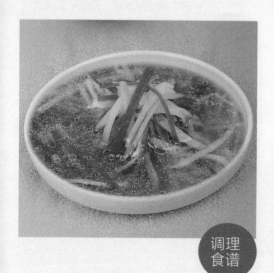

调理
食谱

原料：鲜胡萝卜 100 克，佛手瓜 75 克，荸荠
35 克，精盐 5 克，味精 4 克，姜末 2 克，香油
5 毫升，胡椒粉 3 克。

做法：

❶ 将胡萝卜、佛手瓜、荸荠处理干净均切丝备
用。

❷ 净锅上火，倒入色拉油，将姜末爆香，下
入胡萝卜丝、佛手瓜丝、荸荠丝煸炒，加水煮
沸后调入精盐、味精、胡椒粉稍煮，淋入香油
即可。

功效：本品具有理气活血、清热利湿的功效，适
用于气滞血瘀或湿热蕴结型慢性前列腺炎患者食
用。

健康指南

佛手有芳香理气、健胃止呕、化痰止
咳的功效，可用于消化不良、舌苔厚腻、
胸闷气胀、呕吐、咳嗽以及神经性胃痛等。
据《史料》记载，佛手还可治疗肿瘤，在
治疗女性白带病及醒酒的药剂中，佛手是
其中的主要原料之一。

中医分型及对症食疗

湿热蕴结型

症状剖析： 小便频数、热涩疼痛、腰骶及会阴部胀痛，或遗精频作，或阳痿、阴囊及会阴部潮湿臊臭、下肢困重酸软，或恶心呕吐、舌红、苔黄腻、脉濡数。

治疗原则： 清热、利湿、通淋。

对症食材： 红豆、荸荠、薏米、绿豆、西瓜、田螺、车前子、瞿麦、萹蓄、栀子、木通、白茅根。

气滞血瘀型

症状剖析： 会阴部和小腹部胀满刺痛、小便淋漓，或滞涩不畅，伴早泄、阳痿、胸闷心烦、两胁疼痛，或伴有食少腹胀、舌质暗有瘀点、脉象沉涩。

治疗原则： 活血化瘀、行气止痛。

对症食材： 莲藕、鲫鱼、牛蛙、佛手瓜、山楂、香附、泽兰、赤芍、桃仁、红花、乳香、没药、败酱草、蒲公英。

阴虚火旺型

症状剖析： 小便灼热涩痛、尿少或点滴不出，或尿血、口渴咽干喜冷饮、腰膝酸软、小腹疼痛，伴盗汗遗精、五心烦热、大便干燥、舌红少苔或无苔、脉细数。

治疗原则： 滋阴降火。

对症食材： 蛤蜊、荸荠、冬瓜、西瓜、干贝、生地、知母、黄柏、山药、石斛、丹皮。

阴虚火旺型

症状剖析： 小便频数清冷、淋漓不尽、小腹冷痛，或尿如米汤水样，伴遗精滑泻、阳痿不举、腰膝酸痛、畏寒怕冷、四肢不温、舌质淡、苔薄白、脉沉细。

治疗原则： 补肾助阳、利尿通淋。

对症食材： 鲈鱼、核桃、羊肉、狗肉、生姜、韭菜、榴梿、车前子、牛膝、桂枝、山茱萸、泽泻、杜仲。

饮食指南

宜

√ 饮食宜清淡，营养要全面，多食蔬菜水果，保持大便通畅

√ 多食含锌食物（如坚果类、贝类、豆类等食物），因为前列腺中锌的含量，决定了前列腺自行抗菌消炎的能力

√ 多食有利尿作用的食物，如绿豆、红豆、冬瓜、莴笋、西瓜等食物，可辅助治疗前列腺炎

忌

× 忌饮酒，饮酒能够扩张脏器血管，增加血液的灌注量，因此也能使前列腺的充血加重

× 忌贪食油腻食物，改变不良的饮食习惯

× 忌食辛辣刺激性食物，如大葱、生蒜、辣椒、胡椒等，虽然能增加菜肴的口感，但是也能引起血管扩张和器官充血

薏米瓜皮鲫鱼汤

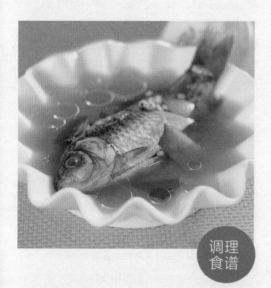

调理
食谱

原料：鲫鱼 250 克，冬瓜皮 60 克，薏米 30 克，生姜 3 片，盐少许。

做法：

❶ 将鲫鱼剖洗干净，去内脏，去鳃；冬瓜皮、薏米分别洗净。

❷ 将鲫鱼、冬瓜皮、薏米、姜片均放进汤锅内，加适量清水，盖上锅盖。

❸ 用中火烧开，转小火再煲 1 小时，加盐调味即可。

功效：本品具有清热解毒、利水消肿的功效，可用于湿热蕴结型前列腺炎、尿路感染、肾炎水肿等症。

健康指南

冬瓜皮，为葫芦科植物冬瓜的干燥外层果皮。全国大部分地区均栽培冬瓜。具有清肺化痰、利湿排脓的功效，用于肺热咳嗽、肺痈、肠痈、带下、白浊等症。

红豆冬瓜排骨汤

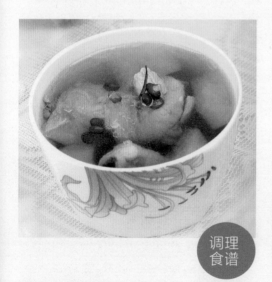

调理
食谱

原料：排骨 200 克，冬瓜 120 克，红豆 20 克，精盐 5 克，姜 2 克。

做法：

❶ 红豆提前在清水中浸泡 5 小时，洗净备用；将排骨洗净，切块；冬瓜去皮，洗净切块。

❷ 锅中加水烧开，将排骨放入锅中氽一下，捞出备用。

❸ 煲锅上火倒入水，下入排骨、冬瓜块、红豆烧开，调入精盐、姜煲至成熟即可。

功效：本品具有清热解毒、利尿通淋、消肿的功效，可用于湿热蕴结型慢性前列腺炎患者食用。

健康指南

冬瓜性凉，味甘淡，归肺、大小肠、膀胱经，具有利水消痰、清热解毒等作用，主治水肿、胀满、淋病、痰吼、咳喘、暑热烦闷、消渴、泻痢、痈肿、痔漏等症。对慢性前列腺炎患者来说，冬瓜是一种比较理想的解热利尿的日常食物。

姜丝鲈鱼汤

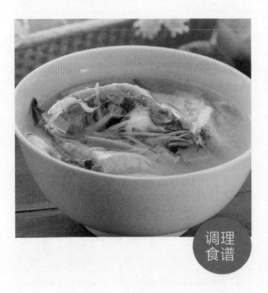

调理
食谱

原料: 鲈鱼1条,葱、生姜各10克,盐5克。

做法:

❶ 鲈鱼去鳞、鳃,去内脏,洗净,切成3段。

❷ 姜洗净,切丝;葱洗净,切段。

❸ 锅中放油烧热,将鱼块放入煎至发黄,加水1200毫升煮沸,放入葱段、姜丝煮沸,转中火煮3分钟,待鱼肉熟嫩,加盐调味即可。

功效: 本品具有温肾散寒、利尿通淋的功效,适合肾阳虚损型的慢性前列腺炎患者食用。

健康指南

鲈鱼可主治慢性肠炎、慢性肾炎、习惯性流产等症状。鲈鱼含丰富的蛋白质,对儿童、中老年人的骨骼组织有益。鲈鱼具有补肝肾、益脾胃、化痰止咳之功效,对肝肾不足的人有补益作用。

党参牛膝汤

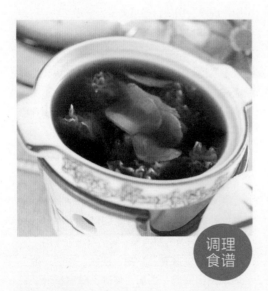

调理
食谱

原料: 党参25克,当归、炙杜仲、怀牛膝各15克,何首乌、制黄精各20克,银耳50克,冰糖适量。

做法:

❶ 中药材洗净;银耳以冷水泡发,去蒂备用。

❷ 锅中加清水适量,放入中药材,以小火煎约90分钟,加入银耳,续用小火煲约60分钟。

❸ 再加入冰糖溶化即可。

功效: 本品具有散瘀消肿、补肾助阳的功效,适合气滞血瘀型、肾阳虚损型的慢性前列腺炎患者食用。

健康指南

牛膝以根部粗长,皮细坚实,色淡黄,味微甜、稍苦涩者为佳。其应放置于阴凉干燥的地方,以防虫蛀、防霉、防走油变色。凡中气下陷、脾虚泄泻、梦遗失精、月经过多者及孕妇均忌服牛膝。

生地煲龙骨

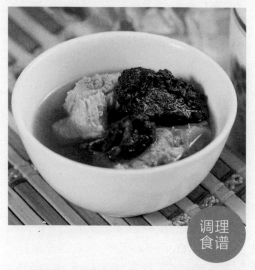

调理
食谱

原料：龙骨 500 克，生地 30 克，生姜 3 片，盐 5 克。

做法：

❶ 龙骨洗净，斩成小段；生地洗净；生姜去皮，洗净后切成片。

❷ 将龙骨放入炒锅中炒至断生，捞出备用。

❸ 取一炖盅，放入龙骨、生地、生姜和适量清水，隔水炖 1 小时，加盐调味即可。

功效：本品具有滋阴凉血、软坚散结的功效，适合阴虚火旺型的慢性前列腺炎患者食用。

健康指南

生地以加工精细、体重、质柔软油润、断面乌黑、味甜者为佳。其宜置通风干燥处保存。气血虚弱的孕妇，或胃肠虚弱、大便稀烂者，不要用生地。生地可煎汤，熬膏或入丸、散。

香附陈皮炒肉

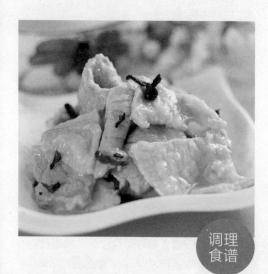

调理
食谱

原料：猪瘦肉 200 克，香附 10 克，陈皮 3 克，盐 3 克。

做法：

❶ 先将香附、陈皮洗净，陈皮切丝备用；猪肉洗净，切片备用。

❷ 在锅内放少许食油，烧热后，放入猪肉片，炒片刻。

❸ 加适量清水，放入陈皮、香附，翻炒均匀。

❹ 待熟时放食盐翻炒几下即可。

功效：本品具有疏肝解郁、理气健脾、行气活血的功效，适用于气滞血瘀型的慢性前列腺炎患者食用。

健康指南

香附配柴胡、青皮可治胸胁痛；配高良姜可治胃寒痛；配艾叶治寒凝气滞之行经腹痛。香附可煎汤服用，或入丸、散。其外用：研末撒、调敷或做饼热熨。凡气虚无滞、阴虚血热者忌服香附；孕妇忌服香附。

车前子田螺汤

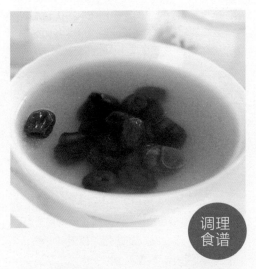

调理
食谱

原料：田螺（连壳）1000 克，车前子 50 克，红枣 10 颗，盐适量。

做法：

❶ 先用清水浸养田螺 1~2 天，经常换水以漂去污泥，洗净，钳去尾部。

❷ 车前子、红枣均洗净；用纱布包好车前子。

❸ 把田螺、车前子、红枣放入开水锅内，大火煮沸，改小火煲 2 小时，调入盐即可。

功效：本品具有利水通淋、清热祛湿的功效，适合湿热蕴结型前列腺炎、泌尿系统结石等属于膀胱湿热症者食用。

健康指南

车前子具有很好的降压作用，还可利水、清热、祛痰，对于治疗小便不通、尿道滴白、带下黄稠臭秽、尿血、尿道结石、水肿暑湿泻痢、咳嗽多痰等症也极为有效。

白茅根莲藕汤

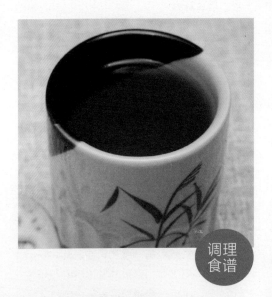

调理
食谱

原料：鲜莲藕 200 克，白茅根 150 克，冰糖少许。

做法：

❶ 将莲藕洗净，用刀连皮切成薄片。

❷ 白茅根洗净，沥水，备用。

❸ 砂锅洗净，倒入适量清水，加入白茅根，以大火烧开，再转小火，待熬出药味后，加入鲜莲藕。待莲藕煮熟后，加入少许冰糖，搅拌均匀后，滤渣即可饮用。

功效：本品具有滋阴凉血、利尿通淋的功效，适用于湿热蕴结型或阴虚火旺型的慢性前列腺炎患者食用。

健康指南

莲藕一般人群皆可食用，尤其适宜老幼妇孺、体弱多病、吐血、高血压、肝病、食欲不振、缺铁性贫血、营养不良者食用。而且藕生吃有碍脾胃，脾胃消化功能低下、大便溏泄者最好不要生吃。

慢性前列腺炎忌吃的食物

　　慢性前列腺炎患者忌食狗肉、韭菜等热性发物；忌食湿热刺激性食物；忌冷饮冰冻食物。

羊肉

忌吃关键词：
助热上火

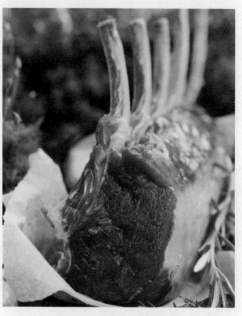

不宜吃羊肉的原因

　　羊肉属于性大热的食物，食用后可助热上火，湿热蕴结、阴虚火旺型的慢性前列腺炎患者均不宜食用，否则可加重其尿频尿急、尿道灼热刺痛等症状。关于羊肉的食用禁忌，在《金匮要略》中有记载："有宿热者不可食之。"而《医学入门》中也有记载："素有痰火者，食之骨蒸。"所以，有"宿热"的慢性前列腺炎患者应当忌食。

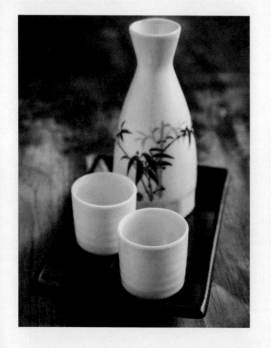

白酒

忌吃关键词：
性温、酒精

不宜喝白酒的原因

　　白酒性温，偏热性，食用后可助热上火，湿热蕴结、阴虚火旺型的慢性前列腺炎患者均不宜食用，否则可加重其尿频尿急、尿道内灼热刺痛等症状。白酒中酒精浓度很高，具有一定的刺激性，它可刺激盆腔里的炎症病灶，促使其局部充血、水肿，致其小便不利，加重慢性前列腺炎患者的病情。

冰激凌

忌吃关键词：
草酸盐、高钾

不宜吃冰激凌的原因

冰激凌的温度很低，甚至接近 0℃，而人体的正常体温为 37℃，如此悬殊的温差可对人体的内脏器官造成刺激，使前列腺收缩，导致尿液的流通不利，加重前列腺炎患者的病情。冰激凌生性寒凉，肾阳虚损型的慢性前列腺炎患者不宜食用，否则可加重其病情，不利于病情好转。

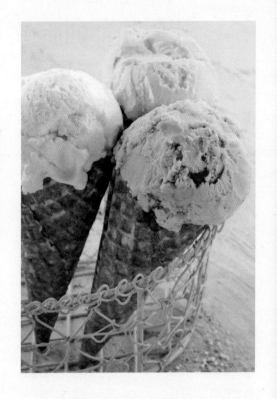

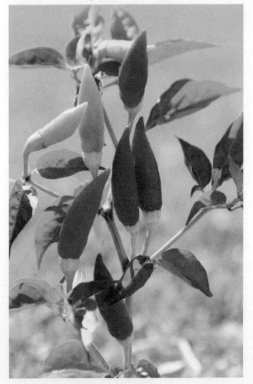

辣椒

忌吃关键词：
性热、刺激性

不宜吃辣椒的原因

辣椒属于大热大辛的食物，它含有辣椒素，刺激性较强，会刺激前列腺组织，加重其炎症程度，加重其尿频、尿急、尿痛、尿道灼热痛等不适症状。中医认为，辣椒性热，食用后可助热上火，湿热蕴结、阴虚火旺型的慢性前列腺炎患者均不宜食用，否则可加重其尿频尿急、尿道内灼热刺痛等症状。

慢性盆腔炎

症状说明

慢性盆腔炎是指女性内生殖器及其周围组织、盆腔腹膜的慢性炎症。其全身症状多不明显，有时可有低热、易疲劳等，病程较长，主要表现为月经紊乱、白带增多、腰腹部的疼痛以及不孕等症，还易引起慢性附件炎，此时可触及肿块。

生活保健

患者要多了解关于慢性盆腔炎的知识，清楚它是可防可治的，树立起战胜疾病的信心。性生活要节制，性生活前后要注意清洗，保持外阴清洁卫生。在经期、产褥期、流产后更应注意卫生，防止感染。在平时的生活中，要注意劳逸结合，适当进行一些强身健体的运动锻炼。勤洗澡，勤换衣服，内裤要经常进行日晒处理。

○ 宜吃食物

宜 干荔枝、大米、小米、黑木耳、猪肚、鸽肉、茴香、生姜、桂圆、茼蒿

对症偏方

苦参芦荟木香剂

苦参、蛇床子各 30 克，黄柏、百部、芦荟各 20 克，红花、川芎、丹参、木香各 15 克。煎水 300 毫升，将注推器吸入药水，推入阴道底部冲洗，每晚 1 次，每次 1 支。有效改善滴虫性阴道炎、霉菌性阴道炎、老年性阴道炎、宫颈糜烂、附件炎、盆腔炎、子宫内膜炎等妇科炎症。

土茯苓薏米益母草汤

土茯苓 30 克，鸡血藤、忍冬藤、薏米各 20 克，丹参 15 克，车前草、益母草各 10 克，甘草 6 克。水煎服，每日 1 剂，分 2 次服用。有清热利湿、解毒化瘀的功效。对湿热瘀结型盆腔炎有辅助治疗作用。

荔枝粥

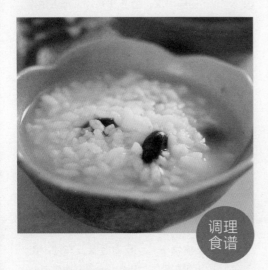

调理食谱

原料：带核干荔枝 20 克，莪术 10 克，大米 100 克，白糖适量。

做法：

❶ 将荔枝的核和果肉与莪术一起捣碎，置锅中，加清水 100 毫升，武火煮开 10 分钟，滤渣取汁。

❷ 将大米和药汁共入锅中，加清水 500 毫升，武火煮开 5 分钟。

❸ 改文火煮 30 分钟，成粥加白糖即可食用。

功效：本品具有补气养血、行气止痛、散结破气的功效，适合气虚血瘀型以及气滞血瘀型的慢性盆腔炎患者食用。

健康指南

荔枝可鲜食，也可晒成荔枝干，酿酒，做菜。有上火症状的人忌食。吃荔枝容易发生过敏反应，过敏体质者不宜吃。不宜一次食用过多，大量食用鲜荔枝，会导致人体血糖下降，口渴、出汗、头晕、腹泻，甚至出现昏迷和循环衰竭等症状，医学上称为"荔枝病"。

核桃乌鸡粥

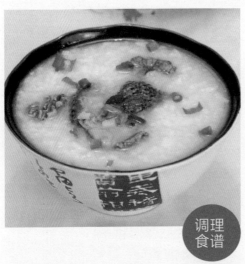

调理
食谱

原料：乌鸡肉 200 克，核桃 100 克，大米 80 克，枸杞 30 克，姜末 5 克，鲜汤 500 毫升，盐 3 克，葱花 4 克。

做法：

❶ 核桃去壳取肉；大米淘净；枸杞洗净；乌鸡肉洗净切块。

❷ 油锅烧热，爆香姜末，下入乌鸡肉过油，倒入鲜汤，放入大米烧沸，下核桃肉和枸杞熬煮成粥，调入盐，撒上葱花即可。

功效：本品具有滋阴益气、补肾养血、润燥滑肠的功效，适合气虚血瘀型的慢性盆腔炎患者食用。

健康指南

吃核桃时，首先将核桃仁用清水漂洗几次，去掉浮尘及不洁物，然后放入水中加食盐煮沸后晾干，再用微波炉烘烤，会变得松脆可口。每天吃几个，细嚼慢咽，会比生吃更有利于人体吸收。核桃脂肪含量较高，一次不要吃得太多，否则会影响消化。

乌药养血粥

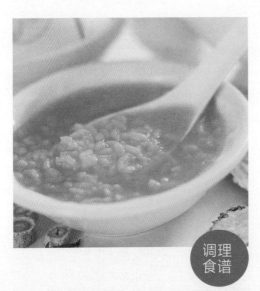

调理
食谱

原料：乌药、白芍、红花、当归各 10 克，北沙参 15 克，川芎、木香各 6 克，大米 100 克。

做法：

❶ 将药材洗净，放入布袋内，先武火煮开，再用文火煎取药汁。

❷ 再取药渣煎 1 次，合 2 次药汁，加入洗净的大米，煮成粥即可。

功效：本品具有疏肝理气、活血化瘀、温经散寒、消肿止痛等功效，适合气滞血瘀、寒湿凝滞以及气虚血瘀型的慢性盆腔炎患者食用。

健康指南

乌药具有顺气、开郁、散寒、止痛的功效，适合肝郁气滞以及脾胃虚寒型的消化性溃疡患者服用。乌药还可用来治疗胸腹胀痛、宿食不消、反胃吐食、寒疝、脚气、小便频数等症。现代广泛用于由气滞、气逆引起的腹部痛症。

中医分型及对症食疗

湿热瘀结型

症状剖析：下腹部疼痛胀满拒按，热势起伏不定，寒热往来，带下色黄量多，气味臭秽，经期延长，大便或稀或干，尿赤，舌红有瘀点，苔黄厚，脉弦滑。

治疗原则：清热解毒、利湿排脓。

对症食材：绿豆、红豆、蕨菜、马齿苋、牛蛙、黄芩、黄连、桔梗、黄柏、连翘、土茯苓、丹参。

气滞血瘀型

症状剖析：腹胀痛或刺痛，月经期腰腹疼痛加重，经血量多有血块，带下频多，情志抑郁，乳房及胸胁胀痛，舌体紫暗，有瘀斑、瘀点，苔薄白，脉弦涩。

治疗原则：理气活血、化瘀止痛。

对症食材：茼蒿、干荔枝、佛手瓜、芹菜、柚子、橘子、当归、桃仁、乌药、五灵脂、川芎、香附、木香、延胡索。

寒湿凝滞型

症状剖析：小腹冷痛，或坠胀疼痛，经行加重，得热痛缓，腰骶部冷痛，小便频数清长，舌质暗红，舌苔白腻，脉沉迟。

治疗原则：祛寒除湿、活血化瘀。

对症食材：茴香、生姜、狗肉、桂圆、干荔枝、乌药、延胡索、桃仁、没药、当归、川芎、肉桂、蒲黄、五灵脂。

气虚血瘀型

症状剖析：下腹部疼痛结块，缠绵日久不愈，痛连腰骶，经期加重，神疲无力，食少纳呆，舌质暗红，有瘀斑、瘀点，舌苔白，脉弦涩无力。

治疗原则：益气健脾、化瘀散结。

对症食材：干荔枝、大米、小米、黑木耳、猪肚、鸽肉、桃仁、红花、莪术、黄芪、党参、白术、山药、三棱、鸡内金。

饮食指南

宜

√ 饮发热期间宜食清淡易消化饮食，对高热伤津的患者可给予梨汁或苹果汁、西瓜汁等饮用，但不可冰冻后饮用

√ 白带色黄、量多、质稠的患者属湿热证

√ 体质虚弱者多食肉类、鱼类、蛋类、菌菇类等食物，以滋补强身

忌

× 少食烧烤、煎炸类食物，饮食宜清淡

× 治疗期间，忌食辛辣刺激性食物和虾蟹等发物

× 忌吃油腻食物。油腻之物，往往会引起食欲下降，影响脾胃功能，阻碍营养物质的吸收，导致体质下降

× 忌吃生冷食物。因为慢性盆腔炎患者常常伴有少许腹痛等症状，如食用生冷食物就会加重瘀滞

双豆双米粥

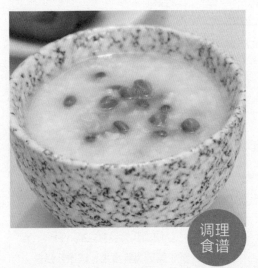

调理
食谱

原料：红豆 30 克，豌豆、胡萝卜各 20 克，玉米 20 克，大米 80 克，白糖 5 克。

做法：

❶ 豌豆、红豆提前在清水中浸泡 2 小时；大米淘洗干净备用；胡萝卜洗净，切丁；玉米洗净备用。

❷ 锅置火上，倒入清水，放入大米与红豆，以大火煮开。

❸ 加入玉米、豌豆、胡萝卜同煮至浓稠状，调入白糖即可。

功效：本品具有清热解毒、利尿排脓、健脾利湿的功效，适合湿热瘀结型的慢性盆腔炎患者食用。

健康指南

豌豆高钾低钠，含有对身体有益的优质蛋白质，可增强免疫力，还可以保护心血管。豌豆所含的止杈酸、赤霉素和植物凝集素等物质，具有抗菌消炎、增强新陈代谢的功效。豌豆含有丰富的维生素 A 原，可在体内转化为维生素 A，而后者具有润泽皮肤的作用。

茴香炖雀肉

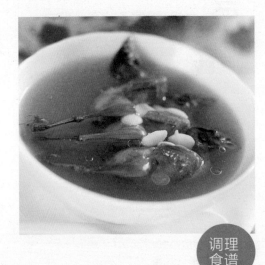

调理
食谱

原料：麻雀 3 只，小茴香、胡椒各 20 克，杏仁 15 克，盐少许。

做法：

❶ 麻雀去毛、内脏、脚爪，洗净。

❷ 将小茴香、胡椒包入纱布中，扎紧纱布。

❸ 锅中放入少许油烧热，放入麻雀肉翻炒 2 分钟，然后加适量滚水，放入调料包和杏仁，以小火慢炖 2 小时，加盐调味即可食用。

功效：本品具有散寒燥湿、理气止痛的作用，适合寒湿凝滞型的慢性盆腔炎患者食用。

健康指南

茴香分小茴香和大茴香。大茴香因其有八个角而得名，故称八角茴香、八角、大料，是我国的特产。茴香能刺激胃肠神经血管，促进消化液分泌，增加胃肠蠕动，排除积存的气体，所以民间常用来健胃、行气、散寒、止痛。

风味茼蒿

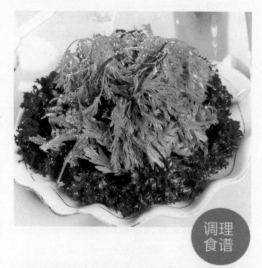

调理食谱

原料：茼蒿、紫叶生菜各 300 克，芝麻 50 克，红椒 20 克，盐 3 克，鸡精 1 克，香油 15 毫升。

做法：

❶ 将茼蒿、紫叶生菜用清水洗净，切段，稍过水，装盘待用。

❷ 将红椒洗净，切成细丝。

❸ 锅注油烧热，放入红椒和芝麻炒香，倒在茼蒿上。

❹ 加盐、鸡精和香油调味，搅拌均匀即可食用。

功效：本品平补肝肾、宽中理气、温经散寒，对气滞血瘀以及寒湿凝滞型的慢性盆腔炎患者有较好的食疗作用。

健康指南

茼蒿气味芳香，可以养心安神、稳定情绪、降压补脑、防止记忆力减退。茼蒿含有多种氨基酸、脂肪、蛋白质及较高量的钠、钾等矿物盐，能调节体内水液代谢、通利小便、消除水肿。

薏米黄芩酒

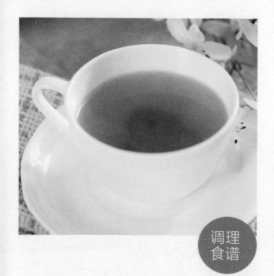

调理食谱

原料：薏米 50 克，黄芩 30 克，黄柏 15 克，枳壳 20 克，白酒 500 毫升。

做法：

❶ 以上中药均冲洗干净，沥干，共捣 粗末。

❷ 将粗末用白纱布袋包裹住，将袋口 扎紧，置于净器中，入白酒浸泡，封 口，置阴凉干燥处。

❸ 7 日后开取，取出纱布袋备用。每于 食前，取 30 毫升饮用。

功效：本品具有清热燥湿、活血化瘀、行气止痛的功效，适合湿热瘀结型的慢 性盆腔炎患者食用。

健康指南

黄柏具有清热燥湿、泻火解毒的功效，可治热痢、泄泻，适合湿 热型的急性肠炎腹泻患者。此外，还可以用于治疗消渴、黄疸、阳痿、梦遗、淋浊、痔疮、便血、赤白带下、疮疡肿毒等症。

马齿苋荠菜汁

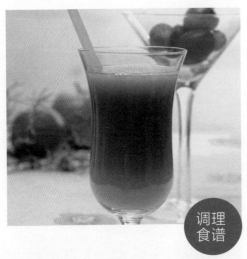

调理
食谱

原料: 鲜马齿苋、鲜荠菜各500克, 益母草15克,
冰糖适量。

做法:

❶ 将马齿苋、荠菜洗净, 切碎, 放入榨汁机
中榨成汁。

❷ 把马齿苋、荠菜渣用适量温开水浸泡, 重
复绞榨取汁, 合并2次汁液, 用纱布过滤。

❸ 把滤后的汁液倒在锅里, 加入益母草, 小
火煮沸, 加入适量冰糖即可。

功效: 本品清热解毒、利湿泻火、活血化瘀,
对湿热瘀结型的慢性盆腔炎患者有很好的食疗
作用。

健康指南

　　益母草具有活血祛瘀、调经止痛、利水
消肿的功效。其治疗月经不调、难产、胞衣
不下、产后血晕、瘀血腹痛, 及瘀血所致的
崩中漏下、尿血、便血、痈肿疮疡。

丹参桃红乌鸡汤

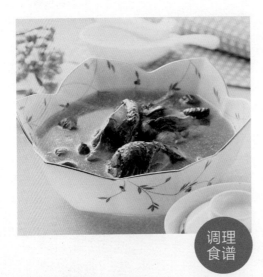

调理
食谱

原料: 丹参15克, 红枣10颗, 红花3克, 桃仁
5克, 乌鸡腿1只, 盐4克。

做法:

❶ 将红花、桃仁装在纱布袋内, 扎紧袋口。

❷ 将鸡腿洗净剁块, 汆烫后捞出。

❸ 将红枣、丹参冲净。

❹ 将所有材料放入锅中, 加6碗水煮沸后,
转小火炖约20分钟, 待鸡肉熟烂, 加盐调味
即成。

功效: 本品具有疏肝解郁、活血化瘀、益气补虚
的功效, 适合气滞血瘀以及气虚血瘀型的慢性盆
腔炎患者食用。

健康指南

　　红枣营养丰富, 特别适合心血管疾病
患者、癌症患者、中老年人、青少年、女
性及营养不良的人食用。但急性肝炎、牙
齿疼痛患者及小儿疳积者应忌食红枣。此
外, 糖尿病患者、脾胃虚寒者应少食。红
枣忌与葱、海鲜同食。

红花煮鸡蛋

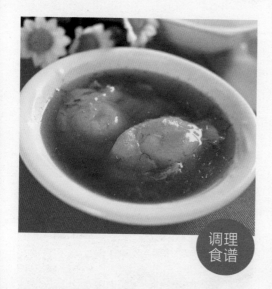

原料：红花 30 克，鸡蛋 2 个，盐少许。

做法：

❶ 将红花洗净，放入锅中，加适量清 水煎煮，煮成药汁。

❷ 把鸡蛋剥壳放入红花药汁中，大火 煮至蛋熟。

❸ 蛋熟后加入盐，继续煮片刻便可。

功效：本品具有活血化瘀、益气养血、通经止痛的功效，适合气滞血瘀以及气 虚血瘀型的慢性盆腔炎患者食用。同时 本品还能兴奋心脏，增加冠脉流量，抗心肌缺血，改善微循环。

健康指南

鸡蛋在吃法上也应科学地食用。对婴幼儿、患者、老人来说，吃鸡 蛋应以煮、蒸为好，煎、炒、炸虽 然好吃，但较难消化。因生蛋中含 有沙门菌，抵抗力差的人，进食生鸡蛋后，容易令肠胃产生不适。

五胡鸭汤

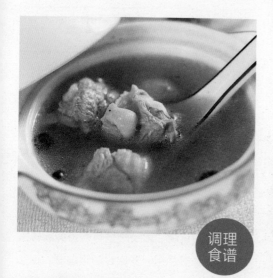

原料：五灵脂、延胡索各 10 克，鸭肉 500 克，盐、食醋各适量。

做法：

❶ 将鸭肉洗净，用少许盐抹一遍，让 咸味入内。

❷ 五灵脂、延胡索洗净，放入碗内，加适量水，隔水蒸 30 分钟，去渣取汁。

❸ 将鸭肉放入大盆内，倒上药汁，隔 水蒸至鸭肉熟软，食用前滴少许醋调味 即可。

功效：本品具有理气止痛、活血散瘀的功效，适合气滞血瘀、寒湿凝滞瘀型的 慢性盆腔炎患者食用。

健康指南

鸭肉含 B 族维生素和维生素 E 比较多，B 族维生素是抗脚气病、抗神经炎和抗多种炎症的维生素，在生长期、妊娠期及哺乳期的人比一般人需求量更大。维生素 E 在抗衰老过程中起着重要的作用。

调理食谱

调理食谱

慢性盆腔炎 忌 吃的食物

慢性盆腔炎患者饮食宜清淡，忌食辛辣刺激性食物；忌羊肉等发物；忌冷饮、凉菜及寒性食物等。

鹅肉

忌吃关键词：
甘润肥腻、发物

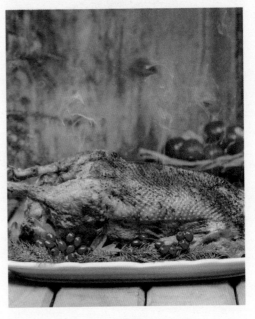

不宜吃鹅肉的原因

鹅肉甘润肥腻，多食能生湿生痰，慢性盆腔炎患者尤其是湿热淤结型的患者不宜食用，否则可加重其带下量多、色黄质稠、气味臭秽、小便短赤、舌质红、苔黄厚等症状。关于鹅的食用禁忌，《本草纲目》中早有记载："鹅，气味俱厚，发风发疮，莫此为甚。"而《饮食须知》中也提出："鹅卵性温，多食鹅卵发痼疾。"由此可见，鹅肉、鹅卵均为大发食物，慢性盆腔炎等慢性病患者均不宜食用。

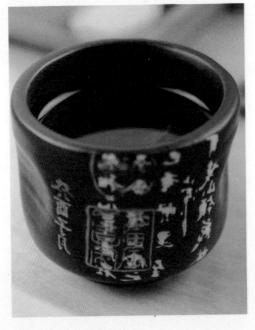

浓茶

忌吃关键词：
咖啡因、茶碱

不宜喝浓茶的原因

浓茶中所含鞣酸可以和食物中的蛋白质、维生素 B_1、铁离子结合，使这些营养素不能正常地被吸收，易造成人体营养素缺乏，出现贫血、便秘等。浓茶中的咖啡因浓度很高，它具有一定的刺激性，可刺激盆腔里的炎症病灶，促使其局部充血、水肿，从而加重盆腔炎患者的病情。浓茶中含有的茶碱还有兴奋中枢神经的作用，多饮会影响睡眠，长此以往还会导致神经衰弱，不利于慢性盆腔炎患者病情的好转。

油条

忌吃关键词：
铝、油炸

不宜吃油条的原因

酶的抑制剂，可抑制脑内酶的活性，影响人的精神状态，从而加重抑郁症患者的病情。油条经油炸，食用后可助热上火，慢性盆腔炎患者尤其是湿热淤结型的患者不宜食用，否则可加重患者盆腔炎症，如腹痛、带下臭秽等。

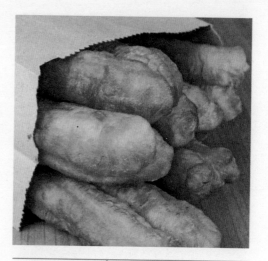

肥肉

忌吃关键词：
肥厚油腻、高脂肪

不宜吃肥肉的原因

中医认为，肥肉为肥厚油腻之品，人长期食用后会助湿生痰，从而加重湿热淤结型的慢性盆腔炎患者的病情，加重其带下量多质稠、气味臭秽、大便溏稀、苔黄厚等症。有些肥猪肉的脂肪含量可高达90.8%，这些脂肪不容易被消化，在胃内长时间地潴留，一方面会影响睡眠，不利于病情的好转；另一方面也影响了其他营养物质的摄入。

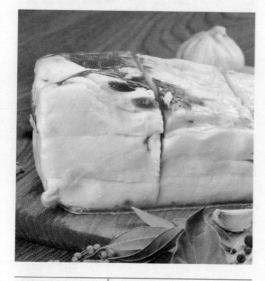

羊肉

忌吃关键词：
性热

不宜吃羊肉的原因

羊肉属于性大热的食物，食用后可助热上火，慢性盆腔炎患者尤其是湿热淤结型的患者不宜食用，否则可加重其带下量多、色黄质稠、气味臭秽等湿热症状。关于羊肉的食用禁忌，在《金匮要略》中有记载曰："有宿热者不可食之。"而《医学入门》中也有记载："素有痰火者，食之骨蒸。"所以，湿热淤结型的慢性盆腔炎患者应当忌食。

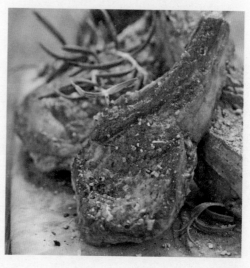

田螺

忌吃关键词：
性寒、易致血淤

不宜吃田螺的原因

田螺性大寒，寒凝易致血淤，所以寒湿凝滞、气虚血淤型的慢性盆腔炎患者均不宜食用，否则可加重其小腹冷痛、坠胀疼痛、小便频数清长等症状。关于田螺的食用禁忌，《本经逢原》指出："多食令人腹痛泄泻。"故田螺不宜多食，否则可导致腹痛腹泻，不利于慢性盆腔炎患者的病情。

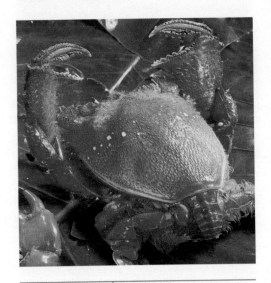

螃蟹

忌吃关键词：
性寒、发物

不宜吃螃蟹的原因

螃蟹性寒，寒湿凝滞、气虚血淤型的慢性盆腔炎患者均不宜食用，否则可加重其小腹冷痛、坠胀疼痛、经行加重、腰骶部冷痛、小便频数清长、舌质暗红、舌苔白腻、脉沉迟等症状。螃蟹属于海鲜发物，慢性盆腔炎患者食用后容易导致病情加重或导致病情急性发作，不利于病情的控制与好转。

咖啡

忌吃关键词：
咖啡因

不宜喝咖啡的原因

咖啡中含有咖啡因，咖啡因是一种黄嘌呤生物碱化合物，它可刺激盆腔里的炎症病灶，促使其局部充血、水肿，从而加重盆腔炎患者的病情。咖啡因同时也是一种中枢神经兴奋剂，有提神醒脑之功用，但是如果长期饮用或饮用过多，可影响睡眠的质量，对于慢性盆腔炎患者的病情不利。

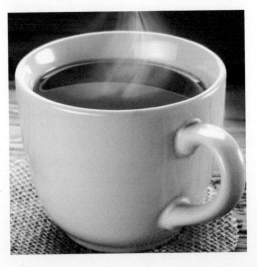

子宫脱垂

症状说明

子宫脱垂是指由于支撑子宫的组织受损或薄弱，使子宫脱离正常位置，沿阴道下降，甚至全部脱出阴道口外的一种生殖器官变位的综合征。主要表现为腰骶酸痛，劳累后加重，休息后可缓解。子宫脱垂患者还经常并发泌尿道的症状以及月经的改变、白带增多等症状。

生活保健

更年期及进入老年期的妇女，应特别注意劳逸结合，避免过度疲劳。适当减轻工作，避免参加重体力劳动。适当进行身体锻炼，坚持做肛提肌运动锻炼，以防组织过度松弛或过早衰退。要注意保持心情舒畅，减少精神负担，排除紧张、焦虑、恐惧的情绪。

宜 宜吃食物

马齿苋、油菜、芡实、山药、黑木耳、乌鸡、猪肚、鲫鱼、大米、小米、银耳

对症偏方

黄芪当归猪肚汤

黄芪、党参、金樱子各 20 克，白术、升麻、柴胡、杜仲、当归各 15 克，猪肚半个。煲汤食用，常食可益气健脾、补肾举陷。对体质虚弱，轻度子宫脱垂的患者有很好的效果，可治疗神疲乏力、少气懒言、腰酸腿软、食少腹胀、带下频多清稀等。

苦参黄柏清热方

苦参、蛇床子、白花蛇舌草各 30 克，黄柏、黄连、苍术各 20 克，丹参、赤芍各 15 克。共煎水，坐浴熏洗。每日 1 次，宜晚上睡前熏洗。可清热利湿、消炎杀菌。主治湿热型子宫脱垂。

党参猪腰汤

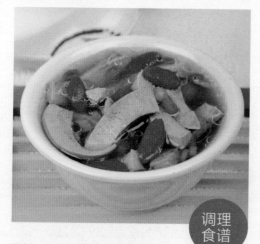

调理食谱

原料：枸杞 20 克，鲜猪腰 90 克，党参片 4 克，清汤适量，精盐 4 克，姜片 3 克，葱段 5 克，白酒适量。

做法：

❶ 将猪腰剖开洗净，用盐与白酒搓洗，去臊味，反复冲洗干净后切片；枸杞洗净备用。

❷ 起油锅烧至六成热，放入猪腰片炝爆 1~2 分钟，倒入清汤，调入精盐、姜片、葱段、党参烧开，下入枸杞，打去浮沫，煲至熟即可。

功效：本品具有补肾益气、健脾利水、举托内脏的功效，适合肾虚型子宫脱垂的患者食用。

健康指南

猪腰味甘咸、性平，入肾经，有补肾、强腰、益气的作用，适宜肾虚腰酸腰痛、遗精、盗汗、耳聋、耳鸣者食用。《本草纲目》记载："肾虚有热者宜食之。若肾气虚寒者，非所宜矣。"

益气母鸡汤

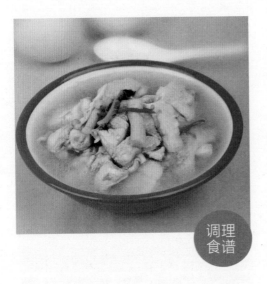

调理
食谱

原料：母鸡 250 克，当归、党参各 6 克，精盐 4
克，姜、红椒各 3 克，菠菜 3 棵。

做法：

❶ 当归、党参用清水浸泡，洗净备用；姜切片；
红椒洗净切丝；菠菜洗净切段。

❷ 将母鸡肉切成方块带骨，先入开水锅内煮
一下，再入油锅爆一下，放入当归、党参、菠菜，
然后加鸡汤 500 毫升放入锅内炖。

❸ 等鸡块酥透时，调入精盐、姜片、红椒丝，
煲 10 分钟即可食用。

功效：本品可补气养血、升阳举陷，适合气虚
型子宫脱垂的患者食用。

健康指南

　　炖鸡汤也有技巧，如果是用普通汤锅炖
的话，水要多加些，不可中途添水，否则汤
就不醇香了。如果使用汽锅炖，则不用放水，
靠蒸汽凝结成汤水，味道很是浓香醇厚，炖
法和隔水炖相类似。

四宝炖乳鸽

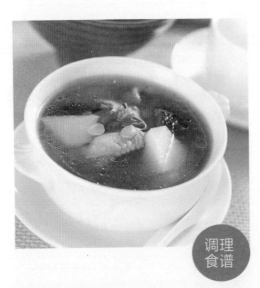

调理
食谱

原料：乳鸽 1 只，山药、银杏各 130 克，干香
菇 15 克，枸杞 13 克，姜片、料酒、盐、味精
各适量。

做法：

❶ 将乳鸽洗净剁块。

❷ 山药洗净切块；香菇泡开洗净。

❸ 清汤 700 毫升置锅中，放入银杏、山药、
香菇、枸杞、乳鸽及姜片、料酒、盐、味精，
入笼中蒸约 2 小时即成。

功效：本品补肾气、养肝血、举内脏，适合气虚
型的子宫脱垂患者食用。

健康指南

　　香菇可以通过炒、烧的方法烹调出美
味菜肴，也可通过煮、炖的方法熬出鲜美
可口的汤。发好的香菇要放在冰箱里冷藏
才不会损失营养。泡发香菇的水不要丢弃，
很多营养物质都溶在水中。

中医分型及对症食疗

气虚型

症状剖析：中气不足，无力升举，导致子宫脱垂。子宫下移或脱出阴道口外，阴道壁松弛膨出，伴小腹坠胀，身体乏力困倦，面色无华，四肢乏力，小便频数，带下频多，质清稀色淡，舌淡苔白，脉缓弱。

治疗原则：补中益气、升阳举陷。

对症食材：土鸡、乌鸡、猪肚、鲫鱼、大米、小米、银耳、木耳、黄芪、白术、升麻、柴胡、金樱子。

肾虚型

症状剖析：肾气亏虚，冲任不固，导致子宫脱垂。子宫下垂，日久不愈，小腹坠胀，伴头晕耳鸣，腰膝酸软冷痛，小便频数，夜间更甚，带下清稀，舌淡，脉沉弱。

治疗原则：补肾固脱、益气举陷。

对症食材：牛肉、板栗、黑豆、鸽肉、甲鱼、芡实、山药、黑木耳、人参、熟地、杜仲、山茱萸、当归。

湿热型

症状剖析：由于气虚下陷或肾虚不固，导致子宫长期脱出于阴道口外，受衣裤摩擦损伤，易为湿热邪毒侵袭，蕴结于下。子宫脱出阴道口外，表面溃烂，黄水淋漓，或小便灼热，或口干口苦，舌质红，苔或黄腻，脉或沉乏力。

治疗原则：清热利湿、益气举陷。

对症食材：马齿苋、油菜、绿豆、丝瓜、蕨菜、乌药、延胡索、桃仁、没药、当归、川芎、肉桂、五灵脂。

饮食指南

宜

✓ 多喝水，多吃水果、蔬菜，多吃核果、种子、谷类等有益的食物

✓ 多食有补气、补肾作用的食品，如鸡、山药、扁豆、莲子、芡实、红枣等

✓ 子宫脱垂患者应常食海藻类食品，可有效地调节血液酸碱度，避免体内碱性元素因酸性中和而被过多消耗忌

忌

✗ 忌食虾、蟹等发物，以免湿热下注，引起子宫红肿、糜烂

✗ 忌食燥热辛辣刺激性食物，这些食物容易促进病变部位充血，加重炎症，对病情不利

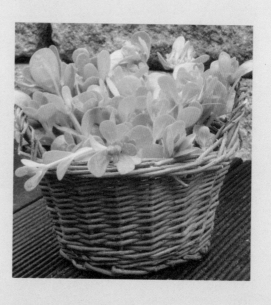

猪肚白术粥

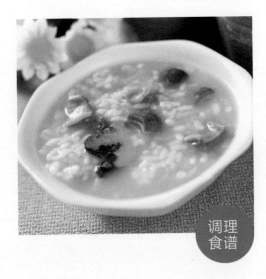

调理
食谱

原料：猪肚 500 克，白术 30 克，黄芪 15 克，大米 150 克，生姜 6 克，盐适量。

做法：

❶ 将猪肚翻洗干净，煮熟后切成小块；生姜洗净切片。

❷ 白术、黄芪洗净，一并放入锅中，加清水适量，用大火烧沸后，再改用小火煎煮。

❸ 约煮 1 小时后加入洗净的大米、姜片、猪肚煮粥，至粥熟时调入盐即可。

功效：本品健脾益气、升阳举陷，适合气虚型的子宫脱垂患者食用。

健康指南

新鲜猪肚弹性小，遇热回缩的程度小，肚壁肥厚，用来做汤非常鲜美。煮猪肚时添水一定要没过猪肚，缓缓加热。直到用筷子能扎透就熟了。中途如需要加水，要加热水。做好的猪肚如果一次没用完，要全部浸泡在汤里，以防氧化变色，二保持口感鲜嫩。

绿豆马齿苋汤

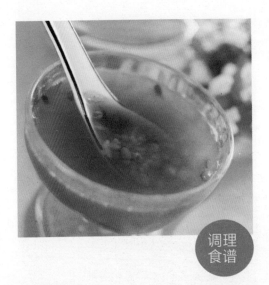

调理
食谱

原料：绿豆 60 克，马齿苋 30 克，冰糖适量。

做法：

❶ 先将马齿苋去除根、老茎，清水洗净，用刀切成段备用；绿豆提前在清水中浸泡 2 小时。

❷ 锅洗净，加 800 毫升清水，将绿豆放入锅中，大火煮开。

❸ 把马齿苋放入锅中，然后转用小火煮至绿豆开花，再加入适量冰糖稍煮即可关火。

功效：本品可清热利湿、解毒消肿，适合湿热型的子宫脱垂患者食用。

健康指南

煮绿豆要掌握一些技巧，如果煮的时间太长，汤色就会发红发浑，如果煮的时间太短就煮的不熟烂，口感不好。煮绿豆时将绿豆洗净，放入保温瓶中，倒入开水盖好。3~4 小时后，绿豆粒会涨大变软，再下锅煮，就很容易在较短的时间内将绿豆煮烂。

补骨脂芡实鸭汤

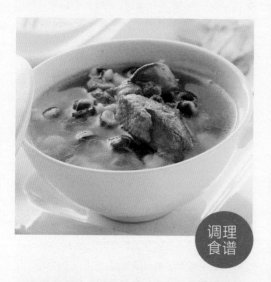

调理
食谱

原料：补骨脂 15 克，芡实 50 克，鸭肉 300 克，盐 4 克。

做法：

❶ 将鸭肉洗净，放入沸水中汆去血水，捞出，备用；芡实提前在清水中浸泡 2 小时，淘洗干净。

❷ 将芡实与补骨脂、鸭肉一起放入锅中，加入适量清水，大约盖过所有的原材料即可。

❸ 用大火将汤煮开，再转用小火续炖约 30 分钟，快煮熟时加盐调味即可。

功效：此汤补肾助阳、益气补虚，适合气虚型、肾虚型的子宫脱垂患者食用。

健康指南

　　芡实可补中益气，为滋养强壮性食物，和莲子有些相似，但芡实的收敛镇静作用比莲子强，适用于慢性泄泻和小便频数、梦遗滑精、妇女带多腰酸等症。

人参鸡汤

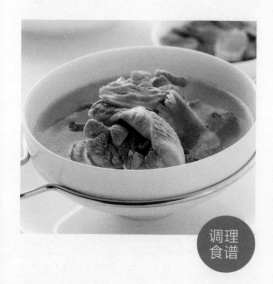

调理
食谱

原料：人参片 15 克，鸡腿 1 只，红枣 8 颗，盐 5 克。

做法：

❶ 鸡腿剁块，放入沸水中汆烫后捞出，洗净；红枣用清水泡发，洗净捞出；人参片洗净。

❷ 鸡腿和参片、红枣放入锅中，加 1000 毫升水，以大火煮开，转小火续炖 25 分钟。

❸ 起锅前加盐调味即成。

功效：此汤有补肾健脾、大补元气的功效，适合气虚型、肾虚型的子宫脱垂患者食用。

健康指南

　　人参可提高机体免疫力，对气血亏虚之症有良好的补益作用。人参还具有润泽肌肤、延缓衰老之功效。人参花泡茶对大脑皮层有兴奋作用。

黄柏油菜排骨汤

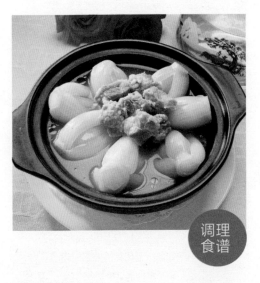

调理食谱

原料：排骨 500 克，油菜 1000 克，黄柏 5 克，盐适量。

做法：

❶ 油菜洗净，切段，备用；黄柏洗净，备用。

❷ 排骨洗净，切成小段，用盐腌 8 小时至入味。

❸ 锅上火，注适量清水，放入排骨、黄柏和油菜一起煲 3 小时即可。

功效：本品具有清热燥湿、解毒止痒、宽肠通便的功效，适合湿热型的子宫脱垂患者食用。

健康指南

　　油菜颜色深绿，是十字花科植物。它的营养价值及食疗价值可称得上是蔬菜中的佼佼者，是我国主要的油料作物和蜜源作物。食用油菜时要尽量现做现切，并用旺火爆炒，这样既可保持鲜脆，又可使其营养成分不被破坏。

参芪炖牛肉

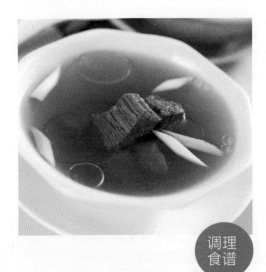

调理食谱

原料：牛肉 250 克，党参、黄芪各 20 克，升麻 5 克，鸡内金 10 克，姜片、葱段、黄酒、香油、味精各适量，盐 3 克。

做法：

❶ 牛肉洗净切块。

❷ 党参、黄芪、升麻、鸡内金分别洗净，纱布包好，扎紧。

❸ 药包与牛肉同放于砂锅中，注入清水 1 升；烧开后，加入姜片、葱段和黄酒，炖至酥烂，捞出药袋，下盐、味精，淋香油即可。

功效：本品具有补气健脾、升阳举陷的功效，对气虚型的子宫脱垂患者有较好的食疗作用。

健康指南

　　黄芪具有补气固表、利尿排毒、排脓敛疮、生肌的功效，用于身体衰弱，尤其表现有中气虚弱的患者，如脾胃气虚型的慢性肠炎，可用于中气下陷所致的脱肛、子宫脱垂、崩漏带下等病症，还可用于表虚自汗及消渴等症。

升麻山药排骨汤

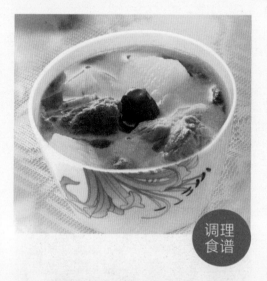

调理食谱

原料：升麻 20 克，白芍 10 克，山药 300 克，排骨 250 克，红枣 10 颗，盐 5 克。

做法：

❶ 白芍、升麻装入纱布袋系紧；红枣用清水泡软。

❷ 小排骨汆烫后捞起；山药去皮，洗净切块。

❸ 将药袋、红枣、排骨、山药一起入锅，加1600 毫升水烧开，转小火炖 1 小时，取出纱布袋丢弃，加盐调味即可。

功效：本品具有健脾益气、疏肝养血、升阳举陷的功效，适合气虚型的子宫脱垂患者食用。

健康指南

升麻味辛、甘，性微寒；入肺、脾、胃、大肠经，具有发表透疹、清热解毒、升阳举陷的功效。主治麻疹初起、透发不畅、头痛寒热、热毒斑疹、龈肿、口疮、咽痛、中气下陷、脾虚泄泻、崩漏等症。

杜仲鹌鹑汤

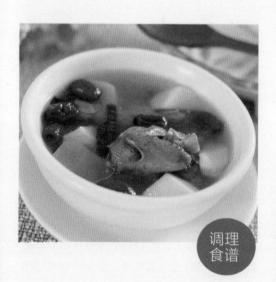

调理食谱

原料：鹌鹑 1 只，杜仲 50 克，山药 100 克，枸杞 25 克，红枣 6 颗，生姜 5 片，盐 4 克。

做法：

❶ 鹌鹑洗净去内脏，剁成块。

❷ 将杜仲、枸杞、山药、红枣、生姜洗净。

❸ 把以上用料放入锅内，加清水适量，大火煮滚后，改文火煲 3 小时，再调入盐即可。

功效：本品具有补肾壮阳、益气补虚的功效，对肾虚或气虚型的子宫脱垂患者均有食疗作用。

健康指南

山药既可作为主粮，又可作为蔬菜，还可以制成糖葫芦之类的小吃。且可甜可咸、可煮可炒、可荤可素，吃法多种多样。宜去皮食用，以免产生麻、刺等异常口感。

子宫脱垂忌吃的食物

子宫脱垂的患者忌食寒凉生冷食物，如蚌肉、竹笋、苦瓜等；忌食刺激性食物，如浓茶、辣椒等。

甲鱼

忌吃关键词：
寒性下坠、滋腻

不宜吃甲鱼的原因

甲鱼与螃蟹一样，具有寒性下坠的作用，子宫脱垂患者尤其是肾虚型的患者食用后，可导致子宫虚冷下垂，进一步加重子宫脱垂患者的病情。甲鱼滋腻，久食可伤及脾胃，导致消化不良，脾胃功能的减弱引起中气不足，进一步导致小腹下坠、子宫下脱等，加重子宫脱垂患者的病情。中医认为，甲鱼的主要功能是滋阴养血，最适合阴虚内热的人食用。而久病体虚、阴虚怕冷、消化不良、食欲缺乏者均应慎食。

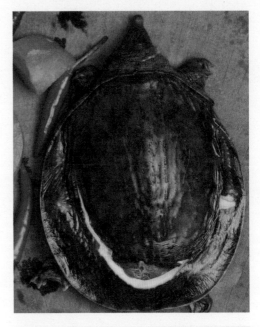

竹笋

忌吃关键词：
伤食气、易致腹泻

不宜吃竹笋的原因

中医认为，竹笋和白萝卜一样，属于伤食气之物，久食会损伤正气，从而损耗营养，使虚弱的机体得不到营养补充而愈发虚弱，以致子宫回缩无力，不利于子宫脱垂患者的病情。关于竹笋的食用记载，《笋谱》中有介绍："笋虽甘美，而滑利大肠，无益于脾。"所以，脾胃虚弱的子宫脱垂患者不宜多食。竹笋中的草酸盐含量较高，食用后容易与体内的钙结合形成草酸钙，不利于钙的吸收利用，即使正常人也应适量食用。

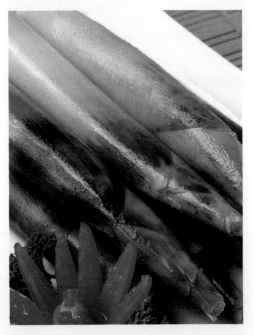

蚌肉

忌吃关键词：
性寒、发物

不宜吃蚌肉的原因

蚌肉为性寒之物，食用后可伤脾气，子宫脱垂患者尤其是气虚型患者食用后，会进一步加重子宫脱垂患者的病情，使脱垂的子宫难以恢复。蚌为海鲜发物，子宫脱垂患者食用后可加重脱出肿物的溃疡、感染、分泌物增多、出血等症状，加重了子宫脱垂患者的病情。

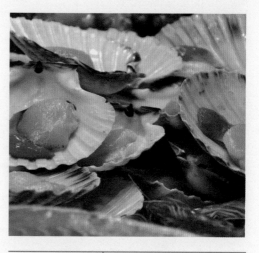

田螺

忌吃关键词：
性寒、耗气

不宜吃田螺的原因

田螺属于大寒之物，食用后可伤脾气，子宫脱垂患者尤其是气虚型的患者食用后，会进一步加重子宫脱垂患者的病情，使脱垂的子宫难以恢复。关于田螺的食用禁忌，《本经逢原》指出："多食令人腹痛泄泻。"故田螺不宜多食，否则导致腹痛腹泻，不利于子宫脱垂患者的病情。

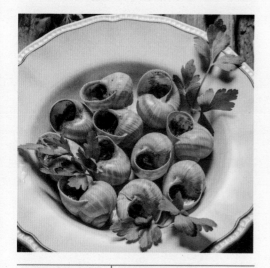

西瓜

忌吃关键词：
性寒、伤脾助湿

不宜吃西瓜的原因

西瓜属于寒凉水果，而且在夏天的时候，人们常喜欢将西瓜冰冻后食用，寒凉的刺激会损伤脾胃的阳气，从而导致中气不足而致小腹下坠，子宫下脱，加重子宫下垂患者的病情。关于西瓜的食用禁忌，《本草纲目》有云："西瓜、甜瓜，皆属生冷，世俗以为醍醐灌顶，甘露洒心，取其一时之快，不知其伤脾助湿之害也。"故脾胃虚弱的气虚型的子宫脱垂患者不宜食用西瓜。

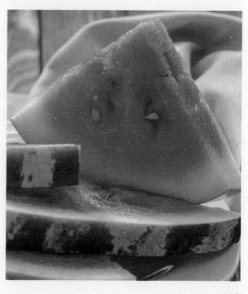

螃蟹

忌吃关键词：
性寒、发物

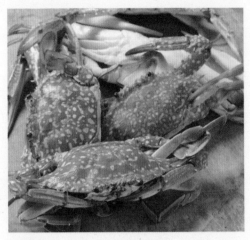

不宜吃螃蟹的原因

螃蟹性寒，具有寒性下坠的作用，子宫脱垂患者尤其是肾虚型的患者食用后，可导致子宫虚冷下垂，进一步加重子宫脱垂患者的病情。螃蟹为海鲜发物，子宫脱垂患者食用后可加重脱出肿物的溃疡、感染、分泌物增多、出血等症状，加重了子宫脱垂患者的病情。

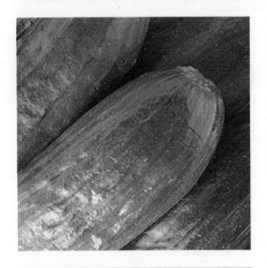

黄瓜

忌吃关键词：
性凉、滑利

不宜吃黄瓜的原因

黄瓜性凉而滑利，食用后可导致脾胃功能虚弱，从而导致中气不足，使子宫下滑，加重了子宫脱垂患者的病情。关于黄瓜的食用禁忌，《滇南本草》早有记载曰："动寒痰，胃冷者食之，腹痛吐泻。"故脾胃虚寒的子宫脱垂患者不宜食用。

浓茶

忌吃关键词：
咖啡因、茶碱

不宜喝浓茶的原因

茶叶中含有咖啡因，浓茶中的咖啡因浓度很高，它具有一定的刺激性，尤其是对于湿热型的子宫脱垂患者，它可刺激脱出肿物，促使其局部充血、水肿，从而加重溃疡、感染、分泌物增多、出血等症状。浓茶中含有的茶碱还有兴奋中枢神经的作用，多饮会影响睡眠，长此以往还会导致神经衰弱，不利于子宫脱垂患者病情的好转。

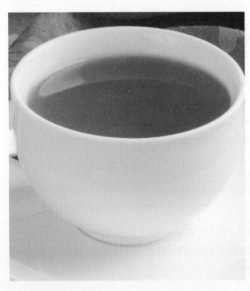

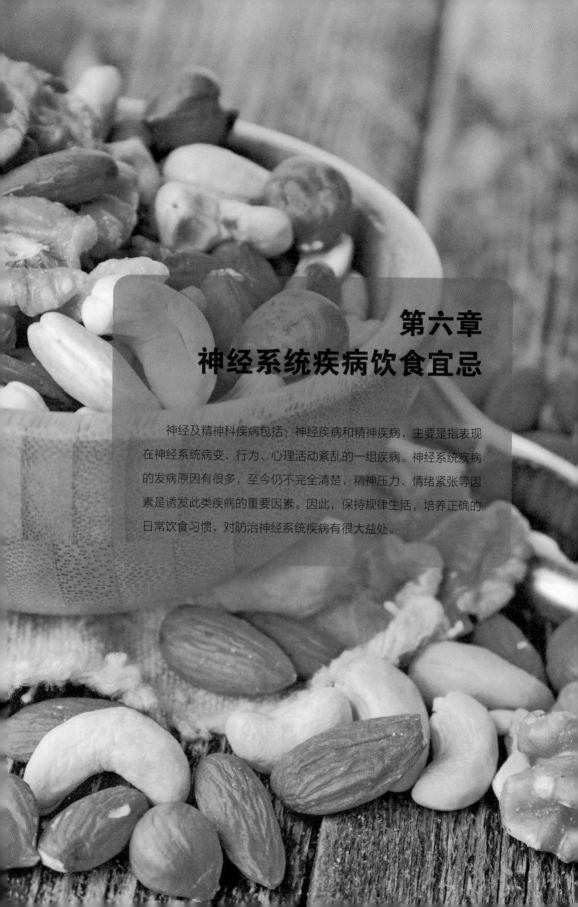

第六章
神经系统疾病饮食宜忌

神经及精神科疾病包括：神经疾病和精神疾病，主要是指表现在神经系统病变、行为、心理活动紊乱的一组疾病。神经系统疾病的发病原因有很多，至今仍不完全清楚，精神压力、情绪紧张等因素是诱发此类疾病的重要因素。因此，保持规律生活，培养正确的日常饮食习惯，对防治神经系统疾病有很大益处。

头痛

症状说明

头痛分为外感头痛和内伤头痛，慢性头痛多为内伤头痛，疼痛性质多表现为胀痛、隐痛、空痛、昏痛、痛势悠悠等。一般起病较缓，时作时止，遇劳累受风，或情志刺激则常易发作，并有脏腑气血不足或内邪证候，以虚证居多。

生活保健

经常进行头部按摩，或者每天早上坚持用梳子梳头，注意要按照由下而上的顺序进行梳理，一方面可以疏通头部经络中的气血；另一方面可以疏散局部的热邪，以达到清热止痛的作用。出现持续头痛，相应的治疗不能缓解，应尽早上医院做头部 CT 检查，看看是不是有肿瘤等恶性病变，以便进行及时治疗。

宜吃食物

宜

马齿苋、油菜、芡实、山药、黑木耳、乌鸡、猪肚、鲫鱼、大米、小米、银耳

对症偏方

苍耳子生地

取苍耳子、延胡索各10克，升麻5克，细辛3克，代赭石、生地各20克，牛膝、菊花、黄芪各15克。水煎服，每日1剂，分2次服用。本方有宣化湿浊、清热止痛的作用。主治头痛昏沉、头重如裹、汗出胸痞、口渴不欲饮、舌苔白腻、脉濡缓。

天麻栀子汤

取天麻、钩藤各15克，决明子、栀子、黄芩、川牛膝、杜仲、益母草、桑寄生、夜交藤、茯神各10克。水煎服，每日1剂，分2次服用，每次150毫升左右，连服7天。本方有平肝潜阳、息风止痛的作用，主治肝阳型头痛症。

当归炖猪心

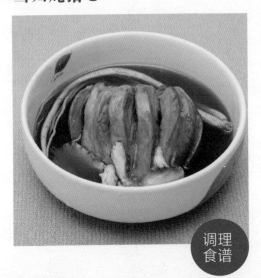

调理食谱

原料：猪心1个，党参20克，当归15克，延胡索10克，姜、盐、料酒各适量。

做法：

❶ 猪心洗净，剖开。

❷ 党参、当归、延胡索洗净，再一起放入猪心内，用竹签固定。

❸ 在猪心上，撒上姜末、料酒，再将猪心放入锅中，隔水炖熟；去除药渣，再加盐调味即可。

功效：本品具有益气补血、活血化瘀、养心安神的功效，适合血虚型、痰浊型的头痛患者食用。

健康指南

延胡索"行血中之气滞，气中之血滞，故能专治一身上下诸痛"，为常用的止痛药，无论治疗何种痛症，均可配伍应用。其具有活血散瘀、行气止痛的功效，是临床上止痛的常用药。

虫草炖雄鸭

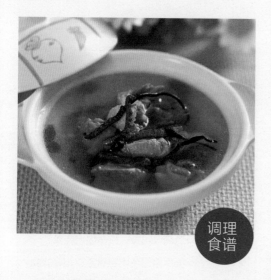

调理
食谱

原料：冬虫夏草5枚，雄鸭1只，姜10克，陈皮末5克，胡椒粉、盐适量。

做法：

❶ 将冬虫夏草用温水洗净；姜洗净，切片备用。

❷ 鸭洗净，斩块，再将鸭块放入沸水中汆去血水，然后捞出。

❸ 将鸭块与虫草放入砂锅内，加适量清水大火煮开，再用小火炖软后，加入姜片、陈皮末、胡椒粉、盐，调味后即可食用。

功效：本品具有益气补虚、补肾强身的作用，适合肾虚型的头痛患者食用。

健康指南

冬虫夏草和人参、鹿茸并列为我国传统中药中的三大强滋补药品。冬虫夏草传统上既作药用，又作食用，是中外闻名的滋补保健珍品。冬虫夏草味甘、性温、气香，具有益肺肾、补筋骨、止咳喘、抗衰老等作用，并对结核菌、肝炎菌等有杀伤力。

龟板杜仲猪尾汤

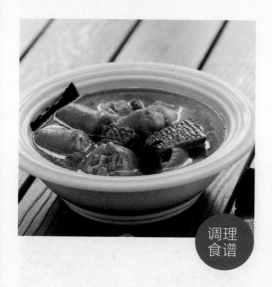

调理
食谱

原料：炒杜仲30克，龟板25克，猪尾600克，盐3克，姜适量。

做法：

❶ 将猪尾剁段洗净，汆烫捞起，再冲洗1次。

❷ 龟板、炒杜仲洗净；姜洗净，切片备用。

❸ 将上述材料盛入炖锅，加6碗清水，先以大火煮开，然后转小火炖40分钟，加盐调味即可。

功效：本品具有滋阴补肾、益气补虚的功效，适合肾虚型的头痛患者食用。

健康指南

龟板为龟科动物的腹甲及背甲，含骨胶质、水解物、多种氨基酸、蛋白质、脂肪及钙盐等。具有滋肾潜阳、益肾健骨、养血补心的功效。主治阴虚阳亢、阴虚内热、虚风内动、肾虚骨痿、囟门不合、惊悸、失眠、健忘等症。

中医分型及对症食疗

肝阳型头痛

症状剖析：头胀痛而目眩，多以头顶痛为著，心烦易怒，夜不得安眠，或伴有胁肋疼痛，头晕耳鸣，面红口苦，舌红苔黄，脉弦数。

治疗原则：平肝潜阳、息风止痛。

对症食材：金枪鱼、鸭肉、芹菜、苦瓜、冬瓜、天麻、菊花、枸杞、冬虫夏草、栀子、决明子、夏枯草。

肾虚型头痛

症状剖析：多由肝肾阴虚，阴不制阳，以致肝阳偏亢，肝火上炎，肝肾阴虚，朝轻暮重，或遇劳加重，头痛而空，眩晕耳鸣，腰膝酸软，神疲乏力，失眠健忘，男子遗精滑泄，女子带下异常，舌苔少苔，脉沉细无力。

治疗原则：滋阴补肾、填精生髓。

对症食材：核桃、黑芝麻、黑豆、乌鸡、龟板、人参、山茱萸、熟地、杜仲、山药。

痰浊型头痛

症状剖析：头痛昏蒙如裹，胸脘满闷，恶心，呕吐痰涎，舌苔白腻，脉滑或弦滑等。

治疗原则：健脾燥湿、降逆化痰。

对症食材：羊脑、核桃、白扁豆、薏米、香菇、半夏、白术、天麻、茯苓、陈皮。

血虚型头痛

症状剖析：头痛伴头晕心悸不宁，神疲乏力，面色苍白，舌质淡，苔薄白，脉细数等。

治疗原则：滋阴养血、活络止痛。

对症食材：猪心、桂圆、三文鱼、核桃、猪肝、菠菜、当归、熟地、白芍、川芎。

饮食指南

宜
- √ 多吃一些高纤维的蔬菜和水果，以补充人体所必需的营养素
- √ 血虚型头痛的患者应多食补益气血的食物，如红枣、桂圆、阿胶、猪心、猪肝等

忌
- × 忌暴饮暴食，以免损伤脾胃
- × 要尽量避免吃容易诱发头痛的食物，如咖啡、茶、可乐以及含酒精的饮料等
- × 忌吃富含络氨酸的食物，如奶酪、巧克力、柑橘、乳酸饮料等，络氨酸是造成血管痉挛的主要诱因，食用后容易诱发头痛
- × 痰浊型以及肝阳型头痛患者应减少脂肪含量过多的食物，如肥肉、动物内脏、油炸食物等

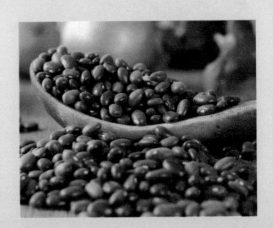

核桃鱼头汤

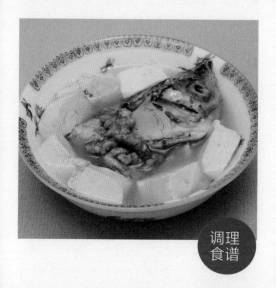

调理
食谱

原料：桂圆肉 25 克，青鱼头 1 个，豆腐 250 克，核桃仁 15 克，姜片 10 克，胡椒粉及盐各适量。

做法：

❶ 将桂圆肉、核桃仁洗净；豆腐洗净，切成大块。

❷ 鱼头去鳞、鳃，洗净。

❸ 将鱼头、豆腐、姜片、核桃仁、桂圆肉一同放入锅中，加水，用大火煮沸后转小火煮 30 分钟，加盐、胡椒粉调味即可出锅。

功效：本品具有活血化瘀、通窍止痛的功效，适合痰浊型的头痛患者食用。

健康指南

核桃有补肾固精、温肺定喘之功效，对肾虚、尿频、咳嗽等症有很好的疗效。核桃含有丰富的 B 族维生素和维生素 E，可防止细胞老化，能健脑、增强记忆力及延缓衰老。

当归川芎鱼头汤

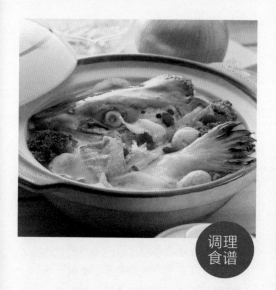

调理
食谱

原料：三文鱼头 1 个，川芎 10 克，当归 10 克，枸杞 15 克，西蓝花 150 克，蘑菇 3 朵，盐 3 克。

做法：

❶ 鱼头去鳞、鳃，洗净；西蓝花、蘑菇洗净，撕成小朵。

❷ 将川芎、当归、枸杞洗净，以 5 碗水熬至约剩 3 碗水，放入鱼头煮至将熟。

❸ 加入西蓝花和蘑菇煮熟，加盐调味即成。

功效：本品具有活血化瘀、养血止痛、增强免疫力的功效，适合血虚型、痰浊型的头痛患者食用。

健康指南

西蓝花中含有丰富的蛋白质、脂肪、膳食纤维、糖类、胡萝卜素、维生素 B_1、烟酸、维生素 C、维生素 E 和多种矿物质，能提高肝脏的解毒能力，提高机体免疫力。西蓝花能有效对抗乳腺癌和大肠癌。健康的人经常食用西蓝花，也能起到预防癌症的作用。

天麻金枪鱼汤

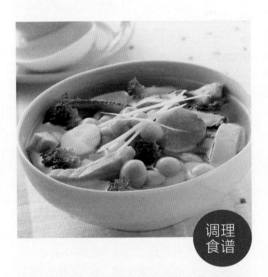

调理
食谱

原料：金枪鱼肉 150 克，金针菇 150 克，西蓝花 75 克，天麻 15 克，知母 10 克，姜丝 5 克，盐 3 克。

做法：

❶ 天麻、知母洗净，放入纱布袋；鱼肉、金针菇、西蓝花洗净，金针菇去须根，西蓝花撕成小朵备用。

❷ 清水注入锅中，放纱布袋和全部材料煮沸。

❸ 将取出纱布袋，放入姜丝和盐调味即可出锅。

功效：本品具有平肝潜阳、息风止痛的功效，适合肝阳型的头痛患者食用。

健康指南

金枪鱼含有丰富的维生素 D、蛋白质、脂肪，且钙、磷和铁等矿物质的含量也较高。金枪鱼能补虚壮阳、除风湿、强筋骨、调节血糖，对性功能减退、糖尿病、虚劳阳痿、风湿痹痛、筋骨软弱等症均有防治之效。

钩藤天麻白术饮

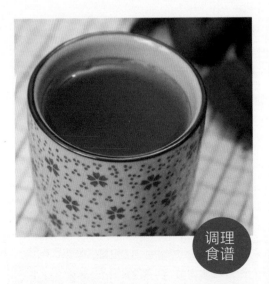

调理
食谱

原料：钩藤 15 克，天麻 10 克，白术 10 克，栀子 10 克，石决明 20 克。

做法：

❶ 钩藤、天麻、白术、栀子、石决明分别用清水洗净，备用。

❷ 取出砂锅，将洗净的钩藤、天麻、白术、栀子、石决明一起放入锅中，注入适量清水，煮沸煎汁。

❸ 滤去药渣，取汁饮用。

功效：本品具有平肝潜阳、息风止痛、健脾燥湿的功效，适合肝阳型、痰浊型的头痛患者食用。

健康指南

天麻具有平肝潜阳、息风定惊的作用，为治头晕目眩的要药。其主治眩晕、头风头痛、肢体麻木、抽搐拘挛、半身不遂。天麻制品有较好的镇痛作用，对各种头痛症状都有较好的疗效。

头痛忌吃的食物

血虚及血淤头痛患者应禁食寒凉生冷食物；肝阳上亢头痛患者忌食燥热性食物；痰浊型头痛患者忌食高胆固醇食物。

香蕉

忌吃关键词：
性寒、加重头痛

不宜吃香蕉的原因

香蕉性寒，中医认为，凉性食品不利于血液的流通，并且会对机体的新陈代谢有一定的阻碍，从而加重头痛症状，还有可能引发其他疾病。香蕉含有丰富的镁、钾等元素，这些元素对于人体来说是有益的，例如镁对于偏头痛有改善作用，但是若摄入过多，会造成体内微量元素比例的失调，造成患者的情绪波动，不利于头痛患者的病情。

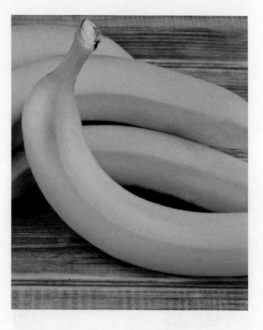

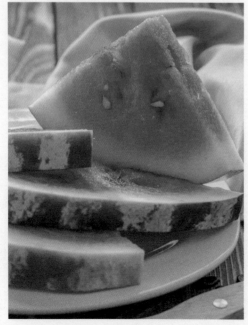

西瓜

忌吃关键词：
性寒、悬殊的温度差

不宜吃西瓜的原因

西瓜性寒，中医认为，凉性食品不利于血液的流通，并且会对机体的新陈代谢有一定的阻碍，从而加重头痛症状，还有可能引发其他疾病。夏天的时候，人们常喜欢将西瓜冰冻后食用，但是如此造成悬殊的温度差，会对口腔黏膜造成很强的刺激，使腭部皮肤的神经产生放射性的疼痛，导致有头痛史的患者头痛症状的急性发作等。

芹菜

忌吃关键词：
性凉、减少脑部供血

不宜吃芹菜的原因

芹菜性凉，中医认为，凉性食品不利于血液的流通，并且会对机体的新陈代谢有一定的阻碍，从而加重头痛症状，还有可能引发其他疾病。芹菜有利水消肿的作用，使血容量减少，导致脑部血液供应不足，从而加重头痛的症状，故头痛患者不宜食用芹菜。

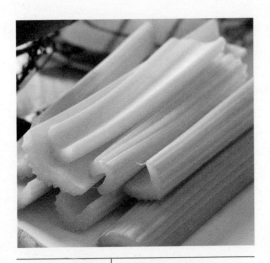

香肠

忌吃关键词：
高脂肪、高胆固醇

不宜吃香肠的原因

由于香肠原料的关系，它的脂肪含量也是极高的，一般香肠的脂肪含量可高达40.7%。所以，它和肥肉一样，其中丰富的脂肪不容易被消化，从而加重头痛患者恶心呕吐的症状。香肠的胆固醇含量很高，经常食用会使血脂水平升高，使血液黏稠度升高，从而影响脑部的血液循环，加剧头痛的症状。

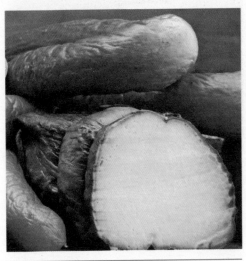

黄瓜

忌吃关键词：
加重头痛

不宜吃黄瓜的原因

黄瓜属于凉性食品，中医认为，凉性食品不利于血液的流通，并且会对机体的新陈代谢有一定的阻碍，从而加重头痛症状，还有可能引发其他疾病。黄瓜有利水消肿的作用，使血容量减少，导致脑部血液供应不足，从而加重头痛的症状，故头痛患者不宜食用黄瓜。

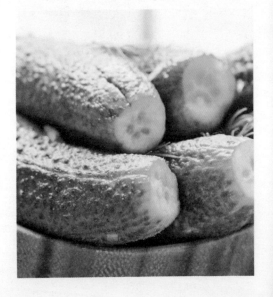

肥肉

忌吃关键词：
高脂肪、高胆固醇

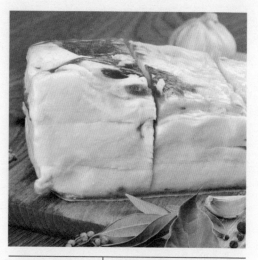

不宜吃肥肉的原因

很多头痛患者伴有恶心呕吐的症状，肥肉的脂肪含量很高，一般的半肥瘦猪肉，每100克中含有的脂肪量可达37克以上，脂肪不容易消化，可加剧恶心呕吐的症状，故头痛患者不宜食用肥肉。肥肉的胆固醇含量很高，经常食用会使血脂水平升高，使血液黏稠度升高，从而影响脑部的血液循环，加剧头痛的症状。

苹果

忌吃关键词：
阻碍血液流通

不宜吃苹果的原因

有研究显示，闻苹果香可以缓解偏头痛，这是由苹果的香味通过神经传递给边缘系统，让边缘系统得到良好的体验，从而缓解患者焦虑、烦躁不安的情绪来实现的，但是苹果性凉，中医认为，凉性食品不利于血液的流通，并且会对机体的新陈代谢有一定的阻碍，从而加重头痛症状，还有可能引发其他疾病，故头痛患者不宜食用苹果。

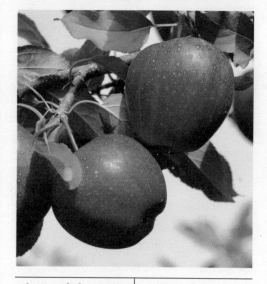

松花蛋

忌吃关键词：
高盐

不宜吃松花蛋的原因

松花蛋在加工制作过程中加入了大量的盐腌渍，食用后可引起血管内水分的潴留，使血容量增加，从而加重头痛患者的病情。松花蛋中的胆固醇含量很高，食用后会使血脂水平升高，使血液黏稠度增大，而且低密度胆固醇在血管内皮的堆积可使管腔狭窄，影响血液循环，加剧头痛的症状。

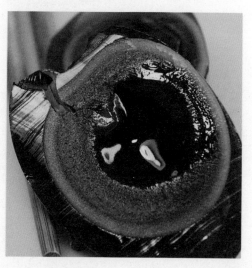

神经衰弱

症状说明

神经衰弱属于心理疾病，是精神易兴奋和脑力易疲乏，常有情绪烦恼和心理、生理症状的神经症性障碍。主要症状有：注意力不集中，没持久性，记忆力减退，失眠多梦。病重时出现头痛、眼花耳鸣、腰酸背痛、心慌气短、食欲不振等症。

生活保健

患者要学会自我调节，加强自身修养，以适当方式宣泄自己内心的不快和抑郁，少生闷气，以解除心理压抑和精神紧张。正确认识自己，尽量避免做一些力所不及的事情。老年神经衰弱往往表现比较复杂，并可能伴有其他老年人常见疾病。因此，如果出现老年神经衰弱症状表现，一定要尽快上医院检查，请求医生的帮助。

宜吃食物

宜 猪心、鸡心、百合、核桃、桂圆、大麦、绿豆、黑木耳、西瓜、小麦、薏米、香菇、芥蓝、冬瓜、苦瓜、猕猴桃

对症偏方

小麦红枣粥

取小麦 20 克，甘草 15 克，红枣 10 颗，远志 10 克，白术、麦冬各 8 克，加水煎服。每日 1 剂，分 2 次服用，每次 200 毫升。本品有补益气血、养心安神的功效，适合心脾两虚的神经衰弱患者食用。

茯苓党参汤

取茯苓 20 克，酸枣仁、党参各 15 克，合欢皮、首乌藤、柏子仁、石菖蒲各 10 克，五味子、炙甘草、石斛各 5 克，什胆丸 2 粒。每日 1 剂，每剂煎 2 次，分 2 次服用，可连续服用 1 星期。本方健脾养心、安神定志，对心脾两虚的神经衰弱有很好的疗效。

百合绿豆凉薯汤

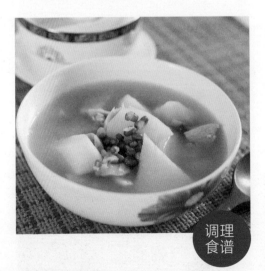

调理食谱

原料：百合 150 克，绿豆 300 克，凉薯 1 个，瘦肉 1 块，盐 3 克。

做法：

❶ 百合洗净后泡发；绿豆浸泡半小时后，捞出沥干；瘦肉洗净，切成块状，备用。

❷ 凉薯洗净，去皮，切成大块。

❸ 将所有备好的材料放入煲中，放入适量清水，先以大火煲开，转用小火煲 15 分钟，加入盐调味即可。

功效：本品具有清热化痰、镇心安神的作用，适用于肝火扰心型、痰热扰心型神经衰弱症。

健康指南

绿豆又称青小豆，是我国传统豆类食物。它不但具有良好的食用价值，还具有非常好的药用价值，有"济世之良谷"之说。绿豆具有解暑止渴、消肿、降脂、平肝利水的作用，还可以预防动脉硬化。

黄花木耳肉片汤

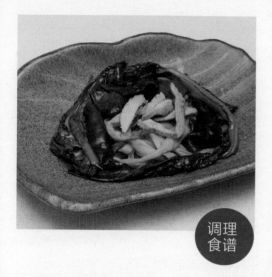

调理
食谱

原料：肉片 200 克，干黄花菜 100 克，青江菜 1 棵，黑木耳 200 克，盐 5 克。

做法：

❶ 黄花菜去硬梗，打结，以清水泡软，捞起、沥干。

❷ 黑木耳洗净，泡发至软，切粗丝；青江菜洗净，切段。

❸ 煮锅加 4 碗水煮沸后，下黄花菜、黑木耳、肉片，待肉片熟后，续下青江菜，加盐调味即成。

功效：本品具有清热化痰、滋阴降火、交通心肾的功效，适合痰热扰心、心肾不交型的神经衰弱患者食用。

> ### 健康指南
>
> 　　黑木耳食用方法很有讲究，一般炒食不易被人体消化吸收。最理想的吃法是将黑木耳洗净后，用温水泡发 24 小时。去除杂质，先用旺火煮沸，再改用文火耐心烧煮 4 小时左右。煮至黑木耳发酥、汤变浓，用筷子或汤匙舀起时，汤呈线状流下为佳。

灯芯草百合炒芦笋

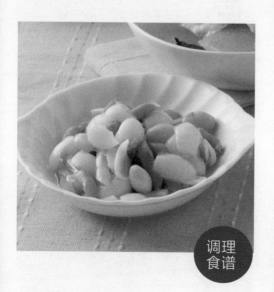

调理
食谱

原料：百合 150 克，绿芦笋 75 克，银杏 50 克，益智仁 10 克，灯芯草 5 克，盐 4 克。

做法：

❶ 将益智仁、灯芯草放入锅中加水煎药汁备用。

❷ 将百合洗净泡软；芦笋洗净，切斜段；银杏洗净。

❸ 炒锅内倒入色拉油加热，放入百合、芦笋、银杏翻炒，倒入药汁煮约 3 分钟，加入盐调味即可食用。

功效：本品滋阴降火、益气安神，适用于心肾不交型的神经衰弱。

> ### 健康指南
>
> 　　益智仁有润肠通便的功效，可用于津液耗损所致的便秘。此外，益智仁还可温脾暖肾、固气涩精，治腰腹冷痛、中寒吐泻、多唾遗精、小便余沥、夜尿频等症。

中医分型及对症食疗

肝火扰心型

症状剖析：头目胀痛，失眠多梦，严重者彻夜不眠，性情急躁易怒，不思饮食，口渴喜饮，头晕耳鸣，目赤口苦，小便黄赤，大便秘结，舌红苔黄，脉弦而数。

治疗原则：疏肝泻热、镇心安神。

对症食材：绿豆、芥蓝、冬瓜、苦瓜、猕猴桃、龙胆草、栀子、泽泻、木通、生地。

痰热扰心型

症状剖析：失眠，头部有沉重感，头痛眩晕，痰多胸闷，心悸虚烦，不欲饮食，吞酸恶心，心烦口苦，目眩，苔黄腻，脉滑数。

治疗原则：清热化痰、和中安神。

对症食材：木耳、绿豆、薏米、香菇、萝卜、黄连、竹茹、半夏、枳实、陈皮、茯苓。

心脾两虚型

症状剖析：失眠多梦，心悸，眩晕，健忘，食少，大便稀溏，倦怠乏力，面色苍白或萎黄无华，舌淡苔薄，脉细弱。

治疗原则：补益心脾、养血安神。

对症食材：鸡心、猪心、大麦、小麦、桂圆、灵芝、当归、白术、党参、黄芪。

心肾不交型

症状剖析：心烦失眠，头晕头痛，心悸，健忘，伴耳鸣、腰膝酸软、五心烦热、口干、舌红少苔、脉细数。

治疗原则：滋阴降火、交通心肾。

对症食材：猪心、百合、甲鱼、绿豆、木耳、西瓜、黄连、肉桂、熟地、山药、山茱萸、泽泻、丹皮。

饮食指南

宜

✓ 饮食宜清淡，并做到营养均衡，多食富含维生素C的食物

✓ 营养障碍时也会出现神经衰弱的一些症状，因此要多食对大脑有益的食物，如坚果类、豆类、贝类、鱼类、虾、奶类、蛋类、动物脑等

✓ 宜多食钙、磷、镁等微量元素丰富的食物，如山药、黄花菜、洋葱等

忌

✕ 应减少茶和咖啡的摄入，尤其在睡前要绝对禁止，因为这些食物会影响睡眠质量

✕ 忌食辛辣食物，忌油炸食品，忌烟酒

✕ 忌吃肥腻、难消化的食物，如烤鸭、香肠、肥肉等

✕ 忌大量服用催眠、镇静药物，神经衰弱者常使用催眠、镇静药物治疗失眠，但这些药物对肝、肾危害都是非常大的，长时间使用会加重病情

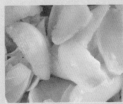
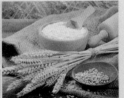

麦枣桂圆汤

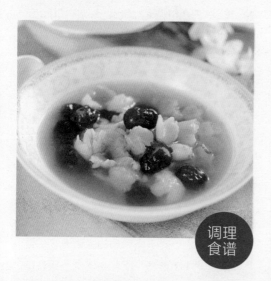

调理
食谱

原料：小麦25克，葵花子20克，红枣5颗，桂圆肉10克，冰糖适量。

做法：

❶ 将红枣洗净，用温水稍浸泡；小麦、桂圆肉、葵花子洗净。

❷ 小麦、红枣、桂圆肉、葵花子一同放入锅中，加入适量清水，用大火煮开后转为小火熬煮20分钟。

❸ 加入冰糖煮至溶化即可，喝汤吃红枣和桂圆肉。

功效：本品具有补益心脾、养血安神的功效，适合心脾两虚型的神经衰弱患者食用。

健康指南

葵花子含有丰富的植物油脂、脂肪、胡萝卜素、麻油酸等，并含有蛋白质、糖、多种维生素以及铁、锌、钾、镁等微量元素。葵花子可以防止贫血，还具有治疗失眠、增强记忆力的作用。

灵芝养心汤

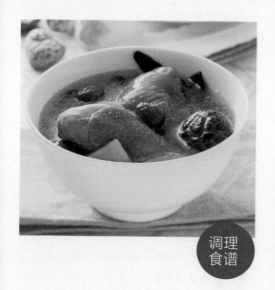

调理
食谱

原料：鸡腿1只，灵芝3片，香菇2朵，杜仲5克，山药10克，红枣6颗，丹参10克。

做法：

❶ 将鲜香菇洗净，切约半厘米厚的片；红枣洗净，用清水泡发；药材用清水洗净，备用。

❷ 鸡腿洗净，以开水汆烫。

❸ 炖锅放入适量水烧开后，将用料全部下入锅中煮沸，再转小火炖约1小时即可。

功效：本品具有补益心脾、养血安神的功效，适合心脾两虚型的神经衰弱患者食用。

健康指南

选购灵芝时，应以菌盖半圆形、赤褐如漆、环棱纹、边缘内卷、侧生柄的特点来选购。灵芝购买回来后，应放在阴凉干燥处贮存，不得与有毒物品、异味物品混合存放，并注意防止虫害。

远志菖蒲鸡心汤

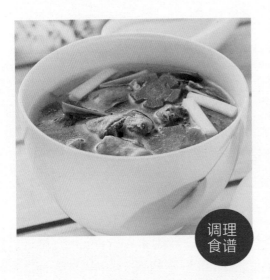

调理
食谱

原料：鸡心 300 克，胡萝卜 50 克，葱 2 棵，远志 15 克，菖蒲 20 克，盐适量。

做法：

❶ 将远志、菖蒲装入纱布袋内，扎紧袋口。

❷ 鸡心入开水中汆烫，捞出；葱洗净切段。

❸ 胡萝卜洗净切片，与纱布袋下锅，加 1 升水，中火滚沸至剩 600 毫升水，加鸡心煮沸，下葱段、盐调味即可。

功效：本品具有益气镇惊、安神定志、交通心肾的功效，适合心肾不交型的神经衰弱患者食用。

健康指南

远志具有安神益智、祛痰、消肿的功效，常用于治疗心肾不交引起的失眠多梦、健忘惊悸、神志恍惚，还可治咳痰不爽、疮疡肿毒、乳房肿痛等病症。

木耳竹茹汤

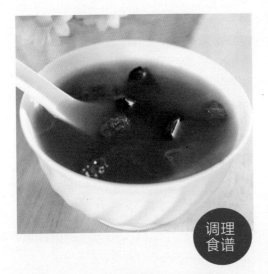

调理
食谱

原料：黑木耳 15 克，鸡血藤 15 克，竹茹 10 克，红枣 8 颗，冰糖适量。

做法：

❶ 木耳、红枣用水洗净，再用冷水浸泡 20 分钟；中药材洗净备用。

❷ 锅中加入适量清水，将黑木耳、红枣和中药材一起放入锅中，以大火煮沸后转小火煎至约 1 碗水的分量。

❸ 加冰糖稍煮即可，喝汤吃黑木耳和红枣，温热服食。

功效：本品具有清热化痰、和中安神的功效，适合痰火扰心型的神经衰弱患者食用。

健康指南

鸡血藤有行血补血、调经、舒筋活络等功效，可治疗月经不调、经行不畅、痛经、血虚经闭等妇科病，以及风湿痹痛、手足麻木、肢体瘫软、血虚痿黄等，对白细胞减少也有一定疗效。

神经衰弱忌吃的食物

神经衰弱患者忌食辛辣刺激性食物，忌食高脂肪、油腻食物，忌食干扰神经系统功能的食物。

咖啡

忌吃关键词：
咖啡因

不宜喝咖啡的原因

咖啡中含有咖啡因，咖啡因是一种黄嘌呤生物碱化合物，是一种中枢神经兴奋剂，也是一种新陈代谢的刺激剂，它对于一般人来说有提神的作用，但是对于有焦虑失调倾向的人来说，咖啡因使其病情加重，使手心冒汗、心悸、耳鸣等症状恶化。上面提到，咖啡中含有的咖啡因是一种中枢神经兴奋剂，如果饮用过多或不正当地饮用就会影响睡眠质量，造成失眠，恶劣的精神状态可加重神经衰弱患者的病情。

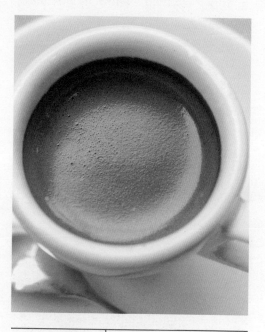

大蒜

忌吃关键词：
大蒜精油、性温

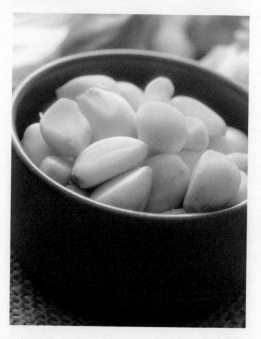

不宜吃大蒜的原因

大蒜具有广泛的药理、药效作用是因为其含有很多的含硫化合物，这些含硫化合物又统称为大蒜精油。大蒜精油也是构成大蒜独有辛辣气味的主要风味物质，这种辛辣的刺激会刺激交感神经，使神经衰弱患者处于兴奋状态，不利于神经衰弱患者的病情。大蒜性温，多食可积温成热，肝火扰心、痰火扰心型的神经衰弱患者均不宜食用，否则可加重其失眠多梦、性情急躁易怒、不思饮食、口渴喜饮、目赤口苦、小便黄赤、大便秘结等症状。

烤肉

忌吃关键词：
难消化

不宜吃烤肉的原因

经过烤制后的动物肉不容易被消化，它们在胃内长时间的潴留，不仅加重了神经衰弱患者的胃的负担，而且还有可能影响睡眠，不利于神经衰弱患者的病情。肉类食物在烤制的高温中会分解产生基因突变物质，这些基因突变物质有可能会导致癌症的发生，不利于神经衰弱患者的病情。

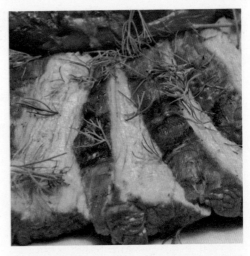

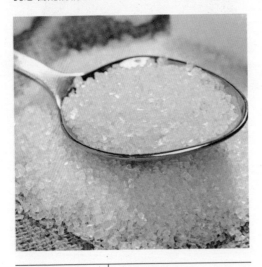

白糖

忌吃关键词：
高糖、无营养

不宜吃白糖的原因

神经衰弱患者如过多地摄入白糖等甜食，多余的糖分会消耗掉患者自身已相对缺乏的维生素 B_1，从而干扰神经系统的正常功能，加重神经衰弱的症状。白糖的主要成分为糖分，可达 98% 以上，而几乎没有其他营养成分，神经衰弱患者经常食用，会加重由于营养障碍而引起的神经衰弱症状。

蚕豆

忌吃关键词：
难消化、产气

不宜吃蚕豆的原因

蚕豆质地较硬，不容易消化，如过多食用，它们在胃内长时间潴留，不仅加重了神经衰弱患者的胃的负担，而且还有可能影响睡眠，不利于神经衰弱患者的病情。蚕豆含有钙、锌、锰、磷脂等，可调节大脑组织和神经功能的微量元素，但是它同时也是产气食物，多食容易引起腹胀，不利于神经衰弱患者的病情。

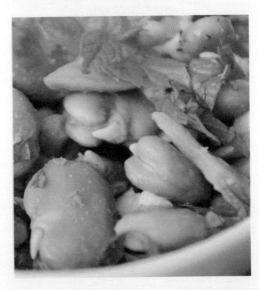

香肠

忌吃关键词：
荤腥、油腻

不宜吃香肠的原因

香肠一般指的是猪肉香肠，它是以猪的小肠衣或大肠衣灌入调好味的肉料而制成，也属于中医认为的荤腥、油腻食物的范畴，神经衰弱患者食用后可能引起病情加重。由于香肠原料的关系，它的脂肪含量也是极高的，一般可高达 40.7%，它不易消化，影响睡眠，并且还有可能引起头痛，加重了神经衰弱患者的病情。

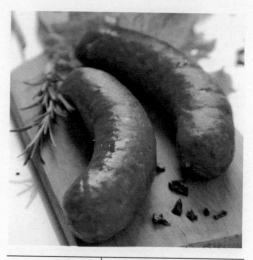

浓茶

忌吃关键词：
咖啡因、茶碱

不宜喝浓茶的原因

浓茶中咖啡因的浓度很高，神经衰弱患者饮用后，在短时间内有一定的提神作用，但是长期饮用，会对此形成依赖，引起精神、心理上的恶性循环，从而加重神经衰弱患者的病情。神经衰弱患者往往伴随精神状态的不佳，而浓茶中含有兴奋神经的茶碱，会影响患者的睡眠质量，久之会加重神经衰弱症状。

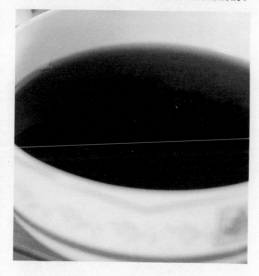

白萝卜

忌吃关键词：
性凉、产气

不宜吃白萝卜的原因

中医认为，白萝卜性凉，属破气耗气之物，久食会损伤正气，心脾两虚型的神经衰弱患者均不宜食用，否则可加重其失眠多梦、心悸、眩晕、健忘、食少、大便稀溏等症状。白萝卜多用来生吃，生白萝卜属于产气食物，人食用后容易引起腹胀等不适症状，从而影响睡眠质量，不利于神经衰弱患者的病情。

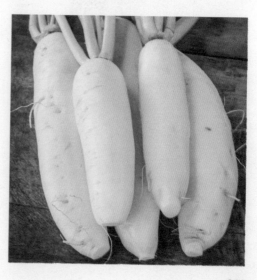

更年期综合征

症状说明

更年期综合征以女性较常见，相当于中医里的"绝经期综合征"，主要由于卵巢功能减退，自主神经功能紊乱所致，表现为月经紊乱、烦躁易怒、心悸失眠、潮热盗汗、情绪失常、面浮肢肿、腰腿酸软等。

生活保健

按摩疗法：①按摩颈部的风池、天柱穴和腹部的期门、气海、关元穴各 50 次，力度宜轻缓。②按压背部的肝腧、肾腧、脾腧、命门、长强穴，各 50~100 次，力度宜稍重，以有酸痛感为宜。③点按腿部的血海和三阴交、阳陵泉、足三里穴各 50 次，力度稍重，以胀痛为宜。④揉搓足底部的涌泉穴 100 次，力度以有酸麻感为宜。

宜吃食物

宜

牡蛎、甲鱼、牛尾、鲍鱼、兔肉、韭菜、羊肉、狗肉、桂圆、荔枝、乌鸡、墨鱼、黄花菜、蛤蜊、桑葚、葡萄

对症偏方

柴胡香附粥

取柴胡、香附、枳壳、白芍各 10 克，合欢皮 12 克，当归、沉香、川芎各 6 克，将以上 8 味药材放入砂锅中加水煎汁，去渣留汁，再取大米 100 克洗净，加水煮粥，粥将熟时，下入药汁和适量白糖，稍煮即成。本品可疏肝理气、解郁安神，适用于妇女更年期脾肾不足、精血亏虚、失眠多梦、烦躁易怒、腰酸背痛等症。

熟地当归饮

取枸杞、熟地、山药、制首乌、当归、菟丝子、狗脊各 15 克，山萸肉 12 克，鹿角胶（烊化）、龟板（烊化）、川牛膝各 10 克。水煎服，每日 1 剂。本品可滋肾填精养血。

红枣木瓜墨鱼汤

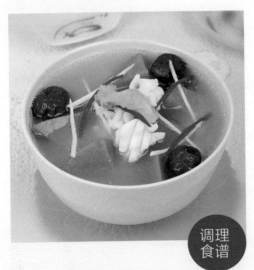

调理食谱

原料：木瓜 200 克，墨鱼 125 克，红枣 3 颗，精盐 5 克，姜丝 2 克，红椒丝 5 克。

做法：

❶ 将木瓜洗净，去皮、子切块；墨鱼宰杀，处理干净，切块入沸水中汆水；红枣洗净备用。

❷ 净锅上火，倒入适量清水，调入精盐、姜丝、红椒丝，下入木瓜、墨鱼、红枣煲至熟即可食用。

功效：本品具有滋阴补肾、育阴潜阳的功效，适合肾阴虚型的更年期综合征患者食用。

健康指南

墨鱼的蛋白质含量极高，每 100 克新鲜的墨鱼肉中含蛋白质 17 克。此外，墨鱼肉还含有多种维生素及钙、磷、铁、核黄素等营养成分。墨鱼肉味微咸，性温，有补益精气、通调月经、收敛止血、美肤乌发的功效。

小鲍鱼参杞汤

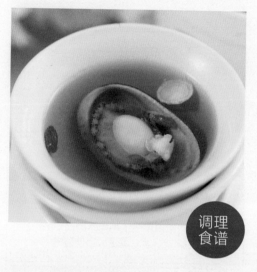

调理
食谱

原料: 小鲍鱼2个, 猪腱子肉150克, 参片12片,
枸杞30克, 盐适量。

做法:

❶ 将鲍鱼去内脏洗干净; 猪腱子肉剔除筋膜、
油脂, 放入沸水中氽一下, 洗干净后待用; 参片、
枸杞均洗净。

❷ 将以上材料放入炖盅内, 加适量清水, 盖上
盅盖, 隔水炖, 先用大火烧开, 再用中火炖1小时。

❸ 熟后, 调入盐即可。

功效: 本品具有滋阴补肾、育阴潜阳的功效, 适
合肾阴虚型的更年期综合征患者食用。

健康指南

鲍鱼肉是一种抗癌食品。鲍鱼肉中含有
一种被称为"鲍素"的成分, 能够破坏癌细
胞必需的代谢物质。鲍鱼的椭圆形贝壳是一
味中药, 叫石决明, 可以清肝明目, 治疗高
血压、目赤肿痛等疾病。

阿胶枸杞炖甲鱼

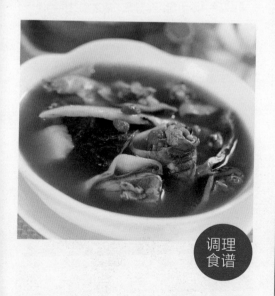

调理
食谱

原料: 甲鱼500克, 山药、阿胶、枸杞各适量,
生姜1片, 料酒5毫升, 清鸡汤700毫升, 盐适量。

做法:

❶ 甲鱼宰杀洗净, 切成中块; 山药去皮洗净,
切片; 枸杞用温水浸透洗净。

❷ 将甲鱼肉、清鸡汤、山药、枸杞、生姜、料
酒置于炖盅, 盖上盅盖, 隔水炖之。

❸ 待锅内水开后用中火炖2小时, 放入阿胶后
再用小火炖30分钟, 调入盐即可。

功效: 本品具有滋阴润燥、补血养气、抗疲劳的功
效, 适合肾阴阳两虚型的更年期综合征患者食用。

健康指南

阿胶可促进细胞再生, 升高失血性休
克者之血压, 改善体内钙平衡, 防止进行
性营养障碍, 提高免疫功能。阿胶还能迅
速增加人体红细胞和血红蛋白。

中医分型及对症食疗

肾阴虚证

症状剖析： 经断前后，头晕耳鸣，腰酸腿软，潮热汗出，五心烦热，失眠多梦，咽干口燥，严重者出现皮肤瘙痒，月经紊乱，量少或多，经色鲜红，舌质红，苔少，脉细数等。

治疗原则： 滋阴补肾、育阴潜阳。

对症食材： 甲鱼、乌鸡、墨鱼、鲍鱼、黄花菜、牡蛎、蛤蜊、桑葚、葡萄、苹果、首乌、当归、女贞子、黄精、熟地、龟胶。

肾阳虚证

症状剖析： 经断前后，头晕耳鸣，腰痛如折，腹部冷痛，形寒肢冷，小便清长频数，月经量多或少，色淡质稀，精神倦怠，面色晦暗，舌淡苔白，脉沉迟。

治疗原则： 温补肾阳。

对症食材： 牛尾、韭菜、羊肉、狗肉、桂圆、荔枝、菟丝子、杜仲、山茱萸、当归、肉桂。

肾阴阳两虚证

症状剖析： 经断前后，月经紊乱，量少或多，忽寒忽热，潮热汗出，头晕耳鸣，失眠健忘，腰背冷痛，舌淡苔白，脉沉弱。

治疗原则： 阴阳双补。

对症食材： 牡蛎、甲鱼、牛尾、鲍鱼、兔肉、韭菜、羊肉、苹果、当归、何首乌、菟丝子、女贞子、知母、巴戟天、仙茅。

饮食指南

宜

√ 多食用谷物、蔬菜和水果，严格控制动物蛋白和脂肪的摄入

√ 每天饮用新鲜牛奶，定量补充维生素、叶酸、烟酸和矿物质（钙、镁、磷、铁、锌、钠、钾和碘）

√ 多吃富含 B 族维生素的食物，有助于缓解更年期综合征

√ 多饮水，保证大小便通畅

忌

× 忌酒，戒烟，控制茶、咖啡的摄入量

× 忌食辛辣刺激性食物

× 避免食用含有有害于健康的食物添加剂、类激素、农药和有毒物质的农产品和保健品

× 避免高脂肪、高胆固醇食物，以免引起高脂血症、高血压等疾病

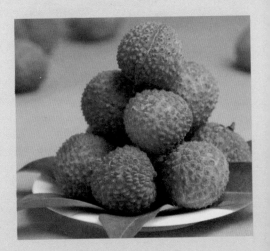

参麦五味乌鸡汤

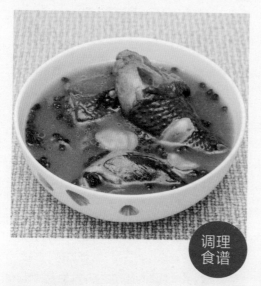

调理
食谱

原料：乌鸡腿 2 只，麦冬、山药各 25 克，人参片 6 克，五味子 10 克，盐 3 克。

做法：

❶ 将乌鸡腿洗净剁块，汆去血水；参片、山药、麦冬、五味子均洗净。

❷ 将乌鸡腿及以上药材一起放入煮锅中，加适量水（7 碗水左右）直至盖过所有的材料。

❸ 以大火煮沸，然后转小火续煮 1 小时左右，快熟前加盐调味即成。

功效：此汤滋阴补肾、安神定志，适合肾阴虚型的更年期综合征患者食用。

健康指南

五味子具有敛肺、滋肾、生津、收汗、涩精的功效。其用于治疗肾虚所致虚寒喘咳、久泻久痢，治汗出过多而致血气耗散、体倦神疲，治神经衰弱，取其有强壮和兴奋神经系统的作用，适用于过度虚乏、记忆力和注意力减退者。

海蜇黄花菜

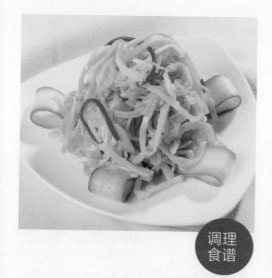

调理
食谱

原料：海蜇 200 克，黄花菜 100 克，盐、味精、醋、香油、红甜椒各适量。

做法：

❶ 黄花菜洗净；海蜇洗净；红甜椒洗净，切丝。

❷ 锅内注水烧沸，放入海蜇、黄花菜焯熟后，捞出沥干装入碗中，再放入红甜椒丝。

❸ 向碗中加入盐、味精、醋、香油拌匀后，再倒入盘中即可。

功效：本品具有清热解毒、滋阴补肾的功效，适合肾阴虚型的更年期综合征患者食用。

健康指南

海蜇性平味咸，有清热解毒、化痰软坚、降压消肿的功效。多痰、哮喘、头风、大便燥结者应多食用。海蜇可以预防肿瘤的发生，抑制癌细胞的生长。能行淤化积，对胃溃疡、风湿性关节炎有益。

桑葚青梅阳桃汁

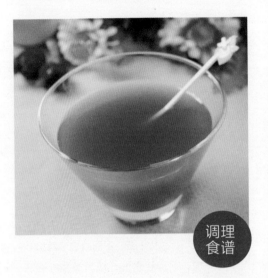

调理
食谱

原料: 桑葚 80 克, 青梅 40 克, 阳桃 5 克, 凉开水、冰块各适量。

做法:

❶ 将桑葚用清水洗净, 备用; 青梅先用盐搓一会儿, 搓到表皮透明, 目的是去涩。

❷ 阳桃洗净晾干后, 削去蒂、涩味的棱片部分, 再切成星星片状。

❸ 将桑葚、青梅、阳桃、凉开水放入果汁机中搅打成汁, 加入冰块即可。

功效: 此汤具有滋阴补肾、育阴潜阳的功效, 适合肾阴虚型的更年期综合征患者食用。

健康指南

阳桃果汁中含有大量草酸、柠檬酸、苹果酸等, 能提高胃液的酸度, 促进食物的消化。阳桃可以保护肝脏, 降低血糖、血脂、胆固醇, 减少机体对脂肪的吸收, 对高血压、高脂血症、动脉硬化等疾病有预防作用。

参麦泥鳅汤

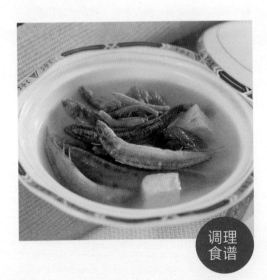

调理
食谱

原料: 太子参 20 克, 浮小麦、泥鳅、猪瘦肉各150 克, 蜜枣 3 颗, 花生油 10 毫升, 盐 5 克。

做法:

❶ 太子参、浮小麦洗净, 用纱布袋装好, 扎紧袋口。

❷ 猪瘦肉洗净, 切块; 蜜枣洗净; 泥鳅用开水略烫, 洗净表面黏液, 锅中下花生油, 将泥鳅煎至两面金黄色。

❸ 将 1300 毫升清水放入瓦煲内, 水沸后加入全部原料, 大火煲开后改用小火煲 2 小时, 除去纱袋, 加盐调味即可。

功效: 本品具有益气镇惊、安神定志、交通心肾的功效, 适合肾阳虚型的更年期综合征患者食用。

健康指南

浮小麦具有止汗、镇静、抗利尿的功效, 可治骨蒸劳热、自汗、盗汗等症。

更年期综合征忌吃的食物

更年期综合征患者应忌食对中枢神经有刺激作用的食物，如爆米花、芥末、炒黄豆等。

咖啡

忌吃关键词：
利尿、咖啡因

不宜喝咖啡的原因

更年期患者容易流失钙，而咖啡中含有丰富的具有利尿作用的咖啡因，促使大量的钙流失，更年期患者饮用咖啡，会加重钙的缺乏程度，容易形成骨质疏松，容易发生骨折。咖啡中含有咖啡因，咖啡因是一种黄嘌呤生物碱化合物，是一种中枢神经兴奋剂，也是一个新陈代谢的刺激剂，它对于一般人来说有提神的作用，但是对于有焦虑失调倾向的人来说，咖啡因使其病情加重，使手心冒汗、心悸、耳鸣等症状恶化。

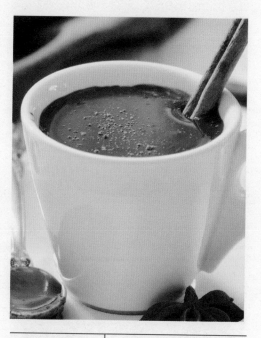

浓茶

忌吃关键词：
利尿、茶碱

不宜喝浓茶的原因

更年期者容易流失钙，而浓茶中含有丰富的具有利尿作用的咖啡因，促使大量的钙流失，并且茶叶中还含有草酸和鞣酸，它们都可以与钙结合，从而阻碍人体对钙的吸收和利用，故更年期综合征患者饮用浓茶，会加重钙的缺乏程度，容易形成骨质疏松，容易发生骨折。更年期综合征患者往往伴随精神状态的不佳，而浓茶中含有兴奋神经的茶碱，会影响患者的睡眠质量，不利于更年期综合征患者的病情，久之还可引起神经衰弱。

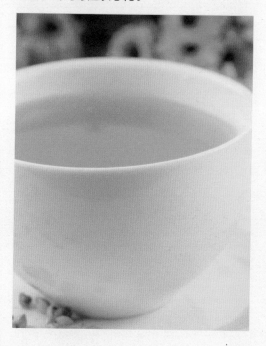

217

胡椒

忌吃关键词：
胡椒碱、刺激性

不宜吃胡椒的原因

胡椒含有胡椒碱和胡椒脂碱等，其味辛，具有较强烈的刺激性，它会刺激交感神经，使更年期综合征患者处于兴奋状态，加重其敏感、烦躁等症状。而且胡椒性热，《随息居饮食谱》中就提到："多食动火燥液，耗气伤阴，破血堕胎，发疮损目，故孕妇及阴虚内热，血证痔患，或有咽喉口齿目疾者皆忌之。"

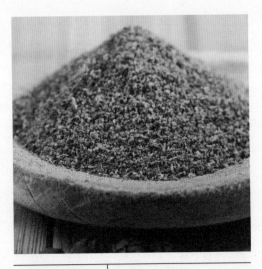

芥末

忌吃关键词：
芥子油、刺激性

不宜吃芥末的原因

芥末中含有芥子油等，具有强烈的刺激性，会刺激交感神经，使更年期综合征患者处于兴奋状态，不利于病情的好转。芥末性温，多食可积温成热，阴虚火旺的更年期综合征患者不宜食用，否则可加重其头晕耳鸣，腰酸腿软，潮热汗出，五心烦热，失眠多梦，咽干口燥，皮肤瘙痒，月经紊乱等症状。

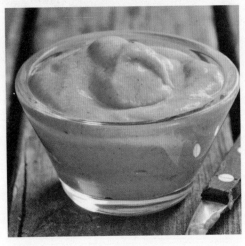

葱

忌吃关键词：
葱素、性温

不宜吃葱的原因

葱含有特有的葱素，葱素是一种挥发性的硫化物，它使葱具有独特的香辣味，会刺激交感神经，使更年期综合征患者处于兴奋状态，加重其敏感、烦躁等症状。葱性温，多食可积温成热，阴虚火旺的更年期综合征患者不宜食用，否则可加重其潮热汗出、五心烦热、咽干口燥、皮肤瘙痒等症状。关于葱的食用禁忌，《履巉岩本草》早有记载曰："久食令人多忘，尤发痼疾。狐臭人不可食。"

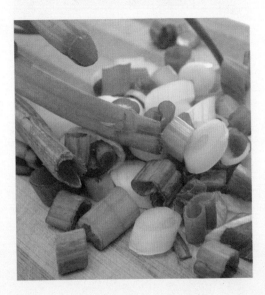

炒花生

忌吃关键词：
性燥热

不宜吃炒花生的原因

花生原本为性平之物，但是经过炒制的花生由于"结合水"氢键被破坏掉，而变成了性燥热、易上火伤阴的食物了，故阴虚火旺的更年期综合征患者不宜食用。另外，花生米易受潮霉变，从而产生一种致癌性很强的物质——黄曲霉菌毒素，它可引起中毒性肝炎、肝硬化、肝癌等，而且它即使经过油炸、炒、煮等烹调方法都无法分解消除。

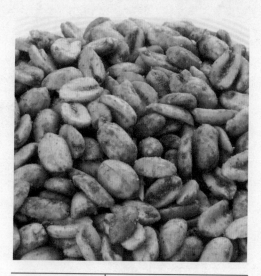

辣椒

忌吃关键词：
辣椒素、性热

不宜吃辣椒的原因

辣椒含有辣椒素，具有强烈的刺激性，它会刺激交感神经，使更年期综合征患者处于兴奋状态，加重其敏感、烦躁等症状。辣椒性大热，阴虚火旺的更年期综合征患者不宜食用，否则可加重其头晕耳鸣、腰酸腿软、潮热汗出、五心烦热、失眠多梦、咽干口燥、皮肤瘙痒、月经紊乱等症状。

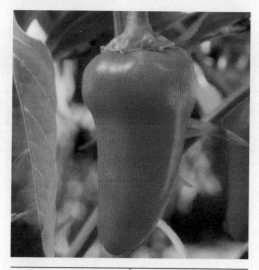

爆米花

忌吃关键词：
铅、性燥助火

不宜吃爆米花的原因

传统的转炉式爆锅制作出来的爆米花可能含有铅，铅是一种毒性很强的重金属，长期摄入，可导致慢性铅中毒，从而导致头痛、睡眠不好、记忆力减退等症状，加重更年期综合征患者的病情。中医认为，爆米花属于香燥伤阴的食物，"炒米虽香，性燥助火，非中寒便泻者忌之"。更年期综合征患者多为阴虚火旺体质，不宜食用。

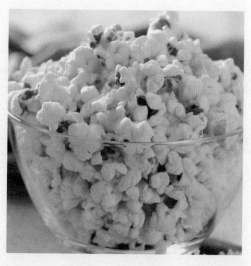

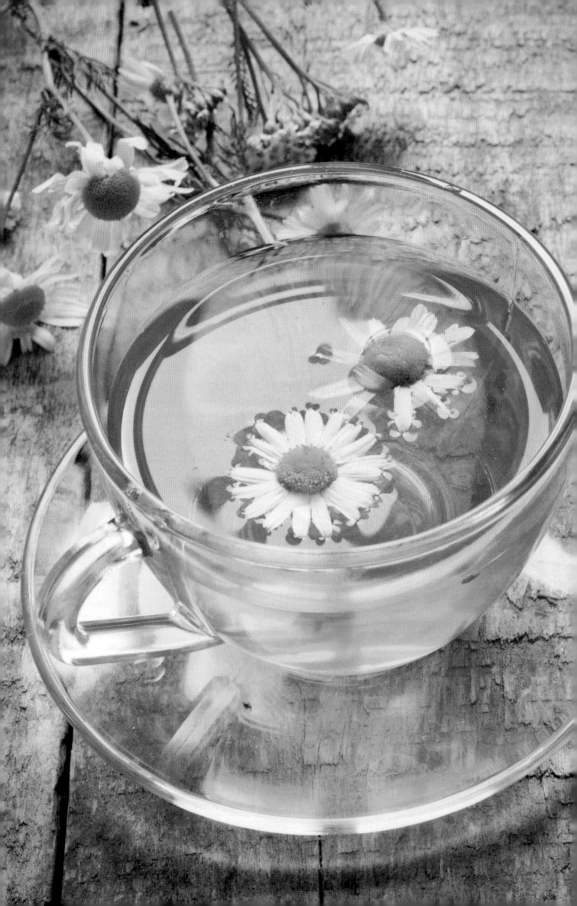

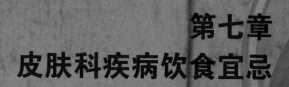

第七章
皮肤科疾病饮食宜忌

　　皮肤病是皮肤受到各种因素的影响，而发生的形态、结构和功能的变化，产生病理过程，并相应出现各种临床表现。皮肤病的发病率很高，但是一般程度较轻，对健康的影响较小，但是有少数也会较重，甚至可以危及生命。

皮肤瘙痒

症状说明

皮肤瘙痒症是指仅有瘙痒症状，无皮疹的一种皮肤病。瘙痒可为全身，或局限于肛门、阴囊、女性阴部等，常为阵发性剧烈瘙痒，夜间加重，患者多会忍不住用手抓挠，使得皮肤出现抓痕、血痰等，长此可出现湿疹、苔藓样变、色素沉着等症。

生活保健

保持规律的生活习惯，早睡早起，保持精神放松，避免忧虑恼怒。注意防寒保暖，及时增减衣服，以避免皮肤受到冷热刺激。内衣的材质以棉织品为宜，不宜过于紧身，以宽松舒适、不与皮肤摩擦为佳。洗澡不宜过频，适当减少洗澡的次数，洗澡的时候不要过于用力搓洗皮肤，忌用碱性的肥皂。

宜吃食物

宜

樱桃、银耳、蚌肉、金针菇、丝瓜、黑木耳、马齿苋、薏米、红豆、冬瓜、牛蒡、绿豆、洋葱

对症偏方

生地连翘升麻水

生地 30 克，苦参、白鲜皮、玄参、银花、连翘各 15 克，地肤子、丹皮、赤芍各 12 克，荆芥、防风各 10 克，升麻、薄荷、甘草各 6 克，蝉蜕 3 克。每天 2 剂，每剂水煎 2 次，第一次药汁内服；第二次药汁用来反复擦洗患处。坚持服用至病情痊愈。本品可清热燥湿、凉血祛风、止痒。对湿毒内蕴型皮肤瘙痒有很好的效果。

苍耳子苏叶水

苍耳子、艾叶各 10 克，地肤子、白鲜皮、露蜂房、土荆皮、苏叶各 5 克，加适量水煎煮后，滤取药液，趁热洗浴，早晚各 1 次。此方可以缓解皮肤瘙痒。

黑豆牛蒡炖鸽汤

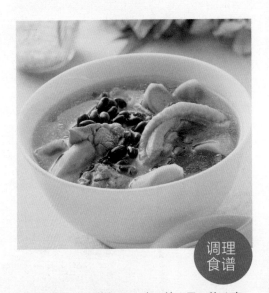

调理食谱

原料：黑豆、牛蒡各 300 克，鸽 1 只，盐 4 克。

做法：

① 黑豆淘净，以清水浸泡 30 分钟。

② 牛蒡削皮、洗净、切块；鸽子处理干净，汆烫后捞出。

③ 黑豆、牛蒡先下锅，加 6 碗水煮沸，转小火炖 15 分钟，再下鸽肉续炖 20 分钟，待肉熟烂，加盐调味即成。

功效：本品具有清热祛风、凉血止痒、解毒的功效，适合风热犯表型的皮肤瘙痒患者食用。

健康指南

牛蒡具有清热解毒、疏风利咽的功效。用于风热感冒、咳嗽、咽喉肿痛、疮疖肿痛、脚癣、湿疹等症。牛蒡子具有疏风散热、宣肺透疹的功效。用于风热感冒、咽喉痛、疹出不透、痈疖疮疡等症。

红豆粉葛

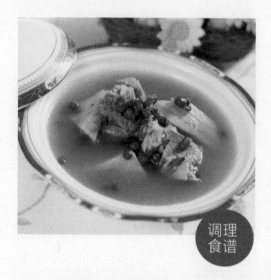

调理
食谱

原料：粉葛 250 克，龙骨 250 克，红豆 50 克，盐 5 克，姜适量。

做法：

❶ 粉葛去皮洗净，切滚刀块；龙骨斩块；姜去皮切片；红豆提前浸泡 2 小时。

❷ 锅中注水烧开，放入龙骨、粉葛过水，捞出，沥干水分。

❸ 将龙骨、粉葛放入锅中，加入适量水煮开，放入红豆继续煮 1 小时，加盐调味即可。

功效：本品具有疏风散热、利湿解毒的功效，适用于风热犯表型及湿毒内蕴型皮肤瘙痒。

健康指南

葛根具有升阳解肌、透疹止泻、除烦止渴的功效，主治伤寒、发热头痛、烦热消渴、泄泻、痢疾、瘢疹不透、高血压、心绞痛、耳聋。葛根适宜心脑血管病患者、更年期妇女、易上火人群服用，葛根还是女性滋容养颜、中老年人日常饮食调理的佳品。

丝瓜豆腐汤

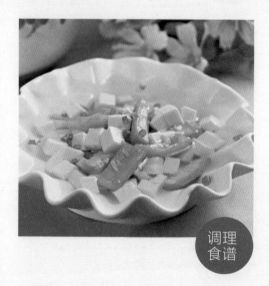

调理
食谱

原料：鲜丝瓜 150 克，嫩豆腐 200 克，姜、葱各 5 克，盐、味精、酱油、米醋各适量。

做法：

❶ 将丝瓜削皮，洗净切片；豆腐洗净切块；姜、葱切丝。

❷ 炒锅上火，放入油烧热，投入姜、葱煸香，加水适量，下豆腐块和丝瓜片，大火烧沸转文火煮 5 分钟，调入盐、味精、酱油、米醋即可。

功效：本品清热解毒、滋阴凉血、祛风止痒，适合湿毒内蕴型及血热风盛型的皮肤瘙痒患者食用。

健康指南

丝瓜性味甘平，有清暑凉血、解毒通便、祛风化痰、润肌美容、行血脉、下乳汁等功效。丝瓜中含有防止皮肤老化的维生素 B_1 和使皮肤白皙的维生素 C 等成分，能保护皮肤、消除斑块，使皮肤洁白、细嫩，是不可多得的美容佳品。

中医分型及对症食疗

风寒外袭证

症状剖析：瘙痒多发于暴露部位，天气寒冷或气温急骤变化时可诱发或加重，或夜间解衣卧床时亦甚，皮肤干燥，恶寒，微发热，舌质淡白，苔薄白，脉浮紧。

治疗原则：疏风、散寒、止痒。

对症食材：茼蒿、洋葱、生姜、羊肉、狗肉、桂枝、麻黄、防风、荆芥、白芷、芍药。

湿毒内蕴型

症状剖析：瘙痒好发肛周、阴囊及女阴部位，痒时难忍，过度搔抓可有抓痕、红肿，摩擦及食物刺激等可诱发或加重，口苦口臭，舌红，苔黄腻，脉滑数。

治疗原则：疏风解表、通腑泄热。

对症食材：丝瓜、马齿苋、薏米、红豆、冬瓜、西瓜、甘蔗、田螺、黄芩、赤芍、白术、茯苓、防风、栀子、连翘。

风热犯表证

症状剖析：瘙痒好发于夏秋季节，气温干燥时可诱发或加重，或夜间卧床时加重，身热，微恶风寒，口渴出汗，大便干结，小便黄，舌质红，苔黄而干，脉浮数。

治疗原则：疏风、清热、止痒。

对症食材：丝瓜、牛蒡、香橙、绿豆、柚子、生地、薄荷、防风、荆芥、苍术、牛蒡子。

血热风盛型

症状剖析：周身瘙痒剧烈，难以忍受，肌肤灼热，抓破出血，遇热痒剧，得凉则安，身热心烦，口燥咽干，多见于青壮年，春夏好发，舌质红，苔黄干，脉数。

治疗原则：清热凉血、消风止痒。

对症食材：银耳、蚌肉、金针菇、丝瓜、葡萄、木耳、竹笋、生地、丝瓜络、丹皮、玄参、赤芍、防风。

饮食指南

宜

√ 注意营养均衡，饮食要清淡，少吃高脂肪食物，多吃新鲜蔬果及牛奶、豆浆之类水分、维生素丰富的食物

√ 多喝水，以补充身体流失的水分，增加皮肤的水分供给

√ 宜吃含钙丰富的食物，如乳类及乳制品，豆类及豆制品

忌

× 少吃或不吃牛羊肉和海鲜等发物

× 戒烟、酒、浓茶、咖啡以及葱、蒜等一切辛辣刺激性食物

× 少吃燥性水果，如桂圆、荔枝等，容易引起上火而诱发皮肤瘙痒

× 忌吃含光敏物质的食物，例如紫菜、青菜、田螺等，食用后身体经太阳光照射，容易诱发皮炎

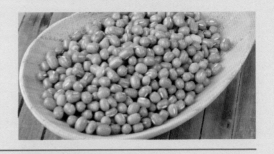

黄花菜马齿苋汤

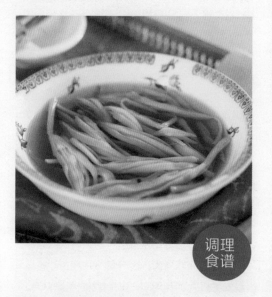

调理食谱

原料：干黄花菜 100 克，马齿苋 50 克，盐适量。

做法：

❶ 将干黄花菜洗净，放清水里浸泡 2 小时，沥干水分待用；马齿苋洗净，切碎备用。

❷ 把黄花菜、马齿苋放入锅中，加入适量清水置中火上煮沸，煮成汤。

❸ 加盐调味即可。

功效：本品具有清热解毒、凉血止痒的功效，适合湿毒内蕴型的皮肤瘙痒患者食用。

健康指南

黄花菜性味甘凉，具有清热解毒、止血、止渴生津、利尿通乳、解酒毒的功效。新鲜黄花菜不宜食用，因为刚采摘的鲜黄花菜中含有秋水仙碱，具有一定毒性，如果大量食用，容易引起中毒，所以黄花菜宜以干制品食用。

银耳枸杞汤

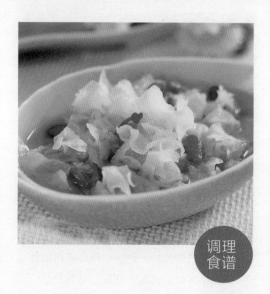

调理食谱

原料：水发银耳 300 克，枸杞 20 克，白糖 5 克。

做法：

❶ 水发银耳择洗干净，撕成小片，用清水浸泡；枸杞清洗干净，在清水中浸泡 15 分钟。

❷ 净锅置火上，加入适量清水，下入银耳、枸杞，大火煮开后转为小火煮 30 分钟。

❸ 调入白糖即可。

功效：本品具有滋阴润燥、补中益气、止痒、护肝的功效，适合血热风盛型的皮肤瘙痒患者食用。

健康指南

银耳性平味甘淡，能滋阴润肺，具有补脾开胃、安眠健胃、养阴清热、补脑提神之功效。银耳富有天然植物性胶质，加上它的滋阴作用，长期服用可以润肤，并有祛除脸部黄褐斑、雀斑的功效。

凉拌茼蒿

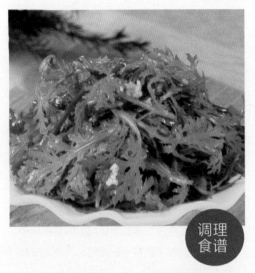

调理
食谱

原料：茼蒿 400 克，红椒 10 克，蒜蓉 20 克，盐 3 克，鸡精 1 克。

做法：

❶ 将茼蒿洗净，切成长段；红椒洗净，切丝。

❷ 将茼蒿入沸水锅中焯水，捞出沥干水分，装盘待用。

❸ 锅注油烧热，下入红椒和蒜蓉爆香，倒在茼蒿上，加盐和鸡精搅拌均匀即可。

功效：本品具有温胃散寒、祛风止痒、杀菌解毒的功效，适合风寒外袭型的皮肤瘙痒患者食用。

健康指南

茼蒿食用部分为幼嫩茎叶，其味道清香、脆嫩可口，可切断加盐、香油、味精等凉拌，十分爽口。也可荤素炒食、烧豆腐、做汤、做馅等。茼蒿与肉、蛋等荤菜共炒，可提高其维生素 A 的利用率。脾胃虚弱、气胀食滞、口臭痰多、二便不畅者，吃茼蒿有益。

京酱豆腐

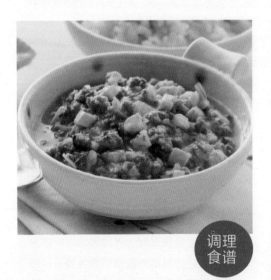

调理
食谱

原料：猪绞肉 100 克，黑木耳、荸荠各 60 克，豆腐 100 克，赤芍、丹皮各 10 克，栀子 5 克，豆瓣酱、姜末、甜面酱、米酒各适量。

做法：

❶ 赤芍、丹皮、栀子煎取药汁备用。

❷ 猪绞肉用甜面酱、米酒腌渍 10 分钟；黑木耳、荸荠和豆腐洗净切丁。

❸ 油锅烧热，放入绞肉、黑木耳、荸荠和豆腐翻炒片刻，加入药汁及调味料，收汁关火即可。

功效：本品清热凉血、滋阴润燥，适合血热风盛型的皮肤瘙痒患者食用。

健康指南

丹皮具有清热凉血、活血消淤的功效，适合湿热下注、淤毒内阻型的痔疮患者，可缓解便血等症状。此外，丹皮还可治热入血分、发斑、惊痫、吐衄、骨蒸劳热、闭经、症瘕、痈疡、跌打损伤等症。

薄荷西米粥

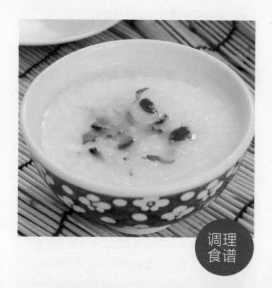

调理食谱

原料: 嫩薄荷叶15克,西米100克,枸杞适量,盐3克,味精1克。

做法:

❶ 西米淘洗干净,用温水泡至透亮;薄荷叶洗净,切碎备用;枸杞用清水洗净备用。

❷ 锅置火上,注入清水后,放入西米用旺火煮至米粒开花。

❸ 放入薄荷叶、枸杞,改用小火煮至粥成,调入盐、味精入味即可。

功效: 此粥具有疏风散热、辟秽解毒、滋阴清热的功效,适合风热犯表型及血热风盛型的皮肤瘙痒患者食用。

健康指南

薄荷具有疏散风热、清利头目、利咽透疹、疏肝行气的功效,主治外感风热、头痛、咽喉肿痛、食滞气胀、口疮、牙痛、疮疥、瘾疹、温病初起、风疹瘙痒、肝郁气滞、胸闷胁痛等病症。

生地茯苓饮

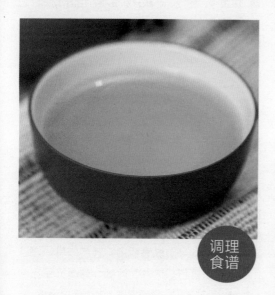

调理食谱

原料: 生地20克,茯苓15克,菊花10克。

做法:

❶ 将生地、茯苓分别洗净,放清水中浸泡10分钟;将菊花用清水冲洗干净,备用。

❷ 将生地、菊花、茯苓放入锅中,加水400毫升。先用大火煮开,然后转小火续煮5分钟。

❸ 滤出药汁,药渣中加水,按照同样方式再煎一次,将两次药汁兑在一起即可饮用。

功效: 本品具有清热利湿、凉血止痒的功效,适合血热风盛型及湿毒内蕴型的皮肤瘙痒患者食用。

健康指南

生地具有滋阴清热、凉血补血的功效。其主治阴虚发热、消渴、吐血、衄血、血崩、月经不调、胎动不安、阴伤便秘等。脾虚湿滞、便溏者不宜使用生地。生地过多服用会影响消化功能,为防其腻滞,可酌加枳壳或砂仁同用。

荆芥白芷防风饮

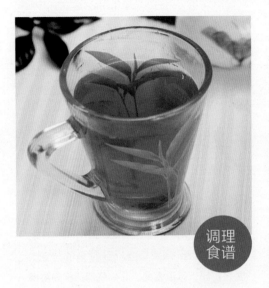

调理
食谱

原料：荆芥 15 克，白芷、防风各 10 克。

做法：

❶ 将白芷、防风分别洗净，放入清水中浸泡 5 分钟；将荆芥用清水冲洗干净备用。

❷ 将荆芥、白芷、防风放入锅中，加水 500 毫升，用大火煮开后转小火续煮 5 分钟即可关火。

❸ 滤出药汁，药渣中加水，按照同样方式再煎一次，将两次药汁兑在一起即可饮用。

功效：本品具有发散风寒、祛风止痒的功效，适合风寒外袭型的皮肤瘙痒患者食用。

健康指南

　　荆芥有强烈香气，主要以鲜嫩的茎叶供作蔬菜食用。荆芥富含芳香油，以叶片含量最高，味鲜美，可驱虫灭菌，生食熟食均可，但以凉拌为多，一般将嫩尖作夏季调味料，是一种经济效益高、很有发展前途的无公害、保健型辛香蔬菜。

黄芩生地连翘饮

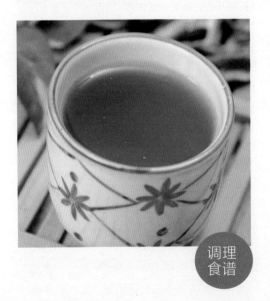

调理
食谱

原料：黄芩 15 克，生地、连翘各 10 克。

做法：

❶ 将黄芩、生地、连翘分别洗净，用清水浸泡 5 分钟，备用。

❷ 将黄芩、生地、连翘放入锅中，加 500 毫升水，用大火煮开后转小火续煮 5 分钟。

❸ 滤出药汁，药渣中加水，按照同样方式再煎一次，将两次药汁兑在一起即可饮用。

功效：本品具有清热解毒、祛风止痒的功效，适合湿毒内蕴型的皮肤瘙痒患者食用。

健康指南

　　黄芩具有泻实火、除湿热、止血、安胎的功效，可治燥热烦渴、肺热咳嗽、湿热泻痢、黄疸、热淋、吐衄、崩漏、目赤肿痛、胎动不安、痈肿疔疮、燥热便秘等症。此外，黄芩有较广的抗菌谱。

皮肤瘙痒**忌**吃的食物

皮肤瘙痒者应忌食易引起皮肤过敏以及诱发、加重瘙痒的食物，如驴肉、茄子、鲢鱼等。

糯米

忌吃关键词：
性温、生湿热

不宜吃糯米的原因

中医认为，风、湿、热邪的侵入以及血虚等为皮肤瘙痒的主要致病原因，而糯米性温，滋腻黏滞，食用后可助长湿热之邪，从而使病情加重，加剧皮肤瘙痒的症状。关于糯米的食用禁忌，《得配本草》中有记载："多食昏五脏，缓筋骨，发风气，生湿热。"故风热犯表、湿毒内蕴、血热风盛等型的皮肤瘙痒患者均不宜食用糯米。

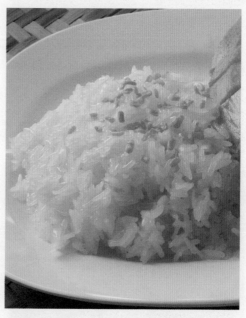

羊肉

忌吃关键词：
性热、发疮

不宜吃羊肉的原因

中医认为，风、湿、热邪的侵入以及血虚等为皮肤瘙痒的主要致病原因，而羊肉为大热之品，食用后可助长湿热之邪，从而使病情加重，加剧皮肤瘙痒的症状。关于羊肉的食用禁忌，《随息居饮食谱》中早有告诫曰："疮疥初愈忌吃羊肉。"而《金匮要略》中也有记载曰："有宿热者不可食之。"故风热犯表、湿毒内蕴、血热风盛等型的皮肤瘙痒患者均不宜食用羊肉。

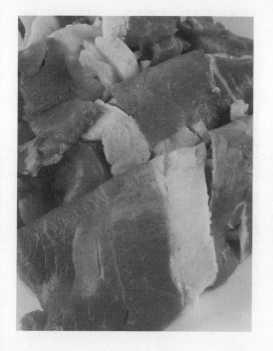

驴肉

忌吃关键词：
发物、动风

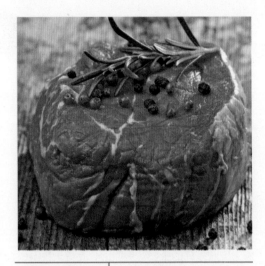

不宜吃驴肉的原因

中医认为，驴肉为发物，皮肤瘙痒患者食用后可使病情加重，加剧皮肤瘙痒等症状，不利于湿疹患者的病情。关于驴肉的食用禁忌，《本草衍义》有记载曰："驴肉食之动风，脂肥尤甚，屡试屡验。"而《随息居饮食谱》中也有记载云："驴肉，酸平有毒，动风。"故皮肤瘙痒患者不宜食用。

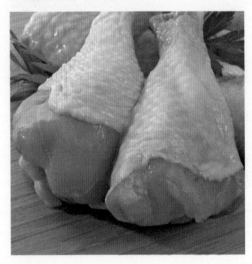

鸡肉

忌吃关键词：
肥腻壅滞

不宜吃鸡肉的原因

中医认为，风、湿、热邪的侵入以及血虚等为皮肤瘙痒的主要致病原因，鸡肉为肥腻壅滞的食物，食用后可助长湿热之邪，从而使病情加重，加剧皮肤瘙痒的症状。关于鸡肉的食用禁忌，《随息居饮食谱》中有记载曰："多食生热动风。"而《饮食须知》中也提到："鸡肉，善发风助肝火。"故皮肤瘙痒患者不宜食用鸡肉。

虾

忌吃关键词：
发物、性温

不宜吃虾的原因

虾为海鲜发物，皮肤瘙痒患者食用后可使病情加重，加剧皮肤瘙痒等症状。中医认为，风、湿、热邪的侵入以及血虚等为皮肤瘙痒的主要致病原因，而虾性温，食用后容易助长湿热之邪，从而使病情加重，加剧皮肤瘙痒的症状。关于虾的食用禁忌，《随息居饮食谱》有记载："虾，发风动疾，生食尤甚，病人忌之。"故皮肤瘙痒患者不宜食用。

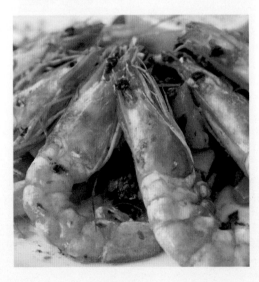

螃蟹

忌吃关键词：
发物、易动风

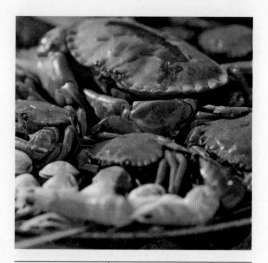

不宜吃螃蟹的原因

螃蟹为海鲜发物，皮肤瘙痒患者食用后可使病情加重，加剧皮肤瘙痒等症状，不利于皮肤瘙痒患者的病情。关于螃蟹的食用禁忌，《本草衍义》有记载曰："此物极动风，体有风疾人，不可食。"故皮肤瘙痒患者不宜食用，否则可加重皮肤瘙痒患者的病情。

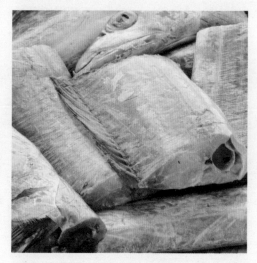

带鱼

忌吃关键词：
发物、发疥疮

不宜吃带鱼的原因

带鱼为海鲜发物，皮肤瘙痒患者食用后可使病情加重，加剧皮肤瘙痒等症状，不利于皮肤瘙痒患者的病情。关于带鱼的食用禁忌，《随息居饮食谱》有记载云："带鱼，发疥动风，病人忌食。"而《脉药联珠药性考》中也有记载曰："带鱼，多食发疥。"故皮肤瘙痒患者不宜食用。

鲥鱼

忌吃关键词：
发物、发痼疾

不宜吃鲥鱼的原因

鲥鱼为海鲜发物，皮肤瘙痒患者食用后可使病情加重，加剧皮肤瘙痒等症状，不利于皮肤瘙痒患者的病情。关于鲥鱼的食用禁忌，《本草求原》中有记载说它"发疥癞"。而《随息居饮食谱》中也有记载云："诸病忌之，能发痼疾。"故皮肤瘙痒患者不宜食用。

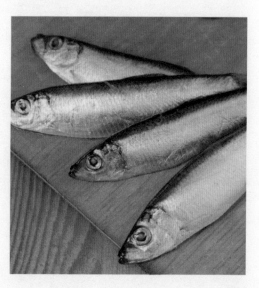

痤疮

症状说明

痤疮是最常见的一种皮肤疾病，多发于青春期，又叫青春痘、面疱或粉刺、毛囊炎，通常好发于面部、颈部、胸背部、肩膀和上臂，临床以白头粉刺、黑头粉刺、炎性丘疹、脓疱结节、囊肿等为主要表现。

生活保健

注意皮肤的清洁工作，使用化妆品时一定要根据自己的肤质来进行选择，一般来说油性皮肤尽量少用营养霜。要保证充足的睡眠和休息，不要熬夜。要注意个人卫生，每天用温水洗脸1次，去除油腻和黑头。保持愉快的心情和规律的生活，因为情绪不良、生活不规律会引起或加重痤疮。不要用手挤压痤疮，否则容易留下痘印、疤痕。

宜吃食物

宜 薏米、扁豆、葡萄、马齿苋、西瓜、冬瓜、绿豆、红豆、苦瓜、丝瓜、香蕉、枇杷、梨、百合、银耳

对症偏方

丹参银花甘草饮

生地、丹参各20克，金银花、益母草、熟地、桑白皮、白花蛇舌草各15克，甘草、赤芍、蒲公英、白芍、延胡索、当归、柴胡、香附各10克，川芎6克，黄芩8克。每日1剂，水煎分3次服。连续服用4~5星期。主治痤疮，主要表现为皮肤油腻，毛孔粗大，出现粉刺、痤疮及毛囊感染。

半夏蒲公英丹参饮

制半夏、川贝各15克，蒲公英、金银花各12克，丹参、桃仁、红花、川芎各10克，甘草6克。水煎服，每日1剂，分2次服用。此方活血化瘀、散结祛痘。主治以结节、囊肿为主的血淤痰凝型痤疮。

橙子节瓜薏米汤

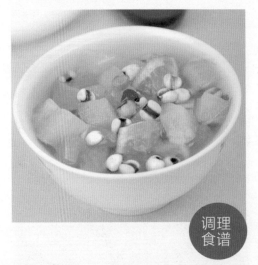

调理食谱

原料：橙子1个，节瓜125克，薏米30克，精盐少许，白糖3克，葱花5克。

做法：

❶ 将橙子洗净切丁；节瓜洗干净，去皮、籽，切丁；薏米淘洗干净，在清水中浸泡2小时，捞出备用。

❷ 汤锅上火倒入适量清水，下入节瓜、薏米，用大火烧开。

❸ 下入橙子，转为小火煲至熟，调入精盐、白糖，撒上葱花即可食用。

功效：本品具有清热解毒、排脓祛痘的功效，适合各个证型的痤疮患者食用。

健康指南

橙子含有丰富的维生素C、柠檬酸、矿物质以及纤维与果胶。脑力劳动者常吃橙子，有助于维持大脑活力，提高敏锐度，集中注意力，缓解视力疲劳。女性吃橙子有助于增加皮肤弹性，减少皱纹。

冬瓜薏米煲老鸭

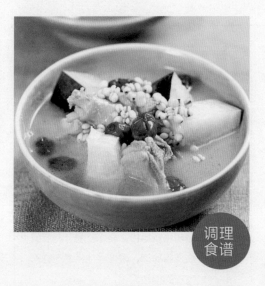

调理
食谱

原料：冬瓜 200 克，净鸭 1 只，红枣、薏米各少许，姜、盐、鸡精、香油各适量。

做法：

❶ 冬瓜洗净切块；鸭处理干净，剁块；姜去皮，切片；红枣洗净；薏米提前浸泡。

❷ 锅上火，油烧热，爆香姜片，加入清水烧沸，下鸭汆烫后捞起。

❸ 将鸭转入砂钵内，先放入红枣、薏米、水烧开后，再放入冬瓜煲至熟，调入盐、鸡精，淋入香油拌匀即可。

功效：本品具有清热利湿、泻火解毒的功效，适用于肺经风热、肠胃湿热及热毒内蕴型痤疮。

健康指南

冬瓜是含水量最高的蔬菜之一（96% 以上）。《本草纲目》中讲，用冬瓜瓤煎汤洗脸、洗澡，可使人皮肤白皙有光泽。民间常把冬瓜仁捣烂，掺着蜂蜜调匀，涂擦面部，用以滋润皮肤。这种方法也可用于治疗雀斑。

猴头菇螺片汤

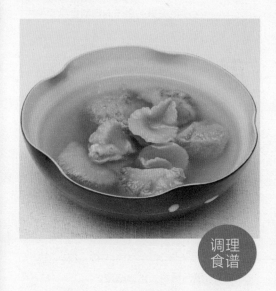

调理
食谱

原料：田螺肉 150 克，龙骨、瘦肉各 100 克，猴头菇 50 克，桃仁、丹参、鱼腥草、半夏各 10 克，盐 5 克。

做法：

❶ 先将猴头菇、瘦肉均洗净切片；龙骨洗净斩段；田螺肉用盐搓洗干净。

❷ 将桃仁、丹参、鱼腥草、半夏用清水洗净后装入纱布袋扎紧，与瘦肉、龙骨、田螺肉、猴头菇一起入锅，加清水适量，用文火煲 2 小时。

❸ 调入少许盐，取出药袋即可。

功效：本品凉血活血、清热化痰，适合血淤痰凝型的痤疮患者食用。

健康指南

猴头菇是高蛋白、低脂肪、富含矿物质和维生素的优良保健食品，营养价值很高，有"素中荤"之称。它还含有人体所必需的多种氨基酸，经常食用对身体健康大有益处。

中医分型及对症食疗

肠胃湿热型

症状剖析：粉刺发作频繁，挤压出黄白色的粉渣物，或有脓液，颜面出油光亮，伴口臭口苦，食欲时好时坏，体倦身重，渴不多饮，尿少而黄，大便黏滞不爽，舌红苔黄腻，脉象弦数。

治疗原则：清热除湿、解毒祛痘。

对症食材：薏米、马齿苋、西瓜、冬瓜、绿豆、红豆、金银花、蒲公英、白茅根、茵陈蒿、黄连、车前草、赤芍、丹皮。

血淤痰凝型

症状剖析：痤疮日久，质地坚硬难消，触压有疼痛感，或者颜面凹凸如橘子皮，女性可有月经量少、痛经以及经期痤疮加重等症状，舌暗苔薄，脉涩。

治疗原则：除湿化痰、活血散淤。

对症食材：薏米、田螺、扁豆、葡萄、桃仁、红花、陈皮、半夏、茯苓、丹参。

肺经风热型

症状剖析：痤疮初起，红肿疼痛，面部瘙痒，见于面部或前胸或后背，可有口干、小便黄、大便干燥、舌红苔黄、脉象浮数等症状。

治疗原则：疏风清肺、降火祛痘。

对症食材：枇杷、梨、百合、银耳、绿豆、冬瓜、柚子、金银花、连翘、野菊花、玉竹、丹皮、牛蒡子。

热毒内蕴型

症状剖析：以炎症丘疹与脓疱为主，脓疱多发于丘疹的顶端，周围有红晕。其他症状有大便秘结，舌红苔黄燥，脉数。

治疗原则：清热解毒、泻火祛痘。

对症食材：马齿苋、薏米、苦瓜、丝瓜、西瓜、田螺、香蕉、绿豆、黄连、蒲公英、黄芩、黄柏、陈皮、连翘、桔梗。

饮食指南

宜

√ 多喝水，可喝一些金银花、菊花茶

√ 饮食宜清淡，多吃富含维生素和膳食纤维的水果蔬菜，保持大便通畅

√ 宜多吃富含维生素A的食物，维生素A有益于上皮细胞的增生，能防止毛囊角化，消除粉刺，调节皮肤汗腺功能，减少酸性代谢产物对表皮的侵蚀

√ 宜多吃富含锌的食物，有控制皮脂腺分泌和减轻细胞脱落与角化的作用

忌

× 少吃辛辣刺激与油炸的食品，少吃甜食（如巧克力、糖果），少喝咖啡，戒烟限酒

× 忌食性温助热、煎炸炒爆、香燥助火及过咸的食物

× 忌长期口服避孕药，药物性雄激素或类激素，这些药物都会加重痤疮

苦瓜汤

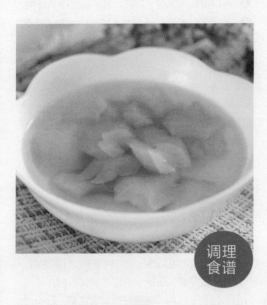

原料：苦瓜 400 克，盐适量。

做法：

❶ 苦瓜洗净开边去瓤，切片备用。

❷ 净锅上火，加入适量水。

❸ 放入苦瓜煮成汤，再调入盐即可。

功效：本品具有清热泻火、祛痘消痱的功效，适合肺经风热型或热毒内蕴型的痤疮患者食用。此外，苦瓜中含有铬和类似胰岛素的物质，有明显的降血糖作用。它能促进糖分分解，改善体内的脂肪平衡，对心、肺、胃均有益处。

> ### 健康指南
>
> 苦瓜可炒食、煮汤，清苦爽口，先苦后甜，口味长久。如果怕苦味，可以把苦瓜和辣椒炒在一起，这样可以减轻苦味。或者把苦瓜切成片，然后在上面撒上一些盐渍一会，再用水把盐滤掉，这样苦瓜就不苦了。

生菜薏米橘皮粥

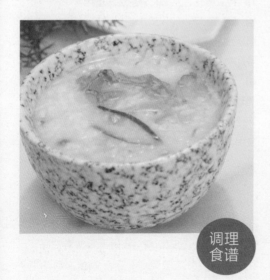

原料：生菜 50 克，薏米 30 克，橘皮 10 克，大米 70 克，盐适量。

做法：

❶ 大米用清水淘洗干净；薏米用清水泡发洗净；橘皮洗净，切丝；生菜洗净，切碎。

❷ 锅置火上，倒入清水，放入大米、薏米，以大火煮开。

❸ 加入橘皮、生菜煮至浓稠状，调入盐拌匀即可。

功效：此粥具有清热解毒、利湿排脓、美白祛痘的功效，适合肠胃湿热型及热毒内蕴型的痤疮患者食用。

> ### 健康指南
>
> 橘皮具有疏肝理气、健脾调中、燥湿化痰的功效，适合肝气犯胃以及饮食停滞的急性胃炎患者食用。主要用于治疗脾胃气滞之脘腹胀满或疼痛、消化不良；湿浊阻中之胸闷腹胀、纳呆便溏；痰湿壅肺之咳嗽、气喘等病症。

丝瓜银花饮

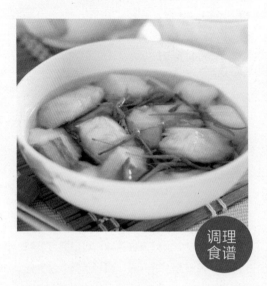

调理
食谱

原料：丝瓜 200 克，金银花 15 克。

做法：

❶ 将鲜嫩丝瓜洗净，切块；金银花洗净，备用。

❷ 将丝瓜、金银花一起装入炖盅内，加入适量清水，隔水蒸。

❸ 先用大火烧开，然后转为小火，蒸至丝瓜熟烂即可。

功效：本品具有清热解毒、滋阴润肤的功效，适合肺经风热型、热毒内蕴型及肠胃湿热型的痤疮患者食用。金银花辛凉发散、清热解毒，也可用金银花与其他茶叶泡饮。

健康指南

金银花具有清热解毒的功效，主要用于温病发热、热毒血痢、痈疡、肿毒、瘰疬、痔漏等症，适合热毒蕴结型的肛周脓肿、肛瘘患者。现代药理学研究证明，金银花在体外对多种细菌，如伤寒杆菌、葡萄球菌、链球菌、肺炎双球菌、脑膜炎球菌等均有抑制作用。

银花白菊饮

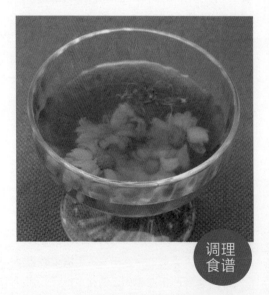

调理
食谱

原料：金银花、白菊花各 10 克，冰糖适量。

做法：

❶ 将金银花、白菊花分别洗净备用。

❷ 砂锅洗净，加入清水 600 毫升，用武火煮沸倒入金银花和白菊花，再次煮开后，转为文火慢慢熬煮，待花香四溢时加入冰糖。

❸ 至冰糖溶化后搅拌均匀即可饮用。

功效：本品具有清热解毒、泻火祛痘的功效，适合肺经风热型、热毒内蕴型及肠胃湿热型的痤疮患者食用。

健康指南

白菊花又名甘菊、杭白菊、药菊，不仅有很高的药效价值，还是延年益寿之品。白菊花具有疏散风热、平肝明目、清热解毒的功效，可治疗风热感冒、发热头痛、目赤昏花等。白菊花常配金银花用于治疗疔疮肿毒等。

牛蒡连翘饮

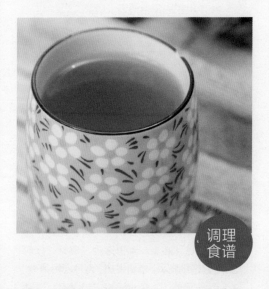

调理
食谱

原料：牛蒡子、连翘各15克，山楂、荷叶、甘草各8克。

做法：

❶ 将所有中药材用清水洗净，然后用纱布将所有药材包好，放入清水中浸泡10分钟备用。

❷ 在砂锅中加入800毫升水，放入包好的纱布包，水开后再煮5分钟。

❸ 去纱布包，取汁即可饮用。代茶饮用，每天1~2剂。

功效：本品具有发散风热、解毒祛痘的功效，适合肺经风热型、肠胃湿热型、热毒内蕴型的痤疮患者饮用。

健康指南

连翘具有清热解毒、消肿散结的功效。用于痈疽、瘰疬、乳痈、丹毒、风热感冒、温病初起、温热入营、高热烦渴、神昏发斑、热淋尿闭等症。

黄连甘草饮

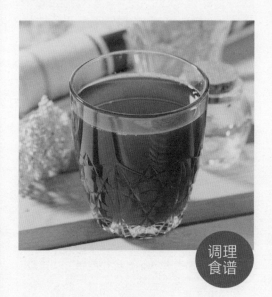

调理
食谱

原料：黄连10克，甘草5克，白糖适量。

做法：

❶ 将黄连、甘草分别洗净，用冷水浸泡10分钟。

❷ 将浸泡过的黄连、甘草放入炖盅内，加入适量清水，先用大火烧开，再转为小火炖煮5分钟即可。

❸ 过滤，除去药渣，留汁。在药汁内加入白糖拌匀。代茶饮用，每日1～2剂，不拘时间。

功效：本品具有清热燥湿、泻火祛痘的功效，适合肠胃湿热型及热毒内蕴型的痤疮患者食用。

健康指南

甘草为常用中药，性平、味甘，具有补脾益气、清热解毒、祛痰止咳、缓急止痛之功能。用于脾胃虚弱、胃溃疡、十二指肠溃疡、倦怠乏力、心悸气短、咳嗽痰多、四肢挛急疼痛、痈肿疮毒等症。

蒲公英银花饮

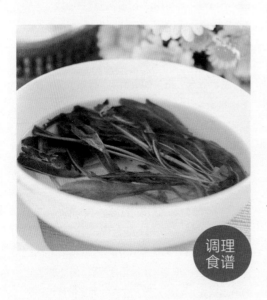

调理
食谱

原料：丝蒲公英 20 克，金银花、鱼腥草各 15 克。

做法：

❶ 将蒲公英、金银花、鱼腥草洗净，备用。

❷ 将蒲公英、金银花、鱼腥草放入壶中，用 1000 毫升沸水冲泡。

❸ 待凉后分次代茶饮用，每次 200 毫升左右，每日 3 ~ 4 次。

功效：本品具有清热解毒、排脓化痰的功效，适合肺经风热型、肠胃湿热型及热毒内蕴型的痤疮患者食用。

健康指南

蒲公英具有清热解毒、利尿散结的功效，适合湿热型、疫毒型的痢疾患者。此外，还可以治急性乳腺炎、淋巴腺炎、瘰疬、疔毒疮肿、急性结膜炎、感冒发热、急性扁桃体炎、急性支气管炎、胃炎、肝炎、胆囊炎、尿路感染。

赤芍桃仁饮

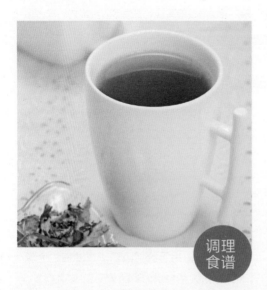

调理
食谱

原料：桃仁、赤芍各 15 克，紫花地丁、野菊花各 10 克，蜂蜜适量。

做法：

❶ 将桃仁、赤芍分别用清水洗净，冷水浸泡 10 分钟；紫花地丁、野菊花用清水冲洗一下，备用。

❷ 先将桃仁、赤芍一起放入锅中，注入适量清水，大火煮沸后加入紫花地丁、野菊花续煮 5 分钟即可。

❸ 最后加入适量蜂蜜调味。

功效：本品具有凉血活血、解毒消肿的功效，适合各个证型的痤疮患者饮用。

健康指南

桃仁味苦甘而性平，能入心、肝、大肠经，有活血祛瘀、润肠通便的功效，可治瘀血阻滞各种痹证。桃仁吃多了，可以导致中毒，早期有恶心、呕吐、头晕、视力模糊、心跳加速等现象，严重者可导致心跳停止，因此食用要适量。

痤疮忌吃的食物

痤疮患者应忌食高热量、油腻的食物，如咸肉等食物；忌辛辣刺激性食物，如辣椒、浓茶等。

| 咖啡 | 忌吃关键词：咖啡因 |

不宜喝咖啡的原因

咖啡中含有咖啡因，具有一定的刺激性，它可刺激皮脂腺肥大增生，从而使皮脂分泌增多，加重痤疮患者的病情。咖啡中所含有的咖啡因是一种中枢神经兴奋剂，它可刺激中枢神经，使其亢奋，从而导致皮脂分泌旺盛，加重痤疮患者的病情。咖啡因可以让神经系统兴奋而造成患者失眠或神经紧张。而且摄取过多的咖啡因，容易发生耳鸣、心脏功能亢进，就是心脏跳动快速、脉搏次数增加及脉搏跳动不均，影响身体健康，对病情的好转不利。

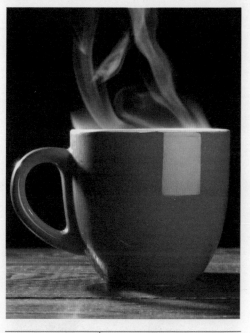

| 辣椒 | 忌吃关键词：辣椒素、性热 |

不宜吃辣椒的原因

辣椒虽然富于营养，又有重要的药用价值，但食用过量反而危害人体健康。辣椒中含有辣椒素，它具有强烈的刺激性，可刺激皮脂腺肥大增生，从而使皮脂分泌增多，加重痤疮患者的病情。辣椒性热，肺经风热型、热毒内蕴型、肠胃湿热型的痤疮患者均不宜食用，否则可加重红肿疼痛、脓液、大便干燥等症状，不利于痤疮患者的病情。

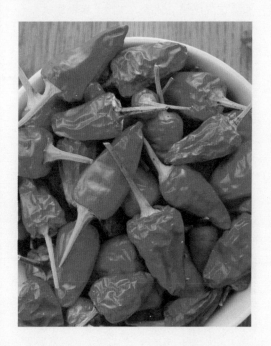

羊肉

忌吃关键词：
性热、发疮疥

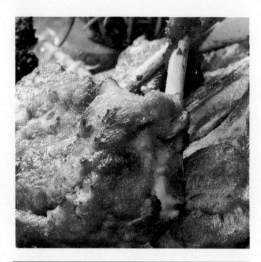

不宜吃羊肉的原因

羊肉性热，肺经风热型、热毒内蕴型、肠胃湿热型的痤疮患者均不宜食用，否则可加重红肿疼痛、脓液、大便干燥等症状，不利于痤疮患者的病情。关于羊肉的食用禁忌，《随息居饮食谱》中早有告诫曰："疮疥初愈忌吃羊肉。"而《金匮要略》中也有记载曰："有宿热者不可食之。"

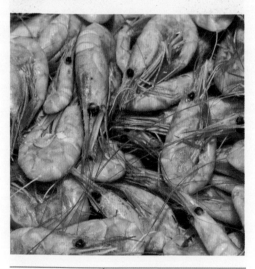

虾

忌吃关键词：
发物、性温

不宜吃虾的原因

虾为海鲜发物，痤疮患者食用后可引起机体过敏，加重皮脂腺的慢性炎症，导致痤疮患者的病情加重，使炎症难以消除。虾性温，多食可积温成热，肺经风热型、热毒内蕴型、肠胃湿热型的痤疮患者均不宜食用，否则可加重红肿疼痛、脓液、大便干燥等症状，不利于痤疮患者的病情。

咸肉

忌吃关键词：
高脂肪、肥厚甘腻

不宜吃咸肉的原因

咸肉多由五花肉腌制而成，所以其脂肪含量也很高，现代医学认为，食用过于油腻的食物，可刺激皮脂腺肥大、增生，从而会分泌大量的皮脂，诱发痤疮或引起痤疮的病情加重。中医认为，过食肥厚甘腻的食物，可使脾胃蕴热、湿热内生，最后熏蒸于面而致痤疮，而咸肉正是肥厚甘腻之品，所以痤疮患者不宜食用咸肉。

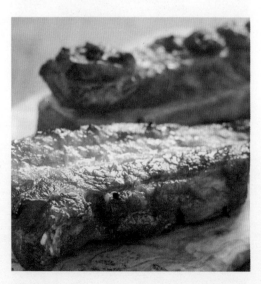

螃蟹

忌吃关键词：
发物、易过敏

不宜吃螃蟹的原因

　　螃蟹为海鲜发物，痤疮患者食用后可引起机体过敏，加重皮脂腺的慢性炎症，导致痤疮患者的病情加重，使炎症难以消除，痤疮患者应忌食。关于螃蟹的食用禁忌，《本草衍义》有记载曰："此物极动风，体有风疾人，不可食。"故凡有皮肤疾病的患者，如痤疮、湿疹等，均不宜食用螃蟹。

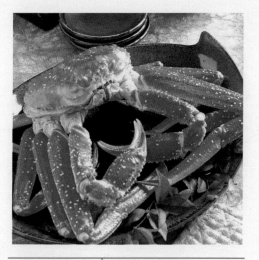

带鱼

忌吃关键词：
发物、性温

不宜吃带鱼的原因

　　带鱼是海鲜发物，痤疮患者食用后可引起机体过敏，加重皮脂腺的慢性炎症，导致痤疮患者的病情加重，使炎症难以消除。带鱼性温，多食可积温成热，肺经风热型、热毒内蕴型、肠胃湿热型的痤疮患者均不宜食用，否则可加重红肿疼痛、脓液、大便干燥等症状，不利于痤疮患者的病情。

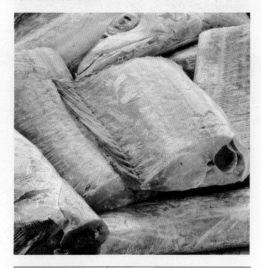

榴梿

忌吃关键词：
性热

不宜吃榴梿的原因

　　榴梿性热而滞，如过多食用会导致身体燥热积聚，引起"上火"，可加重痤疮患者的湿热程度，还可以使大便燥结，导致便秘，使毒素不能及时排出，诱发或促使痤疮患者病情加重。榴梿性热，肺经风热型、热毒内蕴型、肠胃湿热型的痤疮患者均不宜食用，否则可加重红肿疼痛、脓液、大便干燥等症状，不利于痤疮患者的病情。

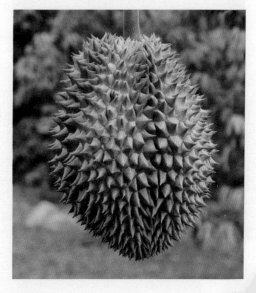

杧果

忌吃关键词：
助长湿热

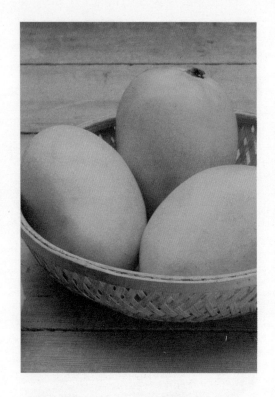

不宜吃杧果的原因

中医认为，杧果可助长湿热之邪，故热毒内蕴型、肠胃湿热型的痤疮患者均不宜食用，否则可加重红肿疼痛、脓液、大便干燥等症状，不利于痤疮患者的病情。现代营养学研究还表明，杧果有提高性激素的作用，性激素的增多可刺激皮脂腺肥大增生，从而使皮脂分泌增多，加重痤疮患者的病情。

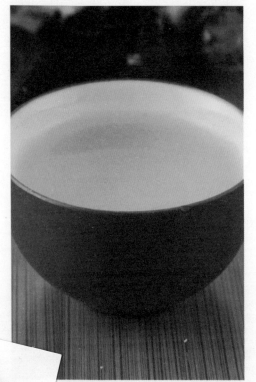

浓茶

忌吃关键词：
咖啡因、鞣酸

不宜喝浓茶的原因

浓茶中含有咖啡因，具有一定的刺激性，它可刺激皮脂腺肥大增生，从而使皮脂分泌增多，加重痤疮患者的病情。茶叶中含有的鞣酸可与食物中的蛋白质结合形成一种块状的、不易消化吸收的鞣酸蛋白，从而导致便秘的发生或加重便秘程度，使毒素不能及时排出，诱发或促使痤疮患者病情加重。